Prävention
Eine Investition in die Zukunft

Barbara Kavemann
Bundesverein zur Prävention von
sexuellem Mißbrauch an Mädchen und Jungen e.V. (Hg.)

Prävention
Eine Investition in die Zukunft

Donna Vita

Die Deutsche Bibliothek – CIP-Einheitsaufnahme

Prävention – Eine Investition in die Zukunft / Bundesverein zur
Prävention von sexuellem Mißbrauch an Mädchen und Jungen e.V.
Barbara Kavemann (Hg.) - Ruhnmark : Donna Vita 1997
ISBN 3-927796-51-4

Originalausgabe
Alle Rechte vorbehalten

© 1997 Donna Vita Marion Mebes OHG
Postfach 5 - Post Husby
D - 24973 Ruhnmark 11
Telefon 0 46 34 / 17 11
Telefax 0 46 34 / 17 02

Redaktionelle Bearbeitung: Barbara Kavemann, Berlin
Lektorat: Barbara Weiner, Karlsruhe
Umschlaggestaltung: Sergio Vitale, Berlin
Satz und Innengestaltung: Petra Massolle · Texte & Zeichen, Lutzhöft
Druck: Artegraf, Italien

Wir danken Frau Johanna Fey,
die durch ihre großzügige Spende
die Realisierung dieses Buchprojektes
wesentlich unterstützt hat.

Bundesverein zur Prävention von sexuellem Mißbrauch
an Mädchen und Jungen (Hg.)
Bearbeitung: Barbara Kavemann

Prävention – Eine Investition in die Zukunft

Die Redaktionsgruppe:
Barbara Fischer, Barbara Kavemann,
Angela May, Marion Mebes,
Norbert Remus, Martina Zsack-Möllmann

Inhalt

**Teil 3   Praktische Beispiele:
Zielgruppenspezifische Prävention**

Teil 4   Männer machen sich rar ...

Barbara Fischer, Barbara Kavemann, Angela May, Marion Mebes,
Norbert Remus, Martina Zsack-Möllmann

VORWORT

Der *Bundesverein zur Prävention von sexuellem Mißbrauch an Mädchen
und Jungen e.V.* gründete sich vor zehn Jahren und versteht sich als Netzwerk von – mittlerweile einhundert – Einzelpersonen und lokalen Initiativen bzw. Vereinen, die sich mit dem Thema der sexuellen Ausbeutung von
Mädchen und Jungen befassen und sich dafür einsetzen, daß die gesellschaftlichen Verhältnisse, die sexuellen Mißbrauch verschleiern, bagatellisieren und
fördern, aufgedeckt und verändert werden.

Unserem Verständnis nach zeichnet sich die Arbeit zur Prävention von
sexuellem Mißbrauch aus durch: geschlechtsspezifisches Arbeiten, partei-
liches Arbeiten, veränderndes Arbeiten (siehe Grundsatzpapier im Anhang).

Bei Gründung des Vereins vor zehn Jahren waren der Zulauf und das
Interesse von Frauen, die sich professionell mit der Erziehung von Kindern
und Jugendlichen befaßten, groß. Die Euphorie darüber, daß ein Tabu
gebrochen schien – das Tabu des Schweigens über sexuellen Kindesmißbrauch –, war ebensogroß wie die Hoffnung, nun wirkungsvolle Präventionsprogramme entwickeln zu können. Wenn diese Präventionsprogramme erst
einmal an allen Kindergärten und Schulen bekannt und durchgeführt sind,
wird es immer seltener zu sexueller Ausbeutung von Mädchen und Jungen
kommen – so dachten wir.

Es stellte sich bald heraus, daß diese Hoffnung trügerisch war. Uns
wurde klar, daß sexuelle Gewalt gegen Schwächere durch gesellschaftliche
Strukturen begünstigt und gefördert wird und daß eine tatsächliche Aufklä-

rung der Menschen über Ursachen und Ausmaß dieser Gewalt nicht im Sinne der Hüter dieser Strukturen ist.

Der Euphorie folgte jedoch nicht die Resignation. In langen, teilweise mühsamen Prozessen haben die Frauen – und die wenigen Männer –, die im Bundesverein aktiv sind, ein Selbstverständnis im Sinne einer systematischen Neuorientierung im Denken und Handeln erarbeitet und Wege gefunden, um mit diesem Thema umzugehen – für sich selbst, aber auch vor Ort, in ihren Arbeitsbereichen, im privaten Umfeld, in der Öffentlichkeit. Die Aktivitäten des Bundesvereins in den Jahren 1987 bis 1997 spiegelten sich in den Veranstaltungen und Veröffentlichungen unserer Mitglieder wider. Alle aufzuzählen würde Seiten füllen.

Wir haben statt dessen zum zehnjährigen „Geburtstag" des Bundesvereins dieses Buch herausgeben. Gerade die momentane öffentliche Diskussion zeigt, wie angstbesetzt und angsterzeugend einerseits und wie voyeuristisch und reißerisch andererseits noch immer mit dem Thema umgegangen wird, wie schwerfällig alle Teile der Gesellschaft, Politik und Justiz auf Änderungsvorschläge bzw. -forderungen reagieren.

In der guten Tradition unseres Vereins, inhaltliche Diskussion und fachlichen Austausch zu fördern, geht es uns deshalb in dieser Publikation nicht um Selbstbelobigung oder die Auflistung, was wir schon alles erreicht haben. Sondern wir nehmen fachlich und politisch Stellung zur aktuellen Auseinandersetzung über vorbeugende Maßnahmen gegen sexuellen Mißbrauch. Wir machen die Komplexität der Thematik deutlich mit dem Ziel, perspektivische Verengungen wieder zu öffnen und die Vielfalt dessen ins Blickfeld zu rücken, was Prävention beinhalten soll.

Dazu werden unterschiedliche Arbeitsansätze, die im Bundesverein vertreten sind, dargestellt, um sie so einer breiten fachlichen Diskussion zugänglich zu machen.

Wir geben Praxiserfahrung weiter, die sowohl auf rein fachlicher Ebene als auch vor dem Hintergrund persönlichen Erlebens evaluiert wurde. Dies soll PraktikerInnen in den entsprechenden Arbeitsfeldern nachdenklich machen und sie anregen, die eigene Arbeit auszuwerten, eigene Erfolge und Mißerfolge einzuschätzen.

Den Kolleginnen und Kollegen, die sich für Prävention engagieren und z.T. innerhalb ihrer Einrichtung oder Institution für Mädchen und

Jungen einsetzen, bieten wir fachliche Unterstützung und Argumentationshilfen an.

Darüber hinaus stellen wir neue Positionen vor, die zum Weiterdenken anregen sollen.

Wir wollen uns nicht mehr dafür entschuldigen, daß Prävention Geld kostet. Sondern wir wollen die gesellschaftliche Belastung durch die sexuelle Gewalt einmal von der Verursacherseite her betrachten.

Die Gesamtheit der Beiträge verdeutlicht die Diskrepanz zwischen den Absichtserklärungen der Verantwortlichen aus Politik und Verwaltung, die sich seit den Mädchenmorden von 1996 und seit der Konferenz in Stockholm häufen, und der tatsächlichen Förderung und Unterstützung aktiver Präventionsarbeit. Gleichzeitig machen sie erkennbar, in welche Richtung die Weichen gestellt werden müssen.

Teil I

Prävention

Eine Investition in die Zukunft

GRUNDANNAHMEN

ZIELE

INHALTE

Barbara Kavemann und die Redaktionsgruppe

Von RotCAPPchen zum Bundesverein – Unsere Debatte zur Prävention von sexuellem Missbrauch an Mädchen und Jungen

Die Anfänge der Diskussion über Prävention

Beim Versuch, einen Vergleich zu ziehen zwischen dem CAPP-Konzept (Child Assault Prevention Project), das Mitte der 80er Jahre in der Bundesrepublik in Fortbildungen vorgestellt wurde und den Start einer Diskussion über präventive Angebote für Vorschul- und Schulkinder darstellte, und den heute praktizierten schulischen und außerschulischen Präventionsmodellen, sind auf den ersten Blick wenig grundsätzliche Unterschiede zu erkennen. Damals wie heute besteht präventive Arbeit aus drei aufeinander aufbauenden Bestandteilen: der Schulung/Information der verantwortlichen PädagogInnen, der Information der Eltern und der pädagogischen Arbeit mit Mädchen und Jungen, je nach Alter gemeinsam oder nach Geschlechtern getrennt. Und doch lag viel an Kontroverse und Entwicklung in dieser Dekade.

Die Unterschiede liegen offenbar eher im Detail. So wird heute mehr Zeit für die Vor- und Nachbereitung mit LehrerInnen oder ErzieherInnen eingeplant und für die Rollenspiele mit den Mädchen und Jungen aufgewendet. Aber auch die Einbettung der Problematik in schulische Themen – wie die Sexualerziehung – hat sich durchgesetzt. Ein großer Unterschied liegt allerdings in den Erwartungen, die an diese Form der Prävention gerichtet werden. Die Euphorie bei den BefürworterInnen ist verschwunden, aber auch die Heftigkeit der Opposition bei den KritikerInnen. Die Einsicht in Grenzen der Prävention verbunden mit Erfahrungen ihres Nutzens und größerem Selbstbewußtsein in der pädagogischen Praxis hat zu mehr Gelassenheit im Umgang mit diesem ursprünglich sehr kontrovers diskutierten Thema geführt. Die relativ kurze, aber bewegte Geschichte des *Bundesvereins zur Prävention sexuellen Mißbrauchs an Mädchen und Jungen e.V.*, der 1997 seinen zehnten Geburtstag hat, spiegelt die kontroverse Diskussion auf allen Ebenen. Sie begann mit dem „großen Nein" zu sexuellem Mißbrauch und steht heute bei dem „großen Ja" zu einer differenzierten Präventionsarbeit. Diese fachliche Entwicklung hat bereits Auswirkungen auf den politischen Bereich gezeigt: Alle Parteien im Bundestag haben 1997 Position zu der Frage des Schutzes von Kindern vor sexualisierter Gewalt bezogen und über Perspektiven zur Verhinderung dieser Gewalt diskutiert. Bei allen Abstrichen, die an der fachlichen Qualität der politischen Diskussion zu machen sind, und auch angesichts der Tatsache, daß sich eher die Opposition als die Regierungsparteien klar äußert, ist es doch ein deutlicher Erfolg, der hier nach zehn Jahren der Auseinandersetzung gesehen werden kann (vgl. Zweiwochendienst 123/97, S. 8).

Im folgenden soll der Versuch unternommen werden, einige Aspekte dieser kontroversen Entwicklung beispielhaft zu betrachten und der Frage nachzugehen, weshalb präventive Konzepte, die heute in ihrem Grundmuster weitgehend auf fachlichen Konsens treffen, ursprünglich so strittig aufgenommen wurden.

Einige Konfliktlinien sind klar zu erkennen:

→ der Konflikt zwischen frauen- und mädchenparteilichen politischen Arbeitskonzepten, die die Bewegung gegen sexualisierte Gewalt anfangs alleine getragen haben, und einem koedukativen Modell der Prävention, das auch die Lebenssituation von Jungen thematisieren und Männer in die Arbeit einbeziehen wollte sowie die Arbeit mit Tätern aufgriff;

→ der Konflikt zwischen Vertreterinnen feministischer Projekte, die initiativ waren, als es um die Einführung und Erprobung von Präventionskonzepten ging, und VertreterInnen der Kinderschutzbewegung, die fachlich-kritisch, aber auch konkurrierend reagierten;

→ der Konflikt zwischen Positionen, die darauf setzten, daß die Praxis den Beweis erbringen müsse, welche Strategien sich zur Prävention von sexuellem Mißbrauch bewähren würden, und Positionen, die zur Vorsicht mahnten und praktische Präventionsarbeit für die Zielgruppe der Mädchen und Jungen nur dann zulassen wollten, wenn vielfältige Vorbedingungen erfüllt wären;

→ der Konflikt mit der Beratungs- und Interventionspraxis, die in Konkurrenz zur sich neu entwickelnden Prävention trat, während sie selbst noch unzureichend abgesichert war, als hier bereits intensive Sparmaßnahmen und Kürzungen begannen.

Die Übernahme des CAP-Projektes aus den USA – die Übersetzung der Schulungsmaterialien und erste Schritte in die Praxis – war 1987 Anlaß, den Bundesverein zur Prävention von sexuellem Mißbrauch an Mädchen und Jungen e.V. zu gründen. Ziel war eine flächendeckende Umsetzung dieses Programms, nachdem es überarbeitet und an die Bedingungen in der Bundesrepublik angepaßt worden war. Elemente, die als allzu „amerikanisch"-pragmatisch empfunden wurden – z.b. das sehr plakative Unterscheiden von guten und schlechten Berührungen oder die Schulung in Selbstverteidigungstechniken –, sollten in eine differenzierte, vorsichtige Form übertragen werden. Zeitgleich mit der Gründung des Bundesvereins fanden die ersten Workshops zur Einweisung in das CAPP-Programm statt, und es wurden – ganz in US-amerikanischer Tradition – CAPP-Diplome an Vereinsfrauen vergeben. Diese Schulung galt als die persönliche Voraussetzung dafür, Präventionsarbeit anzubieten. An Personen, die sich nicht entsprechend qualifiziert hatten, wurde das Konzept nicht ausgegeben. Dieses Vorgehen sollte sicherstellen, daß die Arbeit nicht ohne den notwendigen Hintergrund an Fachwissen und Verständnis begonnen wurde. Was zur Qualitätssicherung gedacht war, wurde von Außenstehenden teilweise wie das Hüten eines Geheimwissens bzw. als Abwehr von Kritik aufgefaßt und kritisiert (Angelika Dibbern, 1989, S. 17).

Das CAPP-Programm war differenzierter, als es in der Öffentlichkeit rezipiert wurde. In einem umfangreichen Artikel in der Frankfurter Rundschau (Jörg Fegert und Elisabeth Fey, 3.1.87) wurde das Programm in allen Schritten vorgestellt und die Bedeutung der Vorarbeit in der Schulung von LehrerInnen und Eltern hervorgehoben, bevor es in die Kinderworkshops geht. Auch auf die ersten Evaluationsstudien, die in den USA gerade durchgeführt worden waren, und auf kritische Aspekte wurde hier eingegangen, und es wurde betont, daß es mit dem einstündigen Workshop nicht getan sein darf.

Interessierten wurde die Gründung eines bundesweiten Vereins in Aussicht gestellt, der 1988 unter dem Namen „RotCAPPchen" seine Arbeit aufnahm – ein Wortspiel, das sowohl auf das Märchen als auch auf das Präventionsprojekt Bezug nahm.

Vor allem die Rezeption in den Medien, die sich an die allgemeine Öffentlichkeit richteten, konzentrierte sich auf die Arbeit mit den Kindern, insbesondere auf den Anteil von Information und Übungen zur Selbstverteidigung entsprechend dem herrschenden Verständnis: Prävention heißt, daß Mädchen und Jungen lernen, wie sie sich schützen können. Und das Ergebnis der Prävention könne nur der Erfolg sein, d.h. die Verhinderung konkreter Taten. Dies wird deutlich an Titeln und Überschriften, die populär wurden: „So schütze ich mein Kind" oder: „Wie sie lernen, sich zu wehren". Hier verfestigten sich bestimmte Bilder, die in der Folgezeit weitgehend unhinterfragt transportiert wurden. Es waren überwiegend Bilder von kleinen Mädchen und Jungen, die in Schnellkursen und im Rollenspieltraining den Umgang mit Gewaltsituationen erlernen sollten. Die stark eingeschränkte Wahrnehmung der Konzepte rief Kritik hervor, deren Veröffentlichung wiederum die Bilder, die den Anlaß zur Kritik gegeben hatten, als Tatsachen erscheinen ließen. In dieser vereinfachenden Sichtweise kommen die Täter von außen, sind Eltern am Schutz der Kinder interessiert und stehen auf deren Seite. Die Gefahr einer Verschiebung der Verantwortlichkeit für den Kinderschutz von den zuständigen Erwachsenen – Eltern und professionellen HelferInnen – auf die Mädchen und Jungen, die in einem präventiven Konzept, das sich an Kinder richtet, latent angelegt ist, wurde durch die Rezeption der Medien zu einem realen Problem.

Fachliche Kritik kam sehr prägnant seit Anfang der 90er Jahre durch breit angelegte Evaluationsstudien in den USA, die auf Mängel und Fehleinschätzungen bei den Präventionsprogrammen im schulischen Bereich hinwiesen. Es zeigte sich, daß die Erwartungen, die an diese Arbeit gestellt wurden, nicht nachweislich erfüllt werden konnten. In einer Arbeit, in der sie diese Forschungsergebnisse für die Bundesrepublik referieren, fassen Hertha Richter-Appelt und ihre Mitautorinnen (Natascha Wehnert-Franke, Hertha Richter-Appelt u.a. 1992, S. 17) ihre Ansprüche an Prävention wie

folgt zusammen: „Eine sinnvolle Prävention von sexuellem Mißbrauch sollte unseres Erachtens folgende Aspekte umfassen:
→ Schutz potentieller und realer Opfer
→ Hinderung potentieller und realer Täter
→ Informationen über Sexualität und sexuellen Mißbrauch
→ Aufdeckung entsprechender Handlungen
→ Hilfsmaßnahmen bei Bekanntwerden
von sexuellem Mißbrauch."

Die Auflistung zeigt, daß von Prävention in gewisser Weise die Lösung eines gesellschaftlichen Problems erwartet wurde, andererseits aber Hinweise fehlten, wie dieses Ziel erreicht werden kann. Indem der Schutz der Opfer und die Hinderung der Täter gefordert wurde, war strukturelle Prävention indirekt angesprochen. Allgemein wird auf die Bedeutung der Elternarbeit hingewiesen und erwähnt, daß Sozialisationsinhalte geändert werden müssen: „Wir müssen uns vielmehr damit auseinandersetzen, daß die alltägliche Erziehung zum Gehorsam, die Erziehung zur Anpassung an patriarchalische Geschlechterrollen, die Erziehung zur Unterdrückung von Sexualität und Verdrängung von Gefühlen den gesellschaftlichen wie auch den individuellen Nährboden für sexuellen Mißbrauch bereitet" (S. 21). Operationalisierungen für diese weitreichenden Ziele, die nur durch gesellschaftliche Änderungsprozesse – also politische Maßnahmen – erreicht werden können, wurden allerdings nicht formuliert. Übersehen wurde, daß gerade die genannten problematischen bzw. gewaltfördernden Elemente der geschlechtsspezifischen Sozialisation für diejenigen Frauen und Männer, die präventive Arbeit mit Kindern begonnen hatten, Anlaß gewesen waren, entsprechende pädagogische Angebote zu konzipieren.

Zudem wurden neue Themen in die Diskussion gebracht, die z.B. aus dem überaus verschämten Umgang mit explizit sexuellem Vokabular an US-amerikanischen Schulen resultierten. Kritisiert wurde zu Recht, daß dieses Vorgehen – sexuellen Mißbrauch zu thematisieren, ohne jedoch Körperteile und sexuelle Handlungen mit korrekten, klaren Begriffen zu benennen, und Sexualität ausschließlich aus der Perspektive der Vermeidung zu erwähnen – einen außerordentlich verwirrenden, schädlichen Effekt auf Mädchen und Jungen hat. „Es scheint, als ob damit das Redeverbot und die mit großer

Angst verbundene Geheimhaltung, die wesentlich zur Erfahrung sexuellen Mißbrauchs gehören, in den Programmen ihre Fortführung fänden" (S. 24). Nicht berücksichtigt wurde im Rahmen der Fachliteratur, daß an bundesdeutschen Schulen eine vergleichbare Schwierigkeit mit der Information über Sexualität nicht bestand. In der Regel interessierten sich für die Thematik der sexualisierten Gewalt ausschließlich Lehrkräfte, für die Sexualerziehung wichtig und selbstverständlich war und die sich um einen kompetenten, unbefangenen Zugang bemühten (vgl. PETZE 1996). Eine ähnliche Diskrepanz bestand zwischen dem Umgang mit Selbstverteidigung hier und dort. In der Bundesrepublik hat die Vermittlung von Selbstverteidigungstechniken an Mädchen eine Tradition im Rahmen der Aktionen der Frauenbewegung und wurde immer im engen Verbund mit Selbstbehauptung, Selbstreflexion und einer Auseinandersetzung mit den eigenen Ängsten und realen Grenzen gesehen. (Vgl. Christiane Dietrich 1992.) So auch in den Kinderworkshops, wo es nicht darum ging, den Mädchen und Jungen die Illusion zu vermitteln, sie könnten sich gegen eine mißbrauchende Vaterfigur körperlich durchsetzen, sondern wo der Selbstverteidigungsschrei und entsprechende körperliche Gegenwehrstrategien eingebettet waren in eine Stärkung der Selbstbehauptung. Es ging vor allem um die Abwehr von Übergriffen unter Gleichaltrigen, die ebenfalls Thema der Workshops sind. Ziel war, dem entgegenzuwirken, daß Mädchen und Jungen sich in vielen Alltagssituationen in einer ohnmächtigen Position erleben, und ihre Handlungskompetenzen und Konfliktregelungskompetenzen zu vergrößern. Da aber diese graduelle Unterschiedlichkeit zwischen der Umsetzung der Präventionskonzepte in den USA und hierzulande nicht erwähnt wurde, war von der Kritik an und aus den USA die Arbeit hier immer mit betroffen.

Neue Kritik an präventiven Konzepten kam aus dem Bereich der sich entwickelnden Täterarbeit. In diesem Arbeitsbereich wird so deutlich wie kaum irgendwo anders, wie begrenzt die Möglichkeiten von Gegenwehr und Vermeidung sind, wie ausgefeilt und an den Entwicklungsstand der Kinder bzw. an ihr moralisches Wertesystem angepaßt die Strategien der Mißbraucher sind. Primärprävention wird im Rahmen der Täterarbeit oft verstanden als eine Prävention, die erfolgreich verhindert, daß Männer geplante Gewalt in die Tat umsetzen. Präventionsworkshops mit kleinen Mädchen und Jungen erscheinen aus dieser Perspektive eher naiv bis absurd. Was die Arbeit mit den Kindern neben der nicht zu leistenden Anforderung der Täterabwehr aber an anderen sinnvollen Inhalten und Informationen transportieren und an Handlungsmöglichkeiten eröffnen kann, wurde übersehen bzw. überschattet durch die Einsicht in die Entschlossenheit der Täter.

Die Entscheidung, für Mädchen und Jungen Workshops anzubieten, auch wenn Institutionen sich dem neuen Thema nur sehr zögernd öffneten oder das Netz an Unterstützungsangeboten noch lückenhaft war, wurde damals sehr kritisiert (Dibbern 1989, Wehnert-Franke, Richter-Appelt u.a. 1992), muß aber heute differenzierter gesehen werden.

Die Praxis, in Mädchen- und Jugendgruppen oder ganzen Schulklassen präventive Information zu geben, bewies, daß eine solche Unterstützung möglich ist. Kinder nehmen die Informationen auf, ohne mit unangemessener Angst oder Verunsicherung zu reagieren. Somit war diese Praxis selbst ein Teil der notwendigen Überzeugungsarbeit und konnte motivierend und ermutigend auf pädagogisch Verantwortliche wirken. Darüber hinaus war sie Teil der politischen Veränderungs- und Durchsetzungsarbeit.

Die Informationsarbeit mit Mädchen und Jungen führte immer wieder zur Offenlegung bereits bestehender Gewaltsituationen. D.h. beeinflußt wurde zunächst nicht die Inzidenzrate, sondern die Prävalenzrate. Dieser Effekt unterstrich die Bedeutung der Vernetzung von Präventions- und Interventionsarbeit. Wenn klar ist, daß überall in den Schulen betroffene Mädchen und Jungen sind, erledigt sich die Frage, ob dies denn ein Thema für die Schule sei. Andererseits wurden eine Fülle anderer Fragen aufgeworfen: Wo liegen die Möglichkeiten und die Grenzen der Intervention im Rahmen der Schule? Wie können LehrerInnen mit einem Verdacht umgehen? Wie sollte Elterninformation gestaltet werden, wenn doch im Kreis der Eltern auch Täter sitzen? Diese Fragen bestärkten ihrerseits die Zögernden in ihrer Zurückhaltung und ließen einen Teil derjenigen, die voller Motivation an die Präventionsarbeit gehen wollten, nachdenklich oder gar ängstlich werden. Prävention war ein Thema nur für diejenigen, die sich auch der Herausforderung stellen wollten, Mädchen und Jungen bei der Aufdeckung zu begleiten. Bevor das gelingen konnte, mußte ein großer Fortbildungsbedarf gedeckt werden. Zusätzlich zu der vorbereitenden Arbeit mit professionellen HelferInnen im Kontext der Kinderworkshops wurde die Qualifizierung und die Netzwerkarbeit jetzt als zentraler Bestandteil der Prävention gesehen (vgl. PETZE 1996).

Rückblickend kann die Entscheidung, Mädchen und Jungen zur vorrangigen Zielgruppe präventiver Initiativen zu erklären, als eine Entscheidung für den einfachen Weg angesehen werden. Kinder hören bereitwillig zu, und von ihnen ist weniger Widerstand in der Auseinandersetzung zu erwarten als von Erwachsenen, die oft genug von dieser als „heikel" geltenden Problematik nichts hören wollen. Dieser Weg wurde Ende der 80er Jahre allerdings nicht nur aus Bequemlichkeit oder Gründen der Konfliktvermeidung beschritten. Es stand der dringliche und ernstzunehmende Impuls dahinter, Mädchen und Jungen Information und Unterstützung anzubieten – und das möglichst früh, denn die Erkenntnis, daß Kinder bereits in sehr jungem Alter sexuellen Übergriffen ausgesetzt sind, war nicht wegzuschieben. Die Diskussion darüber war noch neu in der Bundesrepublik, und den Frauen und Männern, die sich hier engagierten, wurde schlagartig deutlich, wo die ganze Zeit über Wahrnehmungslücken existiert hatten. Mitte der 80er Jahre war eine lebhafte Diskussion über diese Problematik begonnen worden, die allerdings diejenigen, um die es im Grunde ging – die Mädchen und Jungen –, nicht erreicht hatte. Es war also ein konsequenter und inhaltlich wichtiger Schritt, die Kinder zur Zielgruppe von Information über sexuellen Mißbrauch zu erklären und altersgemäße Formen des Informierens zu entwickeln. Es war der Versuch, Prävention weiterzuentwickeln, von passiven Vermeidungsstrategien zu aktivem Handeln zu wechseln. Die Kinder zur vorrangigem Zielgruppe zu erklären paßte zu damals aktuellen pädagogischen Handlungskonzepten, die ihrerseits hervorhoben, daß Kinder als ernstzunehmende Personen wahrgenommen werden müssen.

Der Zugang zu Erwachsenen ist schwieriger und in der Regel nicht ohne Konflikt möglich. Erwachsene begegnen dem Thema mit Abwehr und gehen in den Widerstand, wenn sie sich emotional überfordert oder moralisch herausgefordert fühlen. In der Auseinandersetzung mit professionellen HelferInnen und Eltern muß langfristige Überzeugungsarbeit geleistet werden. In der Regel gibt es neben vielen verbalen Absichtsbekundungen nur wenig tatsächliche Bereitschaft, Kinder zur Selbständigkeit und zum Widerspruch zu erziehen. Emanzipatorische, aufklärende Programme wie CAPP wurden auch aus diesem Grund von Erwachsenen skeptisch betrachtet. Es sind aber verantwortliche Erwachsene, die den Weg zu den Mädchen und Jungen vorbereiten müssen, um dann mit diesen nach dem CAPP-Programm zu arbeiten. Das konnte vielerorts in einzelnen Kindergärten und Schulen gelingen, vor allem in Städten, die bereits über aktive Fachrunden oder spezifische Einrichtungen zur Beratung und Intervention bei sexuellem Mißbrauch verfügten. Um z.b. in Schulen Zugang zu finden, mußten nicht nur einzelne von der Bedeutung des Themas und der Qualität des Angebots überzeugt werden, sondern es mußte ein Weg durch Hierarchien und teilweise unbewegliche institutionelle Strukturen gebahnt werden.

Diese Arbeit war nicht nur durch ihre Mühseligkeit gekennzeichnet, sie wurde auch dadurch erschwert, daß sie kostenintensiver in der Umsetzung ist als z.b. Kindergruppenarbeit mit einem informierenden Bilderbuch. Die erforderliche breit angelegte, intensive Fortbildung von pädagogischem Personal ließ sich zum damaligen Zeitpunkt nicht realisieren. Das Engagement vieler Präventionsinitiativen scheiterte daran, daß keine einigermaßen angemessene Finanzierung durchgesetzt werden konnte.

Probleme entstanden somit gleich zu Beginn durch die fehlende Bereitschaft der öffentlichen Geldgeber, zusätzlich zur notwendigen Intervention auch präventive Arbeit zu entlohnen. So wurde die Arbeit zum größten Teil auf ehrenamtlicher Basis geleistet bzw. lief in den Projekten „nebenher" mit. Als Mitte der 90er Jahre Prävention als Thema populär wurde, waren umgekehrt in manchen Städten Personalstellen nur noch über diesen Bereich finanzierbar, die aber überwiegend zur Aufrechterhaltung der Beratungs- und Interventionsarbeit gebraucht wurden.

Hinderlich war auch die Angst vor Kritik: Sie hinderte viele Projektfrauen daran, die Arbeit mit Kindern in dem Maße, wie sie möglich wurde, auch zu beginnen. Es gab immer wieder eine Vielzahl von Gründen – auch erkennbar vorgeschobenen Gründen –, nicht präventiv zu arbeiten. Mit der langen Liste der Ausgangsvoraussetzungen – ausreichende Schutz- und Beratungsangebote vor Ort, professionelle Vernetzung, zeitintensive Vorbereitung der LehrerInnen und der Eltern usw. – waren die Ansprüche hoch angesetzt. Einige sahen die Priorität in der Dringlichkeit, Mädchen und Jungen zu informieren, und wollten nicht länger auf strukturelle Veränderungen warten. Andere wollten ohne Personalstellen und erforderliche Rahmenbedingungen vor Ort nicht mit der Arbeit beginnen, um keine Alibifunktion für die politisch Verantwortlichen zu übernehmen.

Der Bundesverein zur Prävention von sexuellem Mißbrauch an Mädchen und Jungen

Gegen diese Kritik und diese überhöhten Erwartungen in den Medien und der Fachöffentlichkeit hätte der Verein nur dann eine Chance gehabt, wenn alle in der Prävention Aktiven sich gemeinsam und selbstbewußt an dieser Diskussion beteiligt hätten. Es verlangt Stärke und Selbstsicherheit, um differenziert und selbstkritisch auftreten zu können in einer Situation, wo Kritik in ihrer Pauschalität zwar zurückgewiesen werden soll, es aber durchaus Anteile darin gibt, die zutreffend sind und sehr ernst genommen werden müssen.

Die interne Situation des Bundesvereins war zu diesem Zeitpunkt (1989 bis 1991) allerdings desolat. Der Verein war in sich zerstritten und durch persönliche Konflikte und Konkurrenzen sowie durch politische Kontroversen gelähmt. Zeitgleich mit der heftigen Kritik von außen wurde die Vereinspolitik mindestens ebenso heftig von innen angegriffen. Aus diesem Grund nahm der Verein an der fachöffentlichen Kontroverse nicht aktiv teil. Es war eine Konsolidierungsphase notwendig. Die dafür benötigte Zeit ging dem Verein für die ebenso notwendige Öffentlichkeitsarbeit und Eigenwerbung verloren. Eine Durchsicht der Protokolle der Vereinssitzungen, der Themen der Vereinswochenenden und der Positionspapiere zeigt jedoch, daß die Kritik, die von anderen geäußert wurde, innerhalb des Vereins schon sehr früh Thema war, so z. B. die Problematik der Verantwortungsverschiebung und der möglichen Verstärkung von Schuldgefühlen (Irmgard Schaffrin 1990 und 1991), die Frage der Einbettung und des lokalen Bezugsrahmens oder die Vernachlässigung der spezifischen Problematik des sexuellen Mißbrauchs durch Familienangehörige (Vereinsprotokoll vom Mai 1990).

1991 verzichtete der Verein auf das Wortspiel „RotCAPPchen" in seinem Namen, um nicht ständig auf eine eingeschränkte Sicht von Prävention festgeschrieben zu werden, und nannte sich nur noch *Bundesverein zur Prävention von sexuellem Mißbrauch an Mädchen und Jungen e.V.*

Die Kritik von außen warf den Präventionskonzepten Unfachlichkeit und Naivität vor. Die Kritik von innen entzündete sich unter anderem an den damals brisanten Streitpunkten, daß der Verein nicht nur die Situation von Mädchen, sondern auch die von Jungen thematisierte und daß auch Männer in den Verein aufgenommen wurden, obwohl sie dort keine entscheidenden

Positionen besetzen konnten. In den 80er Jahren war die Diskussion über den sexuellen Mißbrauch stark durch feministische Initiativen und Projekte bestimmt gewesen, die das Thema öffentlich und politikfähig gemacht hatten. Die Situation sexuell mißbrauchter Jungen war erst später als die der Mädchen Thema geworden. Da Frauen- und Mädchenprojekte für spezifische Zielgruppen konzipiert waren und sich einen klaren fachlichen und politischen Auftrag gegeben hatten, waren sie für die Jungen kein Ort. Die Tatsache, daß Kinderschutzzentren und Kinderschutzverbände der Thematik der sexualisierten Gewalt anfänglich zögernd begegneten, trug dazu bei, daß es für Jungen kaum eine eigenständige Interessensvertretung gab. Für eine Präventionsarbeit in Kindergärten und Schulen waren aber koedukative Konzepte erforderlich, wenn sie auch teilweise geschlechtsgetrennt durchgeführt wurden. Ein Vereinskonzept, das Mädchen- und Jungenarbeit umfassen wollte, mußte in Konflikt mit einigen feministischen Positionen geraten. Dennoch orientierte sich der Verein überwiegend an feministischen Ansätzen. (Vgl. Schaffrin 1991.) Dies führte zu einer halbherzigen Politik: Männer galten zwar als erwünschte Mitstreiter und als Verantwortliche für die Arbeit mit den Jungen und Männern, ihre Teilnahme im Verein wurde allerdings nie aktiv forciert.

Ein mindestens ebenso wichtiger Diskussionspunkt war die Auseinandersetzung über die Wertigkeit von Prävention und Intervention. Intervention hatte lange Zeit den Status der wichtigeren und professionelleren Tätigkeit. Vereinsfrauen, die sich ganz auf Prävention spezialisieren wollten, wurden teilweise im offenen Konflikt als unprofessionell und unverantwortlich diffamiert. Die Ausgangsvoraussetzungen für Präventionsarbeit – Aufbau eines ausreichenden Netzwerks vor Ort, bessere Übersetzung des Programms ins Deutsche, Entwicklung von noch mehr didaktischem Material – waren so anspruchsvoll, daß eine Realisierung der Konzepte in absehbarer Zeit nicht zu erreichen war. Es gibt in der Bundesrepublik nach wie vor nicht die politischen Voraussetzungen, die breitere, gut strukturierte Präventionsarbeit ermöglichen wie nach dem Vorbild von RIAGG in den Niederlanden. Das Bemühen, diesen Anspruch an optimale Bedingungen einzulösen, war einerseits der beste Garant für wohlüberlegtes und qualifiziertes Arbeiten, andererseits aber auch der größte Hemmschuh für die Praxis.

Projekte wie *STROHHALM e.V.* in Berlin zogen sich aus dieser De-
batte zurück, um ohne die Einflußnahme anderer ihre Konzepte in der
schulischen Praxis unter Beweis zu stellen und weiterzuentwickeln.
Andererseits war es für alle Projekte und alle engagierten professionellen MitarbeiterInnen wichtig, sich überregional zu organisieren. Die
Arbeit gegen sexuellen Mißbrauch geriet etwa ab 1990 zunehmend unter
Druck, als die gesellschaftliche Gegenreaktion eintrat. Die Vorwürfe der
Mißbrauchshysterie bis hin zur Straforientierung und Schlagworte wie
Kinderschutzkatastrophe führten zu neuen Abgrenzungen und neuen Annä-
herungen: Überzeugt familienorientiert arbeitende Einrichtungen scheuten
allzugroße Nähe zu parteilich arbeitenden Projekten. Kinderschutzzentren
suchten nach einer Möglichkeit, sexuellen Mißbrauch nicht zu verleugnen,
aber ihre Intervention mit dem Konzept des Helfens-statt-Strafens zu verbinden. Während sich Vorgehensweisen und Standards in der Interventionspraxis kontinuierlich näherten, geprägt durch mehr und mehr Erfahrung mit
den spezifischen Schwierigkeiten in dieser Arbeit und der Angewiesenheit
auf Kooperation, schien die eigene Profilierung wieder einmal über ideologische Abgrenzung der Träger zu erfolgen. Die eingeschränkte Rezeption der
präventiven Konzepte in den Medien und der Fachöffentlichkeit und die
pauschale Übertragung US-amerikanischer Probleme auf die Bundesrepublik
erwiesen sich zusätzlich als geeignetes Vehikel, um Konzeptionen feministischer Herkunft erneut als unfachlich und einseitig zu disqualifizieren. Die
schwierige interne Situation im Verein und die problematische Situation von
Projekten, deren Existenz zunehmend bedroht war und deren MitarbeiterInnen
immer mehr Energie in den politischen Durchsetzungskampf investieren
mußten, verhinderte lange Zeit, daß der Bundesverein in die Offensive ging.

Der aktuelle Stand der Präventionsdiskussion

Heute sind Standards für eine verantwortliche, qualifizierte Arbeit zur
Prävention sexuellen Mißbrauchs entwickelt, und es herrscht weitgehend
Konsens darüber (Marcus Freitag, Elisabeth Fey 1995; Barbara Kavemann
1996; Arnold Lohaus und Heide Larisch 1997). Die Ähnlichkeit mit der Grundstruktur der frühen Präventionsprogramme ist kein Thema mehr, ebenso wie
kaum noch von Programmen die Rede ist. Es geht vielmehr um eine „veränderte Erziehungshaltung" (vgl. PETZE 1996), um „Lebenskompetenzförderung"

(vgl. Uwe Sielert 1995), um ein Einbetten der spezifischen Thematik in breitere gesellschaftliche Themen (Barbara Kavemann 1996) und eine Tendenz zur „Integration" im Unterschied zur „Besonderung" (Carol Hagemann-White 1997). Vor allem die Erwartungen an Prävention werden heute vorsichtiger formuliert.

Einerseits wird die Notwendigkeit struktureller Prävention betont, gleichzeitig auf der Ebene individueller Stärkung gearbeitet, und beides sowohl mit der Zielrichtung der Opfer- wie der Täterprävention.

Einigkeit besteht darüber, daß vereinzelte oder isolierte Aktionen zwar vor Ort politisch sinnvoll sein, aber keine dauerhafte Wirkung erzielen können. Wenn Prävention geeignet sein soll, sexualisierte Gewalt gegen Mädchen und Jungen zu verhindern, dann reicht es nicht, einmalig eine Ausstellung zu zeigen oder einmalig eine Diskussionsveranstaltung zu organisieren. Auch die vereinzelte Präventionsstunde in der Schule oder ein Elternabend, auf den nichts mehr folgt, sind zwar nicht fehl am Platz, werden aber weitgehend ohne Konsequenzen bleiben. Wenn Prävention nicht Feigenblatt sein will, dann muß sie darauf zielen, ...

1. die gesellschaftlichen Strukturen zu verändern, die diese Gewalt möglich machen und aufrechterhalten,

2. die Konstrukte von Geschlecht und Sexualität zu verändern, die die Sexualisierung von Gewalt ermöglichen,

3. den sozialen und rechtlichen Schutz von Kindern und Jugendlichen vor allen Formen der Gewalt zu verbessern und für die Einhaltung schützender Vorschriften zu sorgen,

4. die Handlungsalternativen und Lebensmöglichkeiten von Mädchen und Jungen zu verbessern und ihre eigenständige Rechtsposition zu stärken,

5. eine Utopie von einem besseren Zusammenleben der Geschlechter und Generationen zu entwickeln. (vgl. Kavemann 1996)

Im Unterschied zur Kritik Anfang der 90er Jahre werden diese weitreichenden Inhalte von Prävention heute nicht als Anspruch, den es zu erfüllen gilt, sondern als Ziel, das es anzustreben gilt, formuliert. Neben den hochgesteckten Zielen werden die kleinen Schritte der alltäglichen pädagogischen Arbeit wertgeschätzt.

Alberto Godenzi (1993, S. 328 ff.) hat in seiner Evaluation der US-amerikanischen Präventionsforschung fünf Strategien vorgestellt, die, auf unterschiedlichen Ebenen an verschiedene Zielgruppen gewandt, der sexualisierten Gewalt gegen Kinder entgegenwirken können. Auch hier handelt es sich um sehr breit angelegte gesellschaftliche Prozesse, von denen z.T. unklar ist, wie sie realisiert werden können. Die Zusammenstellung enthält jedoch alle strukturellen bzw. kulturellen Vorbeugungsstrategien, die für eine systematische politische Planung zum Schutz von Kindern berücksichtigt werden müssen: Gleichstellung der Geschlechter (1), Auflösung der Gewaltnormen (2), ökonomischer Ausgleich (3), Stärkung des sozialen Netzwerks (4), Aufklärung und Erziehung (5). Eine weiterführende Aufgabe für präventive Arbeit ist es, struktureller Prävention das notwendige Gewicht zu verleihen, auf politischer Ebene in dieser Hinsicht fortbildend und beratend zu wirken. Daß dies zwar einen langen Atem und dauerhaftes Engagement erfordert, aber erfolgreich sein kann, zeigt die Entscheidung des Bundestages, Vergewaltigung in der Ehe ohne Einschränkung unter Strafe zu stellen, die ein Erfolg sowohl für die erste als auch die zweite der genannten Strategien struktureller Veränderung ist und worauf die Frauenbewegung seit Mitte der 70er Jahre hingearbeitet hat.

Arnold Lohaus und Heide Larisch fassen in ihrem „kritischen Überblick über Präventionsarbeit mit Kindern zur Verhinderung sexuellen Mißbrauchs" (1997, S. 40 ff.) zusammen, welche Verhaltenskompetenzen es im Rahmen dieser Arbeit zu stärken gilt. Die sieben Punkte – Bestimmungsrecht über den eigenen Körper, Unterscheidung zwischen „guten" und „schlechten" Berührungen, Umgang mit Geheimnissen, Vertrauen auf die eigene Intuition, Nein-sagen-Können, Informationen über Hilfsangebote, Einüben von Selbstverteidigungsstrategien – sind weitgehend die gleichen, die sich bereits in der Grundstruktur der ersten Präventionskonzepte finden ließen und die noch heute den inhaltlichen Schwerpunkt ausmachen. (vgl. auch Angela May 1997 in diesem Band.) Lohaus und Larisch schätzen diese Arbeit als durchaus sinnvoll ein und sehen auch das Problem, ob Sexualität und sexueller Mißbrauch explizit benannt werden, differenzierter als dies in früheren Arbeiten der Fall war. „Da es möglich ist, allgemein Handlungskompetenzen aufzubauen, ohne dabei Sexualität und sexuellen Mißbrauch unmittelbar zu thematisieren, wird gerade bei jüngeren Kindern (vor allem

27

im Vorschulalter) vielfach auf diese Thematisierung verzichtet. Hier geht es dann darum, soziale Handlungskompetenzen aufzubauen, mit denen Kinder in die Lage versetzt werden, ihre eigenen Interessen gegen andere Personen durchzusetzen, ohne dabei explizit auf den Tatbestand eines sexuellen Mißbrauchs einzugehen. Der Grund liegt in der Annahme, daß die Entwicklungsvoraussetzungen für ein umfassendes Sexualitätsverständnis in diesen Altersabschnitten in der Regel noch nicht vorliegen. So zeigte sich unter anderem, daß eine frühzeitige Verknüpfung mit der Sexualitätsthematik, vielfach mit erheblichen Konfusionen bei den Kindern verbunden war" (S. 41). Die AutorInnen schlagen ein mehrstufiges Vorgehen vor, „das zunächst (in frühen Entwicklungsstufen) ein intuitives Verständnis der Angemessenheit von Handlungen betont und später eine Integration der Präventionsarbeit zum sexuellen Mißbrauch in die allgemeine Sexualerziehung vornimmt" (S. 41). Die Konzepte zur Stärkung der Handlungskompetenz müßten dann für Mädchen und Jungen im Schulalter um einige Punkte erweitert werden, z.b. eine Definition sexuellen Mißbrauchs, Informationen über potentielle Täter, Informationen über sexuelle Begrifflichkeiten und Informationen über die Schuldfrage bei sexuellem Mißbrauch, wobei die Verantwortung klar bei den Erwachsenen verortet wird.

Im Bereich der Präventionsarbeit ist offenbar eine ähnliche Bewegung vollzogen worden wie im Bereich der Diagnostik: Dort waren es anfänglich pauschale Symtomlisten und pauschale Annahmen von Schädigung und Traumatisierung, die die Arbeit strukturieren sollten. Sie wurden ersetzt durch differenzierte Ergebnisse über die Unspezifik der Signale und Folgeprobleme bei sexuellem Mißbrauch, aber auch die Altersabhängigkeit der Reaktionen von Kindern. In der Prävention wurde ganz ähnlich zu differenzierten Konzepten weitergegangen, die einerseits den Entwicklungsstand von Mädchen und Jungen stärker einbeziehen, unspezifische Stärkung und Unterstützung bieten und daneben explizite Informationen altersgemäß und im Kontext mit anderen Themen vermitteln.

Auch wenn die Forschung über die Wirkungsweise präventiver Arbeit noch wenig darüber aussagen kann, ob das Ausmaß des sexuellen Mißbrauchs durch Prävention tatsächlich beeinflußt wird, so wird die Sinnhaftigkeit dieser Angebote nicht ausschließlich daran gemessen. Inzwischen gilt jede – auch sehr unspezifische – Stärkung der Verhaltenskompetenz bei Mädchen und

Jungen als unterstützenswert, da präventiv verstandene Inhalte für unterschiedliche Zielsetzungen von Nutzen sein können: für die Drogenprävention, die Aufklärung über geschützte Sexualität, die Gesundheitsvorsorge, die Streßvermeidung, die Gewaltprävention. Spezifische Informationen und Übungen, die sexualisierte Gewalt betreffen, ergänzen diese Grundinformation um einen unverzichtbaren Aspekt.

Zum zehnjährigen Geburtstag präsentiert sich der Bundesverein mit diesem Band der Öffentlichkeit. Die Praxis zeigt sich differenziert und zielgruppenorientiert, die Theoriebildung und die politische Auseinandersetzung werfen neue Themen auf, stellen etablierte Begriffsbildungen in Frage. Die Präventionsarbeit zeigt sich selbstbewußt.

LITERATUR

Bundesverein zur Prävention von sexuellem Mißbrauch
an Mädchen und Jungen e.V.
    1990: unveröffentlichtes Vereinsprotokoll
    des Vereinstreffens vom Mai 1990

Dibbern, Angelika
    1989: „Finger weg von CAPP",
    in: *Kinderschutz aktuell 2*, S. 17-18

Dietrich, Christiane
    1992: „Selbstverteidigung für Mädchen an Schulen",
    in: Senatsverwaltung für Arbeit und Frauen (Hg.)
    Gewalt gegen Mädchen an Schulen, Berlin

Freitag, Marcus und Elisabeth Fey
    1995: „Prävention von sexuellem Mißbrauch
    und Kindesmißhandlung",
    in: Kolip, P., Hurrelmann, K., u.a. (Hg.):
    Jugend und Gesundheit.
    Interventionsfelder und Präventionsbereiche,
    Weinheim, S. 297-319

Godenzi, Alberto
    1993: *Gewalt im sozialen Nahraum*, Basel

Hagemann-White, Carol
1997: „Die feministische Gewaltdiskussion:
Paradoxe Blockaden und neue Ansätze",
in: Hagemann-White, Carol, Barbara Kavemann u.a.:
Parteilichkeit und Solidarität. Praxiserfahrungen und Streitfragen
zur Gewalt im Geschlechterverhältnis. Theorie und Praxis der
Frauenforschung Bd. 27, Bielefeld

Kavemann, Barbara
1996: „Möglichkeiten und Grenzen präventiver Arbeit gegen
sexuellen Mißbrauch an Mädchen und Jungen",
in: *neue praxis 2*, S. 137-149

Lohaus, Arnold und Heide Larisch
1997: „Präventionsarbeit mit Kindern zur Verhinderung
sexuellen Mißbrauchs: Ein kritischer Überblick",
in: *Kindheit und Entwicklung 6*, S. 40-47

PETZE (Hg.)
1996: *Nur keine Panik! Schulische Prävention von*
sexualisierter Gewalt gegen Mädchen und Jungen.
Beiträge zur LehrerInnenfortbildung, Kiel

Schaffrin, Irmgard
1990 und 1991: unveröffentlichte Grundsatzpapiere
für den Bundesverein

Sielert, Uwe
1995: „Prävention. Erfahrungen, Mythen und Möglichkeiten",
in: *Prävention von sexuellem Mißbrauch und sexueller Gewalt*
an Mädchen und Jungen. Dokumentation der Fachtagung 6/94 in Soest,
Landesinstitut für Schule und Weiterbildung, Soest, S. 11-20

Wehnert-Franke, Natascha, Hertha Richter-Appelt u.a.
1992: „Wie präventiv sind Präventionsprogramme
zum sexuellen Mißbrauch von Kindern? Kritische Überlegungen
zu schulischen Präventionsmodellen
in den USA", in: *Zeitschrift für Sexualforschung 1*, S. 14-28

Zweiwochendienst Frauen und Politik
1997: „Gesetzesbündel zum Schutz von Kindern vor Sexualstraftaten.
Opposition: Prävention muß oberste Priorität erhalten",
Nr. 123, 11. Jahrgang, S. 8-9

Angela May

PROPHYLAXE, PRÄVENTION, INTERVENTION – MULTIDISZIPLINÄRE ANSÄTZE

„Prävention beinhaltet eine Utopie davon, wie die Gesellschaft aussehen könnte. "
(Wolfgang Witte 1994, S.13.)

Pädagogische und administrative Maßnahmen zur Vorbeugung Sexuellen Mißbrauchs werden vor allem dann gefordert, wenn aktuelle und spektakuläre Fälle von den Medien aufgegriffen werden und dazu beitragen, sexuelle Gewalt ins Bewußtsein zu rücken. Erwartungsgemäß reagieren die meisten Menschen mit Angst und Entsetzen und fordern höhere Haftstrafen und vorbeugende Maßnahmen. Geraten die aktuellen „Fälle" dann wieder aus dem Blickwinkel des allgemeinen Interesses, verebben die Forderungen nach Bestrafung und Vorbeugung, das Thema wird ad acta gelegt, und die einstigen Forderungen nach Schutz für unsere Kinder werden ad absurdum geführt. Denn: Wer Mädchen und Jungen vor Sexuellem Mißbrauch schützen möchte, muß dies im Rahmen eines langfristigen und kontinuierlichen Projekts realisieren und dabei langen Atem beweisen. Amerikanische Studien von David Finkelhor u. a. über die Wirksamkeit vorbeugender Maßnahmen und Programme haben gezeigt, daß bei Kindern die Inhalte einmalig angelegter Programme bereits nach zwei Monaten wieder in Vergessenheit geraten (David Finkelhor u.a. 1995, S. 88ff.). Daraus läßt sich das Fazit ziehen, daß Maßnahmen zur Vorbeugung Sexuellen Mißbrauchs mindestens einmal im Jahr wiederholt oder aufgefrischt werden müssen. Gleichzeitig ist es erforderlich,

Ziele und Inhalte dieser vorbeugenden Maßnahmen auf zwei Ebenen zu realisieren: Einerseits ist kognitive Aufklärung über Sexuellen Mißbrauch wichtig, damit die Mädchen und Jungen sexuelle Übergriffe erkennen, einordnen und benennen können. Andererseits ist es erforderlich, die Persönlichkeitsentwicklung durch Ich-Stärkung und Selbstbewußtheit so zu fördern, daß (potentiell) betroffene Mädchen und Jungen sich gegen diese Übergriffe zur Wehr setzen können oder lernen, Hilfe durch andere einzufordern.

Die Erfahrungen mit der Suchtprophylaxe haben gezeigt, daß die ausschließliche Wissensvermittlung über die Gefahr des Drogenkonsums weder Verhaltensveränderung noch Suchtmittelkonsumverzicht bewirkt. Damit wurde deutlich, daß reine Abschreckungs- und Aufklärungspädagogik wirkungslos ist. Anlog zu diesen Erkenntnissen hat die Praxis vorbeugender Maßnahmen Sexuellen Mißbrauchs gezeigt, daß über die Vermittlung von Sachinformationen hinaus pädagogische Maßnahmen zur Persönlichkeitsförderung und -stärkung angeboten werden müssen. Die Wissensvermittlung sollte in Form eines Spiralcurriculums immer wieder aufgegriffen werden und altersangemessen sein. Die persönlichkeitsfördernden Bemühungen sind nur dann wirkungsvoll, wenn sie zur generellen (Erziehungs-)Haltung gegenüber Kindern werden, und erfordern in der Regel eine Reflexion über eigene Normen und Werte.

Bisher ist eine allgemeine Statuseinordnung für vorbeugende Maßnahmen gegen Sexuellen Mißbrauch nicht gelungen: An verschiedene Professionen und Institutionen der psychosozialen Versorgung, des Gesundheits- und Bildungswesens, aber auch der Strafverfolgung wurden Forderungen gestellt, vorbeugende Maßnahmen einzuleiten und zu realisieren. Häufig fühlen jene sich aber weder zuständig noch kompetent, in der Regel fehlt es darüber hinaus noch an finanziellen Mitteln, oder jeder Bereich entwickelt einige Aufklärungsmaterialien und initiiert punktuelle Kampagnen (wie z.B. „Keine Gewalt gegen Kinder" des Bundesministeriums für Frauen und Jugend oder die zu Recht heftig kritisierte Plakatserie des Deutschen Kinderschutzbundes). Statt zu kooperieren, Kompetenzen und Ressourcen zu bündeln und eine breit angelegte und multidisziplinäre Kampagne zu realisieren, die größere Erfolge und Wirkung erzielen könnte, wird das Rad immer neu erfunden. In diesem Zusammenhang sind Kontroversen geführt worden, in denen u.a. folgende Fragen aufgeworfen wurden:

→ Sollten vorbeugende Maßnahmen vorrangig auf Verbrechensbe-
   kämpfung abzielen, die Täter abschrecken und potentiellen Opfern
   Reaktionsmöglichkeiten an die Hand geben, wie sie die Tat verhindern können?

→ Stellen diese Maßnahmen eher einen Bereich der Gesundheitsförderung und -vorsorge dar mit dem Ziel zu verhindern, daß z.T.
   erhebliche Kosten im Gesundheits- und Sozialwesen (z. B. Folgen von
   psychischen Erkrankungen oder Suchterkrankungen) entstehen, weil
   erkannt wurde, daß die Opfer teilweise mit massiven physischen und
   psychischen Beeinträchtigungen leben müssen?

→ Kann Sexueller Mißbrauch durch soziales Lernen in Kindergarten und
   Schule verhindert werden, weil dadurch ein respektvoller, verant-
   wortlicher und selbstbestimmter Umgang mit sich selbst und den
   anderen ermöglicht wird?

→ Stellen vorbeugende Maßnahmen gegen Sexuellen Mißbrauch eine
   Facette der Sexualpädagogik dar, in deren Rahmen Kinder und Jugendliche lernen sollen, Sexualität, Gefühle und Bedürfnisse wahrzunehmen, darüber zu sprechen und verantwortungsbewußt und im
   Einvernehmen mit einer Partnerin/einem Partner auszuleben?

→ Sind vorbeugende Maßnahmen der Gewaltprävention zuzurechnen,
   weil erkannt wurde, daß die Sexualität hier nur das Instrument der
   Gewaltausübung darstellt?

Diese Fragestellungen verdeutlichen, daß die vorliegende Problematik verschiedene Disziplinen der psychosozialen und pädagogischen Berufe
tangiert, und zeigt gleichzeitig die Notwendigkeit multidisziplinärer Ansätze für vorbeugende Maßnahmen zum Schutze von Mädchen und Jungen auf.
Ursachen und Folgen Sexuellen Mißbrauchs sind auf multikausale Zusammenhänge zurückzuführen: Die patriarchalen Gesellschaftsverhältnisse räumen
Männern gegenüber Frauen und Kindern eine Vormachtstellung ein, die es
erforderlich macht, sich über sie „hinwegzusetzen" und sich ihnen gegenüber zu behaupten. Auf der persönlichen Ebene üben Männer (sexuelle)
Gewalt gegenüber Frauen und Kindern aus, um eigene Frustrationen und
Ohnmachtsgefühle zu kompensieren.[1] Die Traumatisierung von Frauen, Mädchen und Jungen wird hierfür in Kauf genommen. Fehlende oder mangelnde

Empathie für die Opfer und das sozialisierte und verinnerlichte Rollenmuster des erfolgreichen, durchsetzungsfähigen und sexuell potenten Mannes befördern diese Gewaltbereitschaft gegenüber Frauen und Kindern (vgl. Dirk Bange u.a. 1995, S. 22ff.). Individuelle Problemlagen und Defizite (z.B. in der Familie) können diese Entwicklung verstärken. Diesen Erkenntnissen folgend sind ressortübergreifende Diskussionen und Konzepte zur Reduzierung Sexuellen Mißbrauchs und anderer Formen sexueller Gewalt unerläßlich.

Was ist unter Prophylaxe, Prävention und Intervention zu verstehen?

In psychosozialen und pädagogischen Berufsfeldern wurde für vorbeugende Maßnahmen zum Schutze von Kindern der Begriff „Prävention" geprägt. Hierunter verstand man in der Bundesrepublik einerseits die Arbeit mit Mädchen und Jungen, z.B. durch handlungsorientierte Präventionsprogramme (Primärprävention), aber auch die Arbeit mit Erwachsenen, um sie über Sexuellen Mißbrauch aufzuklären, sie dafür zu sensibilisieren und ihre Handlungskompetenz zu erweitern, damit sie erfolgreich gegen Sexuellen Mißbrauch intervenieren können (Sekundärprävention). Dieses aktive Eingreifen durch Erwachsene zum Schutze der Opfer und deren Beratung und Betreuung wurde teilweise auch als Tertiärprävention verstanden oder als Intervention bezeichnet (vgl. z.B. Natascha Wehnert-Franke u.a. 1992, S. 43f.).[2] So wurde ein einziger Begriff mit sehr unterschiedlichen Absichten und Zielgruppen verbunden, was ihn überfrachtete und die jeweiligen Zielgruppen und Intentionen schwer durchschaubar machte. Wird in Diskussionen über Prävention gesprochen, so ist zunächst einmal abzuklären, „wer mit wem was vorhat". Um dieser Sprachverwirrung entgegenzutreten, erscheint mir eine sprachliche Differenzierung nach Zielgruppen und Intentionen sinnvoll, obwohl dies eine Umstellung erfordert und vielleicht zu neuer Verwirrung führen kann. Dennoch sehe ich die Vorteile vor allem darin, daß Zielgruppe, Inhalte und Methoden dem jeweiligen Begriff viel leichter zuzuordnen sind und somit die Orientierung erleichtert wird.

Unter Prophylaxe ist generell die vorbeugende Arbeit mit Kindern zu verstehen, unter Prävention die (Fortbildungs-)Arbeit mit Erwachsenen. Interventionen sind alle Aktivitäten zur Beendigung, Unterbindung und Verarbeitung Sexuellen Mißbrauchs.

Die Verwendung dieser Begriffe erfordert zunächst einmal ein Umden-
ken. Sie sind jedoch nicht willkürlich gewählt, sondern wurden übertragen
aus anderen Bereichen der psychosozialen Arbeit und der Gesundheitserziehung. Es sind bekannte und in der Praxis angewandte Begriffe, die es lohnt
aufzugreifen, weil hierdurch weitere Berufsgruppen in den Blick geraten, die
vorher ausgeblendet wurden. So besteht ggf. eine größere Chance, neue Ziel-
und Interessengruppen für vorbeugende Maßnahmen gegen sexuelle Gewalt
zu gewinnen, deren Kompetenzen zu nutzen und breitere Kooperation zu
ermöglichen.

Die Bedeutung des Begriffes „Prophylaxe" leitet sich aus den griechi-
schen Wörtern „pro" - vor, voraus – und „phylax" - Wächter, Beschützer –
ab und umfaßt „vorbeugende Maßnahmen" im Sinne von „Verhütung"
(Ursula Hermann 1993, S. 394). „Prävention" leitet sich aus den lateinischen
Wörtern „prae" - vorher – und „venire" - kommen – ab und bedeutet „strategische Vorbeugung", „Zuvorkommen" (ebd. S. 390). Die Begriffe werden
häufig synonym verwendet, obwohl ihnen grundsätzlich unterschiedliche
Gedanken zugrunde liegen. Dies wird an folgenden Beispielen verdeutlicht.
Diese Beispiele stehen zwar nicht im Zusammenhang mit Sexuellem Miß-
brauch, die dahinterstehenden Intentionen verdeutlichen jedoch den
Unterschied.

In der Kariesprophylaxe werden täglich Fluortabletten eingenommen,
die dazu beitragen sollen, den Zahnschmelz zu härten und gegen Karies wi-
derstandsfähig zu machen. Diese Maßnahme kann nicht grundsätzlich die
Entstehung von Karies ausschließen, aber hemmen. Die Tabletteneinnahme
stellt eine langfristige Maßnahme dar, von der man sich langfristige Wirkung
erhofft: einen Schutz vor Karies im Sinne einer höheren Widerstandskraft.
Bei der Prophylaxe Sexuellen Mißbrauchs streben wir analog hierzu Ziele an,
die Mädchen und Jungen dazu befähigen, sich selbst mit ihren Wünschen,
Bedürfnissen usw. kennenzulernen und eine Ich-Identität zu entwickeln, die
das Vorhandensein von Schwächen und Stärken zuläßt. Sie sollen lernen,
ihren Gefühlen zu trauen und Konfliktsituationen einzuschätzen; sie sollen
erfahren, wie und wo sie Unterstützung in Problemlagen finden können, und
sie sollen lernen, diese Hilfe einzufordern und zu nutzen. Ziel ist es, ihre
Potentiale und Stärken zu entfalten und zur Förderung ihres Selbstbewußtseins beizutragen. Das schließt zwar nicht aus, daß sie Opfer Sexuellen

Mißbrauchs werden können, aber es verbessert langfristig ihre Chance, ihm zu entgehen, weil sexuelle Übergriffe eher als unangemessen und unangenehm wahrgenommen und als solche gedeutet werden können. Es erhöht sich außerdem die Möglichkeit, daß Mädchen und Jungen sich anvertrauen und Hilfe bekommen. Einige erlangen den Mut, sich als potentielle Opfer wahrzunehmen und sich gegen sexuelle Übergriffe zur Wehr zu setzen. Dies könnte dazu beitragen, daß sie selbst in ihrem Leben auf (sexuelle) Gewalt verzichten, und ist demnach gleichzeitig täterpräventiv.

Ein anderes Beispiel verdeutlicht die Intention von Prävention. Mit Hilfe der Aidsprävention sollen Menschen motiviert und aufgefordert werden, Kondome zu benutzen, um sich vor der Infizierung mit dem Aidsvirus zu schützen. Hier bietet Prävention im Bedarfsfall sofortigen Schutz. Gleichzeitig soll sie langfristig zu einer Bewußtseins- und Verhaltensänderung führen und dazu beitragen, ein Risikobewußtsein zu entwickeln und dadurch die regelmäßige Anwendung von Kondomen erwirken. Prävention intendiert demnach den aktiven Schutz für den konkreten Fall und hat große Erfolgsaussichten. Prävention im Zusammenhang mit Sexuellem Mißbrauch wird verstanden als strategische Vorbeugung, in der Erwachsene über Sexuellen Mißbrauch informiert und dafür sensibilisiert werden, (eigene) Anteile sexueller Gewalt wahrzunehmen und zu reflektieren. Gleichzeitig sollen sie qualifiziert werden, Sexuellen Mißbrauch zu beenden. Indem sie ihre Verantwortung für den Schutz der Mädchen und Jungen annehmen und bemüht sind, ihn zu gewährleisten, besteht eine relativ große Erfolgsaussicht, Sexuellen Mißbrauch häufiger frühzeitig zu beenden oder gar nicht entstehen zu lassen.

Auch in anderen Arbeitsfeldern (z.B. Suchtarbeit) finden beide Begriffe Verwendung. Der Begriff „Suchtprophylaxe" wird dann verwendet, wenn die Intention verfolgt wird, Menschen durch persönlichkeitsstärkende Maßnahmen und positive Lebensgestaltung und -planung dazu zu motivieren, auf den Konsum von Rauschmitteln zu verzichten. Diese Konzepte können den Drogenkonsum oder gar eine Suchtentwicklung nicht ausschließen, aber zu deren Vermeidung beitragen. Der Begriff „Suchtprävention" wird vor allem von Personenkreisen verwendet, die dazu tendieren, die Drogen durch administrative Maßnahmen und Kriminalisierung vom Markt zu nehmen und dadurch den Konsum zu verhindern.

Strukturen vorbeugenden Handelns

Nachdem das Problem vorbeugender Maßnahmen kurz umrissen und die Kontroverse um die Begriffe aufgeführt wurde, ist es nun sinnvoll, sich mit den Strukturen vorbeugenden Handelns zu befassen. Grundsätzliche Überlegungen hierzu stammen aus dem angloamerikanische Modell von Gerald Caplan aus den 60er Jahren. Neben unterschiedlichen Kategorien vorbeugenden Handelns werden verschiedene Strategien verfolgt, die wiederum differierende Zielsetzungen und Funktionen haben. Im folgenden werden diese Strukturen näher ausgeführt und auf die Problematik des Sexuellen Mißbrauchs übertragen.

Kategorien vorbeugenden Handelns

Prophylaxe- und Präventionsinhalte und -ziele sind abhängig von den jeweiligen kulturellen und gesellschaftlichen Norm- und Wertvorstellungen, die ein Verhalten oder eine Schädigung definieren. Diese legen damit u.a. die Funktion der auf sie bezogenen Prävention fest. Sexueller Mißbrauch wird als moralisch-juristisches Vergehen und als schädigendes Handeln für die psychosoziale Entwicklung von Mädchen und Jungen erkannt und soll deshalb verhindert werden.

KATEGORIEN VON PRÄVENTION UND PROPHYLAXE		
ZEITBEZOGENE KATEGORIEN	THEORIEBEZOGENE KATEGORIEN	ORIENTIERUNGSBEZOGENE KATEGORIEN
Primarprävention	Psychoanalyse	spezifische
Sekundarprävention	Sozialisationstheorie	(Eltern, Kinder,
Tertiärprävention	(familiensystemischer Ansatz)	MultiplikatorInnen)
	Gesellschaftstheorie	unspezifische
	(feministische Theorie)	(allgemeine Verbesserung
		der Lebensqualität)

Es gibt verschiedene Zugänge zum Aspekt des vorbeugenden Handelns. Über Prävention und Prophylaxe ist viel geforscht worden, eine Systematisierung schloß sich an. Die Notwendigkeit vorbeugenden Handelns wird heute in vielen Bereichen der Gesundheits- und Sozialpolitik nicht mehr in Zweifel gezogen und ist begründbar. Im Zusammenhang mit sexueller

Gewalt wird die Wirksamkeit jedoch häufig angezweifelt oder gar in Frage gestellt. Um diese vorbeugenden Konzepte inhaltlich, methodisch und in ihrer Struktur besser einordnen zu können, ist eine Kategorisierung sinnvoll. So werden die jeweils verfolgten Ansätze deutlicher, die Argumente in der sozialpolitischen Auseinandersetzung klarer.

In der *zeitbezogenen Kategorie* wird zwischen *primärer, sekundärer* und *tertiärer Prävention*[3] unterschieden. Durch Prävention soll mittels Aufklärung, Anleitung und Beratung das problematische Verhalten bzw. die physische und/oder psychische Schädigung verhindert werden. Gerald Caplan (1974), der die angloamerikanische Begrifflichkeit verwendet, orientiert sich dabei an der Gesamtbevölkerung. Bezüglich der *Primärprävention* von Sexuellem Mißbrauch geschieht dies vor allem, weil die Entstehung sexueller Gewalt nicht individuell, sondern gesellschaftlich verortet werden muß. Durch entsprechende Maßnahmen soll die Inzidenzrate reduziert werden. *Sekundäre Prävention* bezieht sich auf Individuen oder Gruppen, bei denen die schädigende Handlung bereits aufgetreten ist, und beinhaltet die Frühintervention. Einer Manifestierung soll entgegengewirkt und Chronifizierungen von Folgen und Täterverhalten sollen vermieden werden. *Tertiäre Prävention* umfaßt die Reduzierung der Folgeschäden einschließlich Angeboten zur Traumaverarbeitung und Rückfallvermeidung. In der Regel sind diese zeitbezogenen Stufen der Prävention nicht scharf voneinander getrennt, sondern ineinander übergehend bzw. aufeinander aufbauend. Das Charakteristische ist, daß sie sich an (potentielle) Opfer, Täter und Helfende wenden. Diese Kategorien bezeichne ich hier als Prophylaxe, Prävention und Intervention. Ich stelle dabei nicht den zeitbezogenen Aspekt in den Vordergrund, sondern den personenbezogenen, da die Kategorien sich auf die Arbeit mit Kindern und Erwachsenen beziehen, was weiter unten noch erläutert wird.

Prophylaxe und Prävention sind immer auch theoriegeleitet, denn es muß eine Vorstellung davon existieren, welche Variablen das schädigende Verhalten auslösen. *Theoriebezogenen Konzepten* liegen meist Ansätze zugrunde, die es ermöglichen, das Problem mit einer Kernaussage der jeweiligen Theorie zu beschreiben. Hierzu gehören z.B. die Psychoanalyse, die Sexuellen Mißbrauch als Folge ödipaler Konflikte begreift, Sozialisationstheorien wie z.B. der familiendynamische Ansatz, der Sexuellen Mißbrauch als Entwicklung in dysfunktionalen Familienstrukturen versteht, oder Gesellschaftstheorien wie z.b. die feministische Gesellschaftsanalyse, die aufgezeigt hat, daß Sexueller Mißbrauch der Ausdruck patriarchaler Strukturen ist. Diese theoriebezogenen Konzepte wurden aus der Erkenntnis entwickelt, daß erst spezifisches Wissen über die Ursachen der Schädigung effektive Prophylaxe und Prävention ermöglicht. Bei Sexuellem Mißbrauch muß aufgrund des gegenwärtigen Forschungsstandes von multikausalen Entstehungszusammenhängen ausgegangen werden, woraus sich die Notwendigkeit multiprofessioneller Konzepte und Kooperation ableiten läßt.

Da Entstehungsvariablen Sexuellen Mißbrauchs, die individuelle, familiäre und gesellschaftliche Faktoren explizit beschreiben, bisher noch unzureichend erforscht sind, lassen sich wenig konkrete Teilziele für die Prophylaxe Sexuellen Mißbrauchs formulieren. Sie sind eher unspezifisch und verfolgen vor allem persönlichkeitsfördernde und -stabilisierende Ansätze, die auch in anderen psychosozialen Zusammenhängen von Bedeutung sind. Daher kann erwartet werden, daß Prophylaxe Sexuellen Mißbrauchs verschiedene positive Effekte im Zusammenhang mit anderen Problemlagen erzielt, z.B. Suchtentwicklung, Gewaltausübung, Sexualitätsentwicklung, Gesundheitserziehung usw. (vgl. Alberto Godenzi 1994, S. 324f.).

In der *orientierungsbezogenen Kategorisierung* werden personenbezogene und strukturbezogene Maßnahmen unterschieden. Hierzu gehören spezifische (bestimmte Zielgruppen: Kinder, Eltern etc.) und unspezifische Prophylaxe und Prävention (Maßnahmen zur allgemeinen Verbesserung der Lebensqualität im gesamtgesellschaftlichen Zusammenhang), die personell, institutionell oder strukturbezogen ausgerichtet sein können. Darunter fallen z.b. Projekte in Schulen und Kitas (institutionell), Fortbildungsangebote für Eltern (personell) und der gesetzlich verankerte und veränderte Umgang mit Opfern sexueller Gewalt (strukturbezogen).

Strategien vorbeugenden Handelns

Innerhalb der jeweiligen Kategorien vorbeugenden Handelns werden verschiedene Strategien verfolgt. Diese sind entweder personen- oder strukturbezogen oder verfolgen integrierende Ziele.

Personenbezogene Konzepte zur Prävention Sexuellen Mißbrauchs können beim Opfer, beim Täter oder bei potentiellen HelferInnen ansetzen.

39

Opferorientierte Konzepte bauen auf Reduzierung sexueller Gewalt durch Aufklärung und Vermittlung von Handlungskompetenz und entsprechen der *pädagogischen Interventionsform* (Norbert Herriger 1986, S. 9ff.). Bezogen auf Täter erhofft man sich präventive Wirkung durch gerichtliche Verfolgung der schädigenden Handlungen, was einer *repressiven Interventionsform* entspräche, wenn sie Erfolg hätte. Eine pädagogische Maßnahme stellt die persönliche Inverantwortungnahme der Täter für ihr schädigendes Handeln dar. Als Voraussetzung für den Erfolg der personenbezogenen Prophylaxe- und Präventionsstrategien wird meistens Freiwilligkeit der Teilnahme und die Zusammenarbeit zwischen AnbieterIn und AdressatIn gesehen. *Strukturbezogene Strategien* setzen gesellschaftspolitisch an und zielen auf Veränderungen struktureller Bedingungen in der Sozial-, Familien- und Gesundheitspolitik und auf die Sicherstellung und den Ausbau von Beratungs- und Interventionseinrichtungen der psychosozialen Versorgung. *Integrative Strategien* sollen eine mehrdimensionale Förderung von Individuen oder Bezugsgruppen initiieren bzw. sicherstellen. Hierzu sind Maßnahmen auf verschiedenen Ebenen erforderlich: Auf der Mikroebene erfolgt die Kompetenzvermittlung, auf der Mesoebene erfolgen Maßnahmen institutioneller Art, und auf der Makroebene erfolgen gesetzgebende Maßnahmen. Die Effektivität dieses Konzeptes ist abhängig von der Wechselwirkung der jeweiligen Ebenen (ebd. S. 17ff.).

STRATEGIEN VON PROPHYLAXE UND PRÄVENTION		
PERSONENBEZOGENE STRATEGIEN	STRUKTURBEZOGENE STRATEGIEN	INTEGRATIVE STRATEGIEN
Opfer, Täter Methoden: pädagogisch, repressiv	**familien-, sozial- und gesellschaftspolitisches Eingreifen:** strukturell und/oder organisatorisch	**individuell institutionell administrativ**

Godenzi stellt verschiedene strukturbezogene Präventionsstrategien im Hinblick auf sexuelle Gewalt vor. Hierzu gehören Maßnahmen wie z.B. die Gleichstellung der Geschlechter, die Aufhebung geschlechtlicher Diskriminierung sowie die Verringerung der Akzeptanz von körperlicher Gewalt gegen Frauen und Kinder. Ferner die Reduzierung ökonomisch deprivierender Verhältnisse im sozialen Nahraum, verbunden mit einer Stärkung des sozialen Netzwerkes. Kulturelle Strategien, z.B. in Form von Aufklärung und Erziehung, sind die am häufigsten in die Praxis umgesetzten Maßnahmen und werden zielgruppenspezifisch ausgerichtet (vgl. Alberto Godenzi 1994, S. 328ff.). Personenbezogene Maßnahmen zur Prävention Sexueller Gewalt sind zwar einfacher zu organisieren und umzusetzen, verändern aber kaum die patriarchal geprägte und organisierte Gesellschaft und bleiben somit in den Ansätzen wirkungslos.

Funktion vorbeugenden Handelns

Maßnahmen zur Vorbeugung Sexuellen Mißbrauchs liegen auf seiten der Finanzierenden und der Realisierenden teilweise unterschiedliche Motive zugrunde. Diese sind nicht nur altruistisch und moralisch, sondern auch ökonomisch und (sozial-)politisch geprägt. Sie zielen zum Teil auf individuelle und gesellschaftspolitische Veränderungen ab. Je nach Standpunkt der Betrachtung können sie sogar konkurrierende Positionen einnehmen.

Die jeweilige Funktionszuschreibung vorbeugender Maßnahmen ist in der Regel *ideologisch* geprägt, auch wenn dies nicht immer sichtbar ist. Sie spiegelt eine Vorstellung davon wider, welche gesellschaftlichen Verhältnisse (un-)angemessen und (un-)akzeptabel sind, z.B. in der feministischen Analyse sexueller Gewalt. Eine Veränderung dieses Verhaltens ist dann mit den vorbeugenden Maßnahmen intendiert. Sexueller Mißbrauch wird in der politischen Öffentlichkeit und in den Medien isoliert von gesellschaftlichen Entstehungsvariablen und -ursachen aufgezeigt. Die sogenannte „Triebtäterdiskussion" ist hierfür ein typisches Beispiel, da im Fokus der Betrachtung der Täter mit unerklärlich „unbezähmbarem Sexualtrieb" steht und nicht die patriarchalen Bedingungen, die diese Form der Machtausübung begünstigen. Diese Diskussion erfüllt eine ideologische Funktion, die zwar Fehlverhalten ausgrenzt, gesellschaftliche Verhältnisse aber unangetastet läßt.

Prophylaxe und Prävention erfüllen auch *ökonomische und systemerhaltende Funktionen:* Strukturbezogene, gesellschaftspolitische Maßnahmen sollen bestehende politische und ökonomische Verhältnisse sichern, da

Mitglieder der Gesellschaft (im Falle Sexuellen Mißbrauchs: Mädchen und Jungen) in ihren Rechten gefährdet sind. Aus der Sicht von Beratungsstellen zum Schutz vor Sexuellem Mißbrauch liegen genau hier die Möglichkeiten zur Aufdeckung und zum Bewußtmachen von Gewaltverhältnissen strukturellen Ursprunges und damit verbunden die Chancen der Veränderung. Dieser Prozeß konnte aber bisher zu selten, schon gar nicht flächendeckend, realisiert werden. *Personenbezogene Maßnahmen* hingegen beziehen sich auf einzelne Opfer und Täter, blenden gesellschaftliche Zusammenhänge aus und erhalten gesellschaftspolitische und staatliche Handlungsfähigkeit, weil bestehende Strukturen nicht in Frage gestellt werden. Sie werden favorisiert, weil sie kurzfristig angelegt und weniger kostenintensiv sind. Gleichzeitig sind mit Maßnahmen zur Vorbeugung gegen sexuelle Gewalt auch Intentionen von sinnvoller Kostendämpfung und/oder -vermeidung gekoppelt.

SOZIALPOLITISCHE FUNKTION VON PROPHYLAXE UND PRÄVENTION			
IDEOLOGISCHE FUNKTION	ÖKONOMISCHE FUNKTION	SYSTEMERHALTENDE FUNKTION	SYMBOLISCHE FUNKTION
Entpolitisierung durch Individualisierung des Problems	Kosten entstehen kurzfristig und punktuell, nicht flächendeckend, und sind daher niedriger	Ausblenden und Leugnen der Geschlechsspezifik sichert patriarchale Strukturen	Handlungsbereitschaft wird demonstriert, Bedrohungsgefühle werden reduziert
versus	versus	versus	versus
Aufzeigen und Bewußtmachen gesellschaftlicher Gewaltverhältnisse	langfristige Kostendämpfung und -vermeidung durch Investition in Prävention und Prophylaxe	Förderung von Lebensqualität und -kompetenz	öffentliche Stellungnahme und Intervention

Die *symbolische Funktion von Prophylaxe und Prävention* spiegelt sich vor allem in großangelegten Aufklärungskampagnen wider. Diesen wird einerseits vorbeugende Wirkung unterstellt, sie sollen andererseits politische und gesellschaftliche Handlungs- und Bewältigungsbereitschaft demonstrieren. Dem einzelnen kann suggeriert werden, daß geeignete Instrumentarien zur Verfügung stehen, um dem Problem zu begegnen. Das subjektive Gefühl einer Bedrohung für die Bevölkerung kann und soll so reduziert werden (vgl. Uschi Sauder 1994, S. 21ff.). Andererseits besteht hierin die Möglichkeit, öffentlich auf jene traumatisierenden Handlungen aufmerksam zu machen, Stellung zu beziehen und geeignete Interventionsmaßnahmen zu fordern.

Bundesdeutsche Initiativen zur Verhinderung und Eindämmung Sexuellen Mißbrauchs beziehen sich vorrangig auf wenig kostenintensive, personenbezogene Aktionen und haben meist (potentielle) Opfer als Zielgruppe. Beispiele hierfür sind Beratungsstellen, Notunterkünfte, mobile Präventionsprojekte in Schulen und Kitas. (Potentielle) Täter werden so gut wie gar nicht angesprochen, Tätern wird, wenn überhaupt, nur mit repressiven Maßnahmen (Haftstrafen) oder vereinzelt mit Therapieangeboten begegnet. Strukturbezogene Aktionen wie Einbindung der Problematik in Ausbildungsgänge der psychosozialen, pädagogischen, medizinischen und juristischen Berufsfelder, Verankerung der Thematik im schulischen und außerschulischen Bildungsbereich usw. finden nicht statt. Vielmehr werden vereinzelte Aktivitäten und Aktionen in personenbezogene Einzelmaßnahmen aufgespalten. Hierzu gehören sporadische Fortbildungsmaßnahmen für bestimmte Berufsgruppen, einzelne Präventionsprojekte für Kindertagesstätten und Schulen, die punktuelle und nicht flächendeckende Einrichtung von Zufluchtshäusern usw. Diese können auch langfristig strukturelle Auswirkungen zeigen, sind jedoch in nur sehr begrenztem Umfang wirksam, da die realen Verhältnisse im wesentlichen unangetastet bleiben. Anzustreben sind daher integrative und flächendeckende Prophylaxe- und Präventionsstrategien, die einerseits personenbezogene Ansätze verfolgen (individuelle Kompetenzförderung), andererseits strukturell, institutionell und administrativ, also multidisziplinär wirksam werden müssen und damit weitergehende Ziele verfolgen.

Zielgruppen spezifischer Prävention sind in pädagogischen, medizinischen, psychologischen, sozialen und juristischen Berufen anzusprechen. Unspezifische Maßnahmen sollten die Allgemeinbevölkerung, aber insbesondere auch Eltern ansprechen. Prophylaxe richtet sich unspezifisch an Mädchen und Jungen insgesamt, spezifisch an Mädchen und Jungen, die Opfer Sexuellen Mißbrauchs wurden.

Realisierung von Prävention und Prophylaxe

Nach den vorangegangenen, eher theoretischen Ausführungen soll nun der Praxisbezug hergestellt werden. Dies erfolgt hier exemplarisch am Beispiel der Institution Schule.

Unabdingbare Voraussetzung für die Realisierung prophylaktischer Arbeit mit Kindern ist die vorbereitende (Fortbildungs-)Arbeit mit

Erwachsenen, die Prävention. Hierzu gehört eine umfangreiche und fundierte fachliche und persönliche Auseinandersetzung mit der Problematik der sexuellen Gewalt. Im Unterschied zur Prophylaxe, die, wie noch aufgezeigt wird, als Baukastenprinzip konzipiert ist, stellt Prävention ein Stufenmodell dar. Hier werden aufeinander aufbauend verschiedene Themen behandelt, die zwar untereinander gleichwertig, aber nicht beliebig vertausch- und variierbar sind. Im Gegenteil: Die weitgehende Einhaltung der Reihenfolge ist wichtig und sieht idealtypisch folgendermaßen aus:

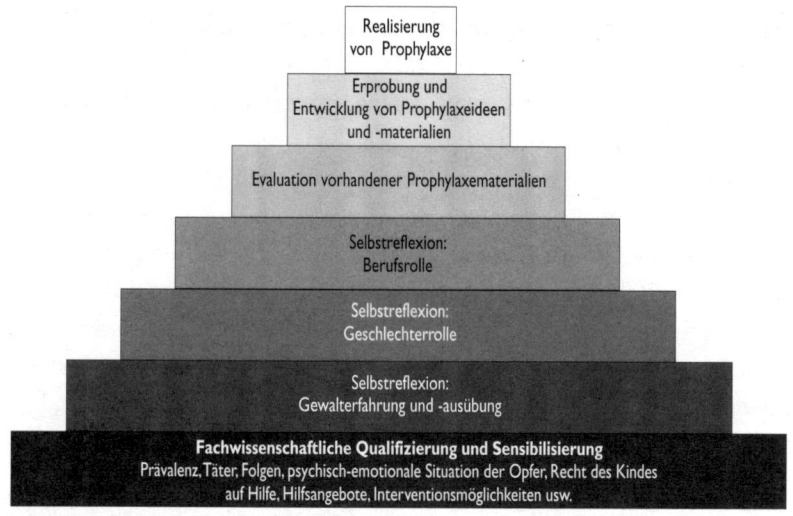

Stufen der Prävention

Erst wenn PädagogInnen diese Stufen durchlaufen haben, sollten sie sich entscheiden, ob sie vorbeugende Arbeit mit Kindern anbieten wollen oder nicht. Diese Arbeit sollte sich von der bisherigen Praxis deutlich unterscheiden, denn in der Schule wird die Thematik des sexuellen Mißbrauchs, wenn überhaupt, meist nur passager behandelt. Es werden vereinzelte Informationsstunden abgehalten, die Mädchen und Jungen, meist auf aktuelle Anlässe hin, kurz über die Gefahr informieren. Dies ist ein Holzweg, wenn wir Mädchen und Jungen wirklich vor sexuellen Übergriffen schützen wollen, soweit ein solcher Schutz überhaupt möglich ist. Die Inhalte von Prophylaxe müssen als Baukastenprinzip verstanden werden. Es sollen mehrere, in ihrer Bedeutung gleichwertige Themen angeboten werden, die im pädagogischen Prozeß idealerweise miteinander verknüpft und/oder verzahnt sein sollten und schließlich ein Ganzes bilden.

ICH-IDENTITÄT	MEIN KÖRPER	GEFÜHLE
Selbstbewußtheit Selbstwertgefühl	Anatomie und Körperwahrnehmung	meine Gefühle und die der anderen
INFORMATIONEN ÜBER SEXUELLEN MISSBRAUCH	SEXUALITÄT BEDÜRFNISSE UND GEFÜHLE	MEINE RECHTE KINDERSCHUTZ UND MENSCHENRECHTE

Nur der Baustein „Informationen über sexuelle Gewalt" bezieht sich unmittelbar auf die Problematik des Sexuellen Mißbrauchs, alle anderen sind in den unterschiedlichsten Kontexten einsetzbar. Das ermöglicht eine große Variabilität und schließt Wiederholungsmöglichkeiten durch den Bezug zu verschieden Inhalten ein. Es vergrößert sich die Chance, daß die einzelnen Bausteine im Sinne eines Spiralcurriculums immer wieder Eingang in den pädagogischen Prozeß finden und altersangemessen vermittelt werden. So sind sie nicht auf isolierte Trainings- oder Informationsprogramme oder Unterrichtsstunden beschränkt, was exakt den Forderungen von David Finkelhor (Finkelhor u.a. 1995) entspricht. Darüber hinaus wird durch diese Struktur deutlich, daß es nicht darum gehen kann, *eine* vorbeugende Maßnahme zu ergreifen und dann zur Tagesordnung überzugehen. Diese Vorgehensweise hätte Feigenblattfunktion und geht an den Grundprinzipien prophylaktischen Handelns vorbei. Prophylaxe ist in erster Linie eine Erziehungshaltung, die Kindern Rechte einräumt und ihre Grenzen respektiert. Sie ist keinesfalls ein Programm, das „abgearbeitet" werden muß und sich jener Mechanismen bedient, die Sexuellen Mißbrauch erst möglich machen: Unterordnung, Gehorsam, Grenzverletzung.

Bei der Behandlung der einzelnen Themen ist einerseits immer der Blick auf das Individuum zu werfen, aber auch auf dessen Mitmenschen, denn nur so kann es gelingen, eigene und fremde Bedürfnisse, Wünsche und Grenzen wahrzunehmen und zu respektieren. Somit hat Prophylaxe potentielle Opfer und Täter im Blick.

Während die Umsetzung von Prophylaxe ohne qualifizierte Fortbildung von Erwachsenen (Prävention) undenkbar ist, muß Prävention nicht zwingend in Prophylaxearbeit übergehen, obwohl dies intendiert ist.[4] Intervention kann wiederum nicht ohne qualifizierte Prävention geleistet werden und wird häufig, wie die Praxis gezeigt hat, gerade erst durch Prophylaxe erforderlich, denn diese trägt zur Aufdeckung bereits bestehender Gewaltsituationen bei. Hieraus ergibt sich, daß Prophylaxe eine Sonderstellung einnimmt, die leider zu häufig unbeachtet bleibt: Prophylaxe schließt Interventionskompetenzen ein. Wer „unverbindlich" Prophylaxe im Unterricht anbieten will, weil es gerade aktuell ist, ohne sich für den Fall einer erforderlichen Intervention qualifiziert zu haben, verhält sich leichtfertig und verantwortungslos, weil er/sie betroffene Mädchen und Jungen nicht adäquat unterstützen kann. Diese Person ist dann häufig überfordert und läßt schließlich die Opfer allein. Es besteht also eine große Wechselwirkung zwischen diesen drei Bereichen, die miteinander verzahnt sind und sich sogar gegenseitig bedingen. Wer Prophylaxe realisieren will, muß sich mit deren konkreten Zielsetzungen aktiv handelnd und reflektierend auseinandersetzen.

Das folgende Schema verdeutlicht die Interdependenz zwischen den drei Teilbereichen:

INTERDEPENDENZ VORBEUGENDEN HANDELNS		
Prävention Persönliche Qualifizierung kann münden in →	**Prophylaxe** Sie bedeutet häufig, daß →	**Intervention** erforderliche Hilfe für betroffene Mädchen und Jungen bereitstellt.

Zielsetzungen von Prophylaxe und Prävention

Die Zielsetzungen von Prophylaxe und Prävention sind identisch, da PädagogInnen sich mit den Inhalten und Intentionen beider Bereiche auseinandersetzen müssen. Das pädagogische Motto: „Ich lehre, was ich bin" macht deutlich, daß ich nichts vermitteln kann, was ich nicht verinnerlicht habe und womit ich mich nicht auseinandergesetzt habe.

Aufgrund der dargestellten Erkenntnis, daß Sexueller Mißbrauch multikausale Ursachenzusammenhänge hat, ergibt sich, daß Prophylaxe- und Präventionsmaßnahmen an verschiedenen Themen- und Lebensbereichen ansetzen müssen, um wirksam zu sein. Neben diesen multidisziplinären Inhalten und Intentionen gibt es jedoch auch im Hinblick auf die Problematik spezifische, die lang- und kurzfristig angestrebt werden.

Eher kurzfristig angelegte Zielsetzungen für Erwachsene und Kinder:
Informationen geben über ...

→ ... sexuell motivierte Handlungen und Sexuellen Mißbrauch, physische und psychische Grenzen von Körperkontakten und Intimitäten innerhalb und außerhalb der Familie und deren individuelle und kulturelle Unterschiede

→ ... Prävalenz Sexuellen Mißbrauchs bei Mädchen und Jungen und deren Ursachenzusammenhang

→ ... Täterkreise und Tatorte, Verantwortlichkeit für die Tat

→ ... Folgen Sexuellen Mißbrauchs und Unterschiedlichkeit der Traumatisierung; autoaggressives Verhalten bei Mädchen und aggressives Verhalten bei Jungen als häufige Reaktionsmuster, die geschlechtsrollenbedingt als Verarbeitungsmöglichkeit genutzt werden

→ ... Schuldgefühle, emotionale Situation der Opfer

→ ... Hilfsangebote; Aufsuchen von Hilfeeinrichtungen, denn Aussprache/Beratung/Therapie können seelische Verletzung mildern.

Langfristig angelegte Zielsetzung für Erwachsene und Kinder:
Da gesellschaftliche Veränderungen möglichst immer von mehreren Ebenen ausgehen sollten, müssen Erwachsene und Kinder gleichermaßen in diesen Veränderungsprozeß eingebunden sein. Auf die Veränderung der Gesellschaft durch die Kinder zu hoffen ist sinnlos, wenn wir ihnen kein Modell zur Verfügung stellen. Andererseits fällt es Erwachsenen oft schwer, internalisiertes Verhalten zu verändern, sie können diese Prozesse erst allmählich und nicht abrupt in Gang setzen. Desgleichen wäre eine administrativ angeordnete Veränderung gesellschaftlicher Verhältnisse dann sinnlos,

wenn sie nicht durch die Mitglieder der Gesellschaft getragen wird. Dennoch sind administrative Maßnahmen wichtig und unterstützen den Veränderungsprozeß. Auch hier wieder zeigt sich die Verzahnung der einzelnen Bereiche, und deshalb fasse ich Zielsetzungen für Kinder und Erwachsene zusammen.

1. Auseinandersetzung mit gesellschaftlichen Strukturen

→ Infragestellen gesellschaftlicher Macht-Ohnmacht-Strukturen, die (sexuelle) Gewalt begünstigen und fördern

→ Modifizieren von Geschlechterrollen und Generationsvorstellungen zum gesamtgesellschaftlichen Abbau patriarchaler Strukturen

→ Reflexion und Veränderung geschlechtsspezifischer Sozialisationsmuster und Abbau von Machtstrukturen zwischen Kindern und Erwachsenen.

2. Persönlichkeitsförderung

→ Förderung und Entwicklung selbstbewußter, selbstbestimmter Persönlichkeiten mit sozialen Kompetenzen

→ Förderung und Stärkung von Akzeptanz und Respekt gegenüber „anderen" Menschen (bezüglich Geschlecht, sozialem Status, ethnischer und kultureller Herkunft, Menschen mit und ohne Behinderung usw.)

→ Wahrnehmung, Ausdruck von und Umgang mit Gefühlen und physischen und psychischen Grenzen

→ Wahrnehmung von und Umgang mit Machtbedürfnissen und Ohnmachtsgefühlen und damit verbunden Spüren und Akzeptieren eigener Unsicherheiten und Unzulänglichkeiten

→ Förderung und Erweiterung von Mobilität, ohne die anderer Personen einzuschränken

→ Vermittlung ganzheitlicher Haltungen zum eigenen Körper und Entwicklung und Förderung von Sexualitätskonzepten, die lustvoll, selbstbestimmt und verantwortungsvoll für alle Beteiligten sind

→ Bewußtmachen und Verhindern sexueller Übergriffe in Gegenwart und Zukunft

→ Entwicklung von Selbsthilfekonzepten bei Übergriffen auf die physische und psychische Integrität

→ Wahrnehmung eigener Gewaltanteile als Täter (Täterin) und/oder Opfer und Reflexion darüber.

3. Reflexion über die Berufsrolle

→ Reflexion über Berufswahl und -rolle und das berufsethische Verständnis in psychosozialen, pädagogischen, medizinischen und juristischen Berufen im Hinblick auf den Schutz von Mädchen und Jungen

→ Bewußtwerden über und Wahrnehmen von Verantwortung, Sexuellen Mißbrauch zu beenden

→ Begegnung und Überwindung eigener „Allmachtsgefühle" als (potentielle/r) Helfer/in.

4. Pädagogisches Handeln

→ Erarbeitung und Anwendung ganzheitlicher und handlungsorientierter Interaktionsformen und Lernprozesse

→ Schaffung von Handlungsspielräumen, Übernahme von Verantwortung und Realisierung von Mitbestimmung durch die Mädchen und Jungen

→ Schaffung von Spielräumen für Geschlechterrollenfreiheit und geschlechtsspezifische Förderung und Unterstützung von Mädchen und Jungen

→ Herstellung und Thematisierung geschlechtsspezifischer Erlebnis- und Wahrnehmungswelten, Realisierung von partnerschaftlichem Umgang und Empathie

→ Förderungen kindlicher/jugendlicher Autonomie und Selbstbewußtheit, die es erlaubt, die eigenen Stärken und Schwächen ebenso wahrzunehmen und zu akzeptieren wie die der anderen.

5. Auftrag an PädagogInnen

→ Förderung von Mut, Stärke, Sensibilität und Besonnenheit, um Sexuellen Mißbrauch wahrzunehmen, zu benennen, dagegen einzutreten, Sekundärtraumatisierungen abzubauen und eigene Barrieren, sich der Problematik zu stellen, zu überwinden

→ Erlangen der Fähigkeit, Gefühlsambivalenzen in bezug auf Sexuellen Mißbrauch wahrzunehmen, zu benennen und akzeptieren zu können

→ Entwicklung interdisziplinärer Arbeitskonzepte zur Reduzierung Sexuellen Mißbrauchs

→ Förderung von Autonomie, Handlungskompetenz und Empathiefähigkeit

→ Motivation zu parteilicher Opferhilfe und Kinderschutz

→ Reflexion über die eigene Sozialisation im Hinblick auf geschlechtsrollenstereotypes Verhalten als Ausgangspunkt veränderter Sozialisationsbedingungen und -modelle im pädagogischen Prozeß

→ (Weiter-)Entwicklung geschlechtsspezifischer Arbeitsansätze.

6. Gesellschaftlicher Auftrag

→ Durchsetzung des grundrechtlich garantierten Kinderschutzes durch Ausschöpfen und Umsetzen von bestehenden Gesetzen und Verordnungen, Verbesserung der Situation kindlicher ZeugInnen

→ Sensibilisierung für Symptome und Signale von Opfern und Tätern sexueller Gewalt

→ Ermutigung und Förderung der Kompetenz zur Intervention mit dem Ziel des Schutzes der Opfer und damit verbunden Reduzierung sexueller Gewalt

→ Enttabuisierung sexueller Gewalt durch Information und Öffentlichkeitsarbeit in allen Gesellschaftsbereichen

→ (Weiter-)Entwicklung von Angeboten und Maßnahmen für (potentielle) Täter

→ Veränderung strafrechtlicher Reaktionen gegenüber Tätern und angemessenes Ausschöpfen des gesetzlich vorgesehenen Strafmaßes (vgl. Angela May 1997).

Die oben genannten Intentionen und Ziele fordern mehrere der genannten Zielgruppen (PädagogInnen, Eltern, Jugendliche usw.) zur inhaltlichen Auseinandersetzung auf. Sie wirken auf mehrere Adressaten gleichzeitig ein und beeinflussen die sozialpolitische Entwicklung des Umgangs mit Sexuellem Mißbrauch.

Das kann am folgenden Beispiel verdeutlicht werden: Unterschiedliche Standpunkte und Erklärungsmodelle (Ursachenverständnis) von sexueller Gewalt/Sexuellem Mißbrauch fordern vor allem PädagogInnen,

MultiplikatorInnen, MitarbeiterInnen in sozialen, medizinischen und juristischen Bereichen, aber auch die Gesellschaft und PolitikerInnen zur Auseinandersetzung auf. Hierzu gehören zum einen professionelle HelferInnen, weil es sich um ihr persönliches Arbeitsfeld handelt, in dem eine Auseinandersetzung und eine inhaltliche Standortbestimmung unerläßlich sind. Zum anderen sind es PolitikerInnen, weil sie aufgrund dieser Diskussion Einfluß auf den weiteren Umgang mit der Thematik haben, z.b. indem bestimmte Unterstützungsangebote finanziell stärker, andere weniger gefördert werden. Im gesellschaftspolitischen Umgang mit einem Problem spiegelt sich dann auch dessen (zugeschriebener) Stellenwert wider. Gleichzeitig wirkt diese Auseinandersetzung auf verschiedene andere Zielgruppen ein: Mütter und Väter können sich ein Bild über Entstehungszusammenhänge machen, Betroffene spüren Solidarität oder Ablehnung und Täter erfahren Akzeptanz (Unterstützung) oder Konfrontation. Mädchen und Jungen schließlich erhalten eine Orientierung, wie das soziale Umfeld Sexuellen Mißbrauch einschätzt und welche Normen und Werte damit verbunden sind. So werden Informationen, Diskussionen und Einschätzungen multipliziert, verzahnt und wirken gegenseitig aufeinander ein. Dieser Prozeß trägt dazu bei, Veränderungen einzuleiten. Die vorbeugende Arbeit zur Reduzierung oder Verhinderung Sexuellen Mißbrauchs sollte jedoch nicht nur viele Zielgruppen ansprechen, sondern auch verschiedene professionelle Disziplinen in diese Arbeit einbinden. Im Zusammenhang mit Sexuellem Mißbrauch stehen psychosoziale, pädagogische, medizinische und juristische Berufsfelder.

In der patriarchal organisierten Industriegesellschaft werden Gefühle und Bedürfnisse permanent ignoriert oder weggeschoben, sie werden als dysfunktional und hinderlich betrachtet und laufen den gesellschaftlichen Normen zuwider. Deshalb werden Gefühle und innere Spannungen nicht mehr ausgehalten, Empathie kaum mehr entwickelt. Dies hat Folgen: Suchtmittelkonsum soll negative Gefühle in positive verändern und kann zur Abhängigkeit führen. Macht- und Gewaltausübung sollen Ohnmachtsgefühle kompensieren und zu neuem Selbstwertgefühl beitragen. Vandalismus wird ausgeübt als Expression innerer Destruktion. Selbstzerstörendes Verhalten ist Ausdruck erlebter und erfahrener Gewalt und wird als Gradmesser für das Gefühl der Lebendigkeit genutzt. Wenn es auf vielen Ebenen möglich gemacht wird, Zeit und Raum zu geben für individuelle Gefühle, Bedürfnisse und Wünsche, und wenn Menschen dazu ermutigt werden, ihre Potentiale zu entdecken, auszuleben und zu erweitern, kann dazu beigetragen werden, daß (sexuelle) Gewalt weniger ausgeübt wird. *Wenn Menschen sich ihrer Identität bewußt sind, mit sich und anderen verantwortungsbewußt umgehen, Krisen und Konfliktsituationen bewältigen lernen usw., besteht eine größere Chance, daß sie mit ihren Mitmenschen respektvoller umgehen und weniger Gewalt anwenden.* Wer Empathie für andere entwickelt hat, wird eher bereit sein zu helfen und andere zu unterstützen. Wer für sich ein zufriedenstellendes Sexualitätskonzept gefunden hat und auslebt, ohne andere dabei einzuschränken oder zu schädigen, wird sich vermutlich physisch und psychisch ausgeglichener und gesünder fühlen und ein stabileres Selbstwertgefühl haben. Der Kreis schließt sich .... Natürlich sind dies Idealkonzepte, die jedoch größere Aussicht auf Annäherung haben, wenn wir viele dieser Facetten in Kooperation und Interaktion anbieten und erleben können.

Schlußfolgerung und Zusammenfassung

Die Diskussion über vorbeugendes Handeln muß sprachlich differenziert werden und die unterschiedlichen Zielgruppen und Intentionen in den Blick nehmen. Hierzu bieten sich die Begriffe „Prävention" zur (Fort-)Bildungsarbeit mit Erwachsenen und „Prophylaxe" zur Erziehung von Kindern zu Selbstbewußtheit und Ich-Identität an. In der Pädagogik werden hierbei verschiedene Aspekte und Bereiche angrenzender Gebiete tangiert, und es wird auf unterschiedliche Ziel- und Berufsgruppen Bezug genommen. Diese sind: einerseits Mädchen und Jungen, Täter und Täterinnen; andererseits Mütter und Väter, PädagogInnen, MultiplikatorInnen, MitarbeiterInnen in sozialen, medizinischen und juristischen Berufsfeldern und PolitikerInnen. Für eine effektive Arbeit sollten diese Gruppen in multidisziplinären Konzepten zusammengeführt werden, da sie aufeinander einwirken und gewinnbringend zum größeren Schutz von Mädchen und Jungen vor Sexuellem Mißbrauch genutzt werden könnten.

FUSSNOTEN

[1] Diese schädigenden Mechanismen werden auch von Frauen angewendet. Nach derzeitigem Forschungsstand sind es jedoch zu einem großen Prozentsatz Männer, die Mädchen und Jungen sexuell mißbrauchen.

[2] Im Unterschied zur Bundesrepublik versteht man in angloamerikanischen Ländern unter Primärprävention die Veränderung gesellschaftlicher Verhältnisse, unter Sekundärprävention die Aufklärung und Information von Kindern und Erwachsenen einschließlich der Aufdeckung sexueller Gewalt und unter Tertiärprävention die Beratung und Betreuung von Opfern und Tätern mit dem Ziel der Verarbeitung des Traumas und der Rückfallvermeidung.

[3] Da Caplan die herkömmliche Terminologie benutzt, schließe ich mich dem an dieser Stelle an.

[4] Wenn eine Person im Zuge der Prävention spürt, daß das Thema emotional zu belastend ist, sollte sie sich durch das Setzen eigener Grenzen schützen.

Literatur

Bange, Dirk und Ursula Enders
1995: *Auch Indianer kennen Schmerz.*
Sexuelle Gewalt gegen Jungen, Köln

Caplan, Gerald
1974: *Support Systems and Community.*
Mental Health, New York

Finkelhor, David und Jennifer Dziuba-Leatherman
1995: „Präventionsprogramme in den USA.
Evaluationsstudie zu den Erfahrungen und
Reaktionen von Kindern",
in: Marquardt-Mau, Brunhilde (Hg.): *Schulische Prävention
gegen sexuelle Kindesmißhandlung,*
Weinheim/München

Godenzi, Alberto
1994: *Gewalt im sozialen Nahraum,*
Basel/Frankfurt M.

Harten, Rolf
1988: *Normal und süchtig,* Hamburg

Hermann, Ursula
1993: *Herkunftswörterbuch,* München

Herriger, Norbert
1986: *Präventives Handeln und soziale Praxis.*
*Konzepte zur Verhütung abweichenden Verhaltens
bei Kindern und Jugendlichen,* Weinheim u. München

May, Angela

1997: *Nein ist nicht genug. Prävention und Prophylaxe.*
Inhalte, Methoden und Medien zum
Fachgebiet Sexueller Mißbrauch, Ruhnmark

Sauder, Uschi

1994: *„Sicher, stark und frei"?*
Präventionsprogramme für Kinder gegen
sexuellen Mißbrauch. Unveröffentlichte Diplomarbeit, TU Berlin.

Wehnert-Franke, Natascha, Hertha Richter-Appelt u.a.

1992: „Wie präventiv sind Präventionsprogramme
zum sexuellen Mißbrauch von Kindern?",
in: *Zeitschrift für Sexualpädagogik 1,* S. 41-55

Witte, Wolfgang

1994: „Akzeptierende Drogenarbeit: Prävention in der Krise?",
in: *Sozial Extra 5,* S. 12-13

Martina Zsack-Möllmann

PILLEN, KNAST UND KASTRATION – PRÄVENTION HAT MEHR ZU BIETEN!

Einleitung

Mit den jüngsten Morden an Mädchen in der Bundesrepublik, mit dem Aufbegehren der Menschen in Belgien im Fall Dutroux scheinen immer mehr Menschen zu begreifen, daß maßgebliche gesellschaftliche Institutionen derzeit nicht in der Lage sind, Mädchen und Jungen ausreichend vor sexuellem Mißbrauch zu schützen. Vor allem die Wiederholungstaten, die Rückfälle von als „geheilt" entlassenen Straftätern haben die Wogen höher schlagen lassen und eine erneute Diskussion über Möglichkeiten der Behandlung von Sexualstraftätern ausgelöst. Diskussionen, wie die Taten in Zukunft erfolgreicher verhindert und wie Opfer besser geschützt werden können, und Auseinandersetzungen über geeignete Maßnahmen sind voll entbrannt. Die Antworten reichen von Forderungen nach chemischer Kastration bis hin zu lebenslanger Sicherheitsverwahrung für Sexualstraftäter. Der Aufbau einer Gen-Datei für DNS-Profile ist ebenso im Gespräch wie eine Reform des Sexualstrafrechts. Expertinnen und Experten unterschiedlichster Fachrichtungen streiten sich darüber, welche Präventionsmaßnahme die bessere sei. Politiker nutzen die öffentliche Aufmerksamkeit, um sich mit mehr oder weniger populären Patentlösungen in Szene zu setzen. Auffallend an der Diskussion ist die Fokussierung der Aufmerksamkeit auf den Täter. Stimmen werden laut, daß auf der Grundlage des Verursacherprinzips die einzigen sinnvollen Präventionsansätze zu finden seien. Im folgenden soll ein Positionierungsversuch erfolgen.

Schutz der (potentiellen) Opfer und Ächtung
der Täter durch juristische Reformen

In der Bundesrepublik Deutschland wurden 1996 rund 16 000 Fälle von sexuellem Mißbrauch an Mädchen und Jungen angezeigt (Monika Frommel 1997, S. 46). Ein Großteil der Gewalttaten wurde in der Familie bzw. im nahen Umfeld des Opfers begangen. Trotzdem war (und ist) die öffentliche Empörung um ein Vielfaches größer, wenn Kinder von Fremden angegriffen wurden. Wenn nun, wie geschehen, nur in jedem achten Fall ein Verfahren eröffnet und nur jeder sechzehnte Täter zu einer Strafe ohne Bewährung verurteilt wird, dann stellt sich zum einen die Frage, inwieweit das Gesetz dafür verantwortlich ist, daß Gewalt gegen Mädchen und Jungen vielfach noch als „normal" betrachtet wird. Zum anderen geht es aber auch um die Frage, welchen Beitrag das Recht und seine Instrumente im Kampf gegen Gewalt an Mädchen und Jungen leisten können.

In die Debatte über die zukünftige höhere Einstufung des sexuellen Mißbrauchs als „Verbrechen" und nicht mehr wie bisher als „Vergehen" mischt sich die Hoffnung, durch eine einfache Anhebung der Mindest- und Höchststrafe Opfer besser zu schützen und Täter besser in Schach zu halten. Die pauschale Forderung nach Straferhöhung bzw. Verhängung von Freiheitsstrafen bei jeglicher Art von sexuellem Mißbrauch läßt eine Differenzierung zwischen „leichteren" und „schwereren" Fällen vermissen. In der Tat fehlt eine genaue juristische Definition zum Tatbestand des „sexuellen Mißbrauchs". Diese allein den Juristen zu überlassen beinhaltet die Gefahr, daß hier wichtige Erkenntnisse über die Traumatisierung durch sexuelle Gewalterfahrungen, die in der Arbeit mit Opfern gewonnen wurden, nicht die richtige Bewertung finden oder daß z.B. der Respekt vor dem Selbstbestimmungsrecht von Kindern strafrechtlich nicht angemessen deutlich wird. Trotz der Verachtung jeglicher Form sexualisierter Gewalt gegenüber Mädchen und Jungen können und dürfen wir aber nicht leugnen, daß es auch minder schwere Fälle geben kann, die den Einsatz einer Freiheitsstrafe nicht rechtfertigen.

Desgleichen fehlen greifbare juristische Konzepte für den Umgang mit sogenannten „gefährlichen" Sexualtätern. Im Gespräch ist die lebenslange Sicherheitsverwahrung. Der Freistaat Bayern würde eine solche Sicherheitsverwahrung am liebsten auf alle Aggressionsdelinquenten ausdehnen.

Überzogen scheint hier das Bedürfnis des Staates nach Kontrolle und Schutz vor Gewalt, zumal die Begriffe Gewalt und Gefährlichkeit dehnbar sind und die Bevölkerung nicht vor jedem, der einmal aggressiv geworden ist, geschützt werden muß. Allerdings gibt es unter den Tätern auch solche, die sich aufgrund ihrer psychischen Struktur jeglicher Resozialisierung und jeglichen Therapieversuchen entziehen und gefährlich bleiben. Hier besteht die Notwendigkeit einer zeitlich unbegrenzten Kontrolle unter humanen Bedingungen. Zur Zeit können in der Bundesrepublik Täter, die vom Gericht als schuldfähig eingestuft worden sind – auch bei erkennbarer psychischer Störung und diagnostizierter Gefährlichkeit – nach der Strafverbüßung nicht psychiatrisch verwahrt werden, sondern werden trotz hoher Rückfallprognosen in die Gesellschaft entlassen.

In die Kritik geraten ist auch die gängige Gutachterpraxis. Über vorzeitige Haft- oder auch Klinikentlassungen wird aufgrund einer von dem behandelnden Therapeuten selbst erstellten Rückfallprognose entschieden. Gegen diese Kopplung von Therapie und Begutachtung spricht, daß hier das Wohlergehen des Täters schwerer zu wiegen scheint als die Sicherheit potentieller Opfer. Auch bei einem Täter, der „Fortschritte" in der Therapie macht, kann die Rückfallgefahr unvermindert hoch sein. Hier gilt es, objektive Kriterien zu entwickeln, wann Strafminderung einen Sinn macht. Die Einschätzung dessen kann nur von einem außenstehenden Gutachter erfolgen, der seine Entscheidung nicht am Erfolg einer selbst durchgeführten Therapie messen muß.

Daß der gegenwärtige Strafvollzug genügend zur Resozialisierung und damit zu einer fundamentalen Bekämpfung von Gewalt beitragen kann, ist in Frage zu stellen. Entkriminalisierung von Tätern, die Kinder sexuell mißbraucht haben, wie vom Deutschen Kinderschutzbund mit dem Slogan „Hilfe statt Strafe" gefordert, beinhaltet jedoch den Verzicht der Gesellschaft auf strafrechtliche Intervention und Sanktion. Das Strafrecht, vor allem aber eine Verurteilung ist jedoch ein mächtiges Symbol, das den Täter nach den gesellschaftlich gültigen Normen ins Unrecht setzt und damit seine Taten eindeutig bewertet. Die Hoffnung, ohne Sanktion und ohne Verurteilung im Falle eines Mißbrauchsdeliktes intervenieren zu können, beinhaltet damit gleichzeitig den Verzicht auf ein wichtiges Instrument des Schutzes möglicher Opfer.

Der Verknüpfung sanktionierender und sozialtherapeutischer Maßnahmen sind in der deutschen Rechtsprechung Grenzen gesetzt. Im Gegensatz zu einigen Staaten der USA und zu einigen europäischen Nachbarländern kennt das deutsche Gesetz nicht ausdrücklich die Möglichkeit, Sexualstraftätern, die voll schuldfähig sind, eine Therapie aufzuerlegen. Bei einer verhängten Freiheitsstrafe ist das Gericht jedoch in der Lage, diese zur Bewährung auszusetzen und dem Täter Weisungen zu erteilen, die z.b. eine Therapieauflage beinhalten. Kommt der Täter der Weisung nicht nach, kann die Aussetzung der Strafvollstreckung widerrufen werden. Die Aussetzung der Strafe zur Bewährung ist jedoch nur bei einer Freiheitsstrafe möglich, die unter zwei Jahren liegt. Bei Ersttätern und bei minder schweren Fällen verhängen die Gerichte vielfach Geldstrafen gegen den Gewalttäter, eine weitere Bewährungsauflage erfolgt in diesem Fall nicht. In schwerwiegenden Fällen scheidet eine Bewährungsauflage aus, Therapie ist hier zur Zeit nur auf freiwilliger Basis möglich. Hier könnte nach Verbüßung eines Teils der verhängten Strafe im Rahmen von Strafaussetzung oder (Rest-)Strafaussetzung auf Bewährung diese von der Teilnahme an einer therapeutischen Maßnahme abhängig gemacht werden. Ohne eine Änderung des Strafrechtes kann mit der Auflage einer therapeutischen Intervention gegenwärtig nur sehr eingeschränkt gearbeitet werden.

„Chemische oder chirurgische Kastration"

Nur zirka zehn Prozent der Täter, die sexuelle Gewalt gegen Kinder ausüben, sind Fremdtäter. Auf wie viele von ihnen das Bild des sogenannten „Triebtäters" zutrifft, in dessen Charakter die Wiederholungsgefahr fest verankert zu sein scheint, ist statistisch nicht nachweisbar. Trotzdem verursacht dieser Typ des Täters in unserer Gesellschaft die meisten Ängste. Dies ist einerseits verständlich, denn er ist unberechenbar und stellt nach der Entlassung aus dem Gefängnis ein hohes Sicherheitsrisiko dar. Es ist aber auch unverständlich, da doch die Gefahr des sexuellen Mißbrauchs durch einen Täter, der dem Opfer bekannt ist, ist um ein Vielfaches größer ist.

Unabhängig von den Rufen nach höheren Strafen bzw. lebenslanger Unterbringung für Täter dieses Typs stellt sich immer wieder die Frage, ob der von diesen Menschen ausgehenden Gefahr mit Hilfe der Medizin begegnet werden kann. Dabei sind den Phantasien der Einsetzbarkeit

„geeigneter" Mittel keine Grenzen gesetzt: von der Vergabe libidodämpfender Hormone bis hin zu hirnorganischen Eingriffen gibt es eine breite Angebotspalette, die der Vorstellung von medizinischer Beherrschbarkeit menschlichen Verhaltens entspringt.

Auch der Delinquent selbst versucht oft mit der Vorstellung, übermächtige Triebe hätten sein Verhalten gesteuert, über seine Identitätsprobleme und Minderwertigkeitskomplexe hinwegzutäuschen. Die Vorstellung, mit Hilfe von chemischen oder chirurgischen Eingriffen den Trieb und die Aggressionen zu beherrschen, lenkt von der Eigenverantwortung des Täters für die Tat ab. Sie lenkt weiterhin davon ab, daß sexueller Mißbrauch nicht erst bei genitaler Gewalt, sondern schon im Kopf beginnt. Sie ignoriert ferner, daß die Motivation für sexuellen Mißbrauch in dem Bestreben liegt, sich mächtig zu fühlen und sexuelle Verfügungsgewalt über einen Menschen auszuüben.

Bei einem schwer traumatisierten Gewalttäter prägen primär sadistische und frauenfeindliche Komponenten die Begleitphantasien einer spezifisch destruktiven Sexualität. Diese führen zu einer gefährlichen Verbindung von Sexualität und Aggression. Die Gewalttätigkeit erlangt hier eine erotische, ritualisierte Bedeutung. Diese psychisch schwerkranken Sexualstraftäter entziehen sich in der Regel jeglicher therapeutischen Intervention. Der Ruf nach der Medizin scheint hier, gekoppelt mit der Hoffnung, lebenslange und finanziell aufwendige Betreuung umgehen zu können, quasi als preiswertere Alternative.

„Die Arbeit mit Sexualstraftätern ist die beste Prävention."

(Ruud Bullens 1997)

Vorsicht scheint geboten, wenn mit dem Therapiebegriff jeder Täter als kranker Mensch dargestellt wird. In der Regel handelt es sich gerade nicht um kranke, triebgestörte, steuerungsunfähige Personen, sondern es sind zumeist ganz normale Männer, die geplant, zielstrebig und machtvoll ihre Interessen durchsetzen wollen. Bedrohung, Einschüchterung und Verführung sind integrale Bestandteile einer sorgfältigen Inszenierung der sexuellen Gewaltsituation.

Ausgehend von der politischen und auch kriminologischen Thematisierung der Gewalt, insbesondere den unterschiedlichen Aggressionsmodellen der 70er Jahre, geht der Trend in der forensischen Sexualmedizin dahin, sexuelle Gewalt mehr als Aggressionstat und weniger als Sexualdelikt zu verstehen. Das sexuelle Gewaltdelikt ist sexueller Ausdruck von Aggressionen und nicht aggressiver Ausdruck von Sexualität. Das Ausleben der Aggression wird als Abwehrverhalten gegen tiefsitzende Ängste, als Kontrolle und Bestätigung der eigenen Macht verstanden. Der Täter wird nicht durch einen genetisch determinierten Sexualtrieb gesteuert, sondern die Motivation zur Tat liegt in seiner psychischen Gewalt- und Beziehungsstruktur (Reinhard Wille o.J.). Sexualisierte Gewalt soll die Defizite in der eigenen Persönlichkeit reparieren, ausgleichen und überdecken. Die meisten Täter haben in ihrer eigenen kindlichen Entwicklung Ablehnung, Verwahrlosung und Bindungslosigkeit erfahren. Ihre affektiven Bedürfnisse sind in der Regel nie gestillt worden. Mißhandlungen und sexuelle Mißbrauchserfahrungen gehören häufig zu ihrer eigenen Erlebniswelt. So autoritär und mächtig sie sich auch verhalten, in ihrem Erleben fühlen sie sich ohnmächtig und unfähig in den Bereichen von Beziehung, Intimität und Sexualität. Die Täter verhalten sich kindlich, egozentrisch, handeln aus ihrem eigenen Bedürfnis heraus.

Übereinstimmend wird in der internationalen Täterforschung davon ausgegangen, daß Mißbraucher einem „Mißhandlungszyklus" folgen. Der sexuellen Phantasie folgen die Planung und der Aufbau eines akuten Erregungszustandes. Die Planung und Handlung der Opferwahl, die Vorbereitung des Opfers sowie die anschließende „Mißhandlungsinteraktion" sind Elemente des Zyklusses. Nach erfolgter Mißhandlung entsteht eine Entspannungsphase, die nach einer gewissen Zeit wieder von dem Aufbau von Spannung abgelöst wird. Auch der sogenannte Fremdtäter sucht zunächst die Nähe zu Kindern, wählt sich dann sein Opfer aus und beginnt, das Opfer zu umwerben und auszutesten. Selbst bei einem kurzen Kontakt macht er dem Kind ein scheinbar freundschaftliches Beziehungsangebot, und dem zukünftigen Opfer ist es erst einmal unmöglich zu erkennen, daß dies bereits ein Teil des geplanten Gewaltzyklusses ist (Tilmann Fürniss 1995). Dieser Mißhandlungszyklus kann, so einzelne Tätertherapeuten, jederzeit vom Täter aktiv unterbrochen werden (Ray Wyre 1994).

Mit der Behandlung von erwachsenen Sexualstraftätern hat man in der Bundesrepublik noch wenig Erfahrung. In der politischen und öffentlichen Debatte ist immer wieder von Tätertherapie die Rede, dabei reichen die Forderungen von mehr Geld für Therapie über vermehrte Unterbringung in sozialtherapeutischen Anstalten bis hin zur Zwangstherapie. Häufig wird übersehen, daß der Erfolg einer Therapie auch von der Mitarbeit des zu Therapierenden abhängig ist. Bei vielen Tätern fehlt der für die psychotherapeutische Hilfe notwendige subjektive Leidensdruck. Gefühle wie Angst, Scham und Schuldgefühle werden nicht wahrgenommen oder fehlen ganz. So scheint die größte Schwierigkeit bei der Täterarbeit darin zu liegen, überhaupt erst eine Motivation zur Veränderung herbeizuführen. Aus diesem Grund können solche Therapien nicht als prognostisch günstig im Hinblick auf die zukünftige Legalbewährung angesehen werden. Daher scheint die Auffassung einiger TherpeutInnen, daß Mißbraucher nicht „geheilt" werden können, eher überzeugend (Hilary Eldrige 1994). Sie gehen davon aus, daß innere und äußere Mechanismen mit der Zielsetzung einer lebenslangen Kontrolle aufgebaut werden müssen. Der Schutz potentieller Opfer steht dabei an erster Stelle dieser Täterarbeit. Mit der Rekonstruktion des als Zyklus verstandenen Mißbrauchsvorgangs soll der Täter zum einen seine begleitenden Gedanken und Gefühle erkennen und begreifen lernen, um dann die Verantwortung für die Tat und die Folgen für das Opfer übernehmen zu können, und zum anderen lernen, diesen Kreislauf rechtzeitig zu unterbrechen.

Die Erfahrung, daß Täter sich ohne sanktionierende Maßnahmen nicht veranlaßt sehen, ihr Denken, Fühlen und Handeln bezüglich des sexuellen Mißbrauchs aufzugeben, unterstützt die Forderung, die Therapie mit Strafe zu verknüpfen. Der verpflichtende Rahmen verhindert hier unter Umständen ein frühzeitiges Abbrechen der Maßnahme durch den Täter. Ob diese Behandlung dann ambulant oder stationär, kombiniert mit oder ohne Freiheitsstrafe stattfinden soll, hängt von der Art und Schwere des begangenen Deliktes ab sowie von der Einschätzung des Rückfallrisikos.

Voraussetzungen für diese Form der Tätertherapie sind ein „Teil"-Geständnis des Täters, die Einschätzung als minder schwerer Fall und eine enge Kooperation mit der Justiz, die bei Abbruch der Therapie sanktionierende Maßnahmen bereithält.

Der Täter wird zu Beginn der Behandlung darauf verpflichtet, sich für die Behandlungsziele einzusetzen. Als ein wichtiges Element in der Arbeit mit Tätern wird die Person des Therapeuten angesehen. Er muß in der Lage sein, eine Beziehung zu dem Delinquenten aufzubauen, um diesen zu motivieren, einer Behandlung zuzustimmen. In seinen Fortbildungsveranstaltungen nennt Ruud Bullens diese Zeit für den Therapeuten das „Waten in Sirup". Da sich Täter in der Regel fundamental abgewiesen fühlen, ist es unumgänglich, eine Beziehung zu ihnen aufzubauen, um sie nicht wieder zu verlieren. Erst wenn der Täter sich als Person respektiert fühlt, kann er eine Konfrontation mit den gewalttätigen Aspekten seiner Persönlichkeit aushalten, ohne diese verleugnen zu müssen. Wie bereits erwähnt, geht es bei dieser Behandlungsmethode nicht um „Heilung", sondern um lebenslange Kontrolle. An ihrem Ende steht das Vertrauen in die Eigenmotivation und Selbstkontrolle des behandelten Täters, der sein Verhalten beobachtet, eine Wiederholungsgefahr erkennt und geeignete Maßnahmen ergreift, um diese zu verhindern. Das kaum gelöste Problem der Nachbetreuung wirft allerdings neue Fragen auf. Es fehlt an äußeren Instanzen, die die bestenfalls gelungene Selbstkontrolle überprüfen und unterstützen.

Wissenschaftliche Veröffentlichungen über „Therapie-Erfolge" kommen zur Zeit hauptsächlich von Vertretern US-amerikanischer Projekte. Nach Gondolf (1989) bleiben zirka ein Drittel der Männer, die ein entsprechendes Programm durchlaufen haben, „gewaltfrei". Rechnet man die Abbrecher mit ein, sind es jedoch nur noch zehn Prozent. Nach Wyre (1994) werden achtzig Prozent aller Täter ohne Therapie nach ihrer Entlassung aus dem Gefängnis wieder straffällig. Bei Teilnehmern, die ein Therapieprogramm absolviert haben, werden nur zehn bis fünfundzwanzig Prozent rückfällig, wobei auch hier eine Abbrecherquote von zirka fünfzig Prozent mit einkalkuliert werden müßte.

Nicht alle Täter von sexuellen Gewaltdelikten kommen für eine Therapie in Betracht. Als kaum therapierbar gelten Pädophile (Bullens 1994). Auch bei längerer Haftdauer ist das psychische Durchhaltevermögen der Gefangenen erfahrungsgemäß nicht sehr groß (Berit Latza 1991). Täter mit einem hohen Aggressionspotential werden in den Niederlanden in kleinen Schritten durch Sozialtherapie, Förderung der Alltagskompetenzen, Schul- und Berufsausbildung stabilisiert und zur Wiedereingliederung unter strikter Kontrolle geführt (Ariane Barth 1995). Wie mit psychisch schwerkranken Sexualtätern umzugehen ist, dafür fehlt es nach wie vor an greifenden Konzepten. Menschen mit einer schweren Traumatisierung entziehen sich häufig einer auf Aufarbeitung ausgelegten Therapie. Sie benötigen aber ein lebensbegleitendes, engmaschiges sozialtherapeutisches Netz oder unter Umständen eine lebenslange, nach humanistischen Grundsätzen ausgerichtete Unterbringung.

Neuere Evaluationsforschungen aus den USA relativieren den Einfluß therapeutischer Intervention stark. Als ebenso einflußreich auf die Beendigung von Gewalt werden äußere Faktoren wie Trennung vom Opfer, Einschaltung von Strafverfolgungsinstanzen, mißbilligende Reaktionen durch das soziale Umfeld usw. angesehen. Dazu kommt, daß die Fachleute lediglich einen kleinen Teil von Tätern in ihren Einrichtungen behandeln. Die Frage stellt sich, welche Täter im Fokus der Untersuchungen über den Erfolg einer therapeutischen Maßnahme stehen und was mit den anderen Tätern geschehen soll?

Prävention ausschließlich auf Tätertherapie auszurichten würde bedeuten, daß jene Täter unberücksichtigt bleiben, deren Taten niemals bekannt werden. Bei einer Dunkelziffer, die zwischen 1:10 und 1:20 angesetzt wird, würde das bedeuten, daß nur bei jeder zehnten oder zwanzigsten Tat therapeutisch interveniert würde (Michael Baurmann 1991). Umfassende Prävention hingegen würde einschließen, daß gesellschaftliche und individuelle Ursachen für sexuellen Mißbrauch abgebaut würden und daß der Weg zur Gewalt gar nicht erst beschritten wird.

Prävention auf verschiedenen Ebenen

Wie sexueller Mißbrauch verhindert und wie in Gewaltsituationen interveniert werden soll, darüber gibt es keinen wissenschaftlichen Konsens. Eine weitgehende Einigung besteht zumindest über die grundlegende Bedeutung von Prävention im Sinne von „to stop something from happening" (Swift 1985, zitiert nach Alberto Godenzi 1994). In Anlehnung an die Klassifikation von Caplan (1964, zitiert nach Godenzi 1994) ist es sinnvoll, Prävention in primäre, sekundäre und tertiäre Prävention aufzuteilen, wobei ...

→ ... primäre Prävention nicht auf spezifische Personen abzielt, sondern auf die Gesamtbevölkerung. Die gesellschaftlichen Ursachen von sexualisierter Gewalt sollen erkannt und behoben, sozial schädigende Bedingungen verändert und damit die Grundlage für gewalttätige Interaktionen beseitigt werden. Zur Diskussion stehen dabei: die Beseitigung der Ungleichstellung der Geschlechter, die Aufhebung der Duldung und die Sanktionierung jeglicher Gewalt gegen Mädchen und Jungen, Aufhebung sozioökonomischer Benachteiligungen, Stärkung des sozialen Netzwerkes, Aufklärung und Erziehung.

→ ... sekundäre Prävention versucht, in die Dynamik der Gewalthandlung einzugreifen, indem in einem Frühstadium potentielle Gewaltsituationen erkannt und entsprechende intervenierende Maßnahmen ergriffen werden.

→ ... tertiäre Prävention im eigentlichen Sinne Therapie und Krisenintervention ist, die sich sowohl auf die Täter als auch auf die Opfer bezieht (Godenzi 1994).

Der Oberbegriff „social policy", der im angloamerikanischen Sprachgebrauch für Maßnahmen der Prävention, Intervention und Therapie verwendet wird, unterstreicht diese handlungsorientierte, pragmatische Interpretation von Prävention. In der konkreten Arbeit finden sich vor allem Maßnahmen der sekundären und tertiären Prävention. Obwohl die Ursachen interpersonaler Gewalt in makrostrukturellen und makrokulturellen Bedingungen zu suchen und zu finden sind, fehlen primäre Präventionsprojekte fast gänzlich. Die eminent notwendigen gesellschaftspolitischen Veränderungen scheinen wenig populär und politisch auch nicht gewollt zu sein. Sobald von öffentlicher Seite rasch wirksame Gegenmaßnahmen gefordert werden, neigen politisch Verantwortliche zu scheinbaren Patentlösungen. Die Einrichtung neuer Interventions- und Therapieprogramme sollen der Öffentlichkeit Entschlossenheit zeigen, dürfen aber keine zu hohen Kosten verursachen. So scheint Geld auch der Maßstab aller Ansätze zu gesellschaftlichen Veränderungen zu sein, und die Hoffnung auf eine Reduzierung der Gewalt scheint vor dem Hintergrund einer aggressiv geladenen sozialen Atmosphäre unerfüllt zu bleiben.

Es fehlt nach wie vor der politische Wille, ausreichend finanzielle Mittel zur Verfügung zu stellen für:

→ Projekte, die die gesellschaftlichen Bedingungen analysieren und Veränderungsansätze entwickeln,

→ Projekte, die sich mit der Resozialisierung von Gewalttätern beschäftigen,

→ Projekte, die mit männlichen Jugendlichen in eine Auseinandersetzung über Männlichkeit im Kontext von Rollenverteilung, Machtverhältnissen und Verantwortlichkeit treten,

→ Projekte, die mit den Opfern arbeiten, etc.

Es fehlt nach wie vor der gesellschaftliche Wille, ExpertInnen ernst zu nehmen, die das Ausmaß und die Art des sexuellen Mißbrauchs an Mädchen und Jungen benennen. Ist die offenbar größere Angst vor dem Fremdtäter die akzeptablere und damit besser erträgliche als die Angst vor dem Täter aus dem Nah- oder Familienbereich des Opfers? Ist der wirtschaftliche Gewinn durch sexualisierte Gewalt – in den Bereichen von Pornographie, Prostitution und Menschenhandel – größer als der gesellschaftliche Schaden?

Erst wenn ein öffentliches Bewußtsein darüber vorhanden ist, daß sexueller Mißbrauch ein Unrecht darstellt, für dessen Wiedergutmachung die Gesellschaft verantwortlich ist, werden Aufstände wie in Belgien nicht mehr notwendig sein, um die Öffentlichkeit auf einen Mißstand aufmerksam zu machen, der die Seelen von Mädchen und Jungen zerstört.

LITERATUR

Aktionsgemeinschaft der autonomen österreichischen Frauenhäuser (Hg.)
1993: *Österreichische und internationale Strategien zur Bekämpfung familiärer Gewalt.*
Männergewalt gegen Frauen, Forschungsprojekt, Wien

Backe, L., N. Leick u.a.
1986: *Sexueller Mißbrauch von Kindern in Familien,* Köln

Barth, Ariane
1995: „Bist du gefährlich", in: *Der Spiegel 42,* Hamburg

Baurmann, Michael
1991: „Junge Menschen und sexuelle Delinquenz",
in: Rotthaus, Wilhelm (Hg.) *Sexuell deviantes Verhalten Jugendlicher.*
Therapie in der Kinder und Jugendpsychiatrie, Dortmund

Bullens, Ruud
1992: *Ambulante Behandlung von sexuellen Delinquenten innerhalb eines verpflichtenden Rahmens*, Basel
1994: *Behandlung von Inzesttätern.* Nicht veröffentlichtes Tagungspapier, Jahrestagung der DGgKV, Münster
1997: „Aufgaben und Möglichkeiten einer multiprofessionellen Kooperation aus der Sicht der Mißhandlertherapie", in: *Informationsdienst Kindesmißhandlung und -vernachlässigung*, 4. Jg.

Bundesministerium für Frauen und Jugend (Hg.)
1993: *Gewalt gegen Frauen – ein Thema für Männer.* Informationen zu einem Fachkongreß, Bonn

Eldrige, Hilary
1994: *„Therapie im Zwangskontext. "* Unveröffentlichtes Tagungspapier, Jahrestagung der DGgKV, Münster

Eylarduswerk (Hg.)
1995: *Betreuung und Behandlung von jugendlichen sexuellen Mißhandlern.* Tagungsreader, Bad Bentheim-Gildehaus

Finkelhor, David
1979: *What´s Wrong with Sex between Adults and Children?*, New York
1984: *Child Sexual Abuse*, New York

Frommel, Monika
1997: „Gegen eine Kopf-ab-Justiz", in: *Emma 2/97*

Fürniss, Tilmann
1995: „Einige einführende Aspekte zur Arbeit mit jugendlichen sexuellen Mißhandlern", in: Eylarduswerk (Hg.)

Godenzi, Alberto
1994: *Gewalt im sozialen Nahraum*, Basel

Gondolf, E. B., W. Mulrey u.a.
1989: „Characteristics of Perpetrators of Family and Non-Family Assault", in: *Hospital and Community Psychiatry 41*, S. 191-193

Heiliger, Anita
1997: „Heilung ist nicht möglich", in: *Emma 2/97*

Hirsch, Matthias
1987: *Realer Inzest*, Heidelberg

Latza, Berit
    1991: „Psychotherapie im Strafvollzug mit Sexualdelinquenten",
    in: Rotthaus, Wilhelm (Hg.), *Sexuell deviantes Verhalten Jugendlicher.*
    Therapie in der Kinder- und Jugendpsychiatrie, Dortmund

Ministerium für die Gleichstellung von Frau und Mann
des Landes Nordrhein-Westfalen (Hg.)
    1993: *Gewalt gegen Frauen – Was tun mit den Tätern?*
    Dokumentation einer Fachtagung, Dokumente und Berichte, Düsseldorf
    1995: *Wann wird ein Mann zum Täter? „Psycho- und Soziogenese*
    von männlicher Gewaltbereitschaft gegenüber Frauen".
    Eine Literaturauswertung, Dokumente und Berichte 24, Düsseldorf

Rotthaus, Wilhelm (Hg.)
    1991: *Sexuell deviantes Verhalten Jugendlicher.*
    Therapie in der Kinder- und Jugendpsychiatrie, Dortmund

Schorsch, E.
    1971: *Sexualstraftäter,* Stuttgart

Swift, C.
    1985: „The Prevention of Rape," in: *Burgess,* Ann W. (Hg.):
    Rape and Sexual Assault. A. Research Handbook, New York

Wille, Reinhard und Wolfgang Kröhn
    ohne Jahr: „Der sexuelle Gewalttäter: Persönlichkeitsstruktur und
    Therapiemöglichkeit", in: *Schriftreihe der Deutschen Richterakademie (Hg.),* Trier

Wyre, Ray
    1994: *Treatment Program for Sex-Offenders.* Unveröffentlichtes Tagungspapier,
    Jahrestreffen der DGgKV, Münster

Vachss, Alice
    1993: *Merkt euch ihre Namen. Eine Staatsanwältin kämpft*
    gegen Vergewaltiger, Pädophile und ihre Lobby, Frankfurt a.M.

Teil 2

Prävention

Eine Investition

in die Zukunft

KONZEPTIONS-
ENTWICKLUNG UND
PRAXISERFAHRUNG

STROHHALM e.V (Berlin)

MOBILES TEAM ZUR PRÄVENTION VON
SEXUELLEM MISSBRAUCH AN MÄDCHEN UND JUNGEN

Die Entstehung des Projektes

Mitte der achtziger Jahre trafen sich im Berliner Bezirk Kreuzberg Frauen aus dem pädagogischen und sozialen Bereich (Sonderprojekte, Säuglingsfürsorge, Familienhilfe), die beruflich mit sexuellem Mißbrauch konfrontiert worden waren. Nach intensivem Erfahrungsaustausch und der Suche nach Beratung und Hilfe rückte die Frage nach Möglichkeiten zur Verhinderung in den Mittelpunkt unseres Interesses.

Uns wurde zunehmend deutlich, daß es sich bei diesem Thema nicht nur um eine aktuelle und persönliche Problematik der jeweiligen Opfer und Täter handelt, sondern um einen Ausdruck struktureller Gewalt in unserer Gesellschaft. Sexueller Mißbrauch geschieht u.a. vor dem Hintergrund von autoritären, patriarchalen Familienzusammenhängen, geschlechtsspezifischen Rollenzuweisungen und einer sexual- und körperfeindlichen Erziehung.

Deshalb erschien uns zunächst Öffentlichkeitsarbeit und damit eine bewußtseinsverändernde Arbeit als präventiver Ansatzpunkt sinnvoll. Wir organisierten Gesamtelternabende, Austausch mit anderen PädagogInnen und die Aufführung des Puppentheaterstücks „Das Familienalbum". In der Bezirksöffentlichkeit war das Thema sexueller Mißbrauch zu dieser Zeit hochaktuell, da ein Prozeß gegen die Betreiber eines Kreuzberger Freizeitkellers für Kinder lief, in dem überwiegend Jungen mißbraucht worden waren.

70

Ohne zunächst zwischen Krisenintervention und Prävention zu trennen, suchten wir immer drängender nach konkreten Handlungsmöglichkeiten. Wir erarbeiteten ein bezirksorientiertes Konzept für ein Projekt zur Beratung, Intervention und begleitenden Unterstützung bei der Konfrontation mit sexueller Gewalt gegen Kinder. Dieses Angebot sollte LehrerInnen, ErzieherInnen, Eltern, Mädchen und Jungen zur Verfügung stehen.

Die Teilnahme an einem Training des CAP-Projektes (Child Assault Prevention Project), das Frauen aus den USA 1987 in Bielefeld durchführten, wurde für uns richtungsweisend. Wir setzten uns mit der bereits existierenden Kritik an solchen Präventionsprogrammen auseinander und entwickelten einen Präventionsansatz, der sich an den Lebens- und Arbeitsbedingungen von LehrerInnen, ErzieherInnen, Eltern und Kindern in Berlin orientierte.

Seit Anfang 1989 führen wir unser Präventionsprogramm – an dem wir immer noch arbeiten und das wir weiterentwickeln – in Grundschulen und Kindertagesstätten durch. Die ersten anderthalb Jahre lang bedeutete dies eine extreme Belastungssituation, weil alles nebenberuflich, also unentgeltlich und ehrenamtlich, von uns geleistet wurde. Gleichzeitig mußten wir intensiv daran arbeiten, die Finanzierung von STROHHALM e.V. als Trägerverein eines solchen professionellen Projektes auf dem Verwaltungs- und politischen Weg durchzusetzen. Das war zum Zeitpunkt der „Wende" gerade in Berlin sehr schwierig. Insbesondere durch die Unterstützung des Frauenausschusses des Abgeordnetenhauses waren wir schließlich erfolgreich.

Seit Juli 1991 werden wir von der Senatsverwaltung für Jugend und Familie mit zirka 230 000 DM finanziert und geben dieses Geld überwiegend für die 2,7 Stellen aus. Da unser Etat – wie der vieler Projekte – aufgrund der Sparpolitik seit Jahren eingefroren ist, sind wir nicht in der Lage, die gestiegenen Ausgaben für Gehälter, Miete, Sachkosten etc. zu decken, und sind deshalb auf die Einnahme zusätzlicher Spenden angewiesen.

Trotz aller Schwierigkeiten in der Vergangenheit ist STROHHALM e.V. mittlerweile das einzige Projekt, das über eine mehrjährige und kontinuierliche Praxis in der präventiven Arbeit mit LehrerInnen, ErzieherInnen, Eltern, Mädchen und Jungen in Grundschulen und Kitas verfügt (s. Broschüre „Auf dem Weg zur Prävention" 1996, Berlin).

Der Arbeitsansatz von STROHHALM e.V.

Als Mobiles Team wenden wir uns mit dem Präventionsprogramm an **LehrerInnen** und **ErzieherInnen, Eltern,** sowie **Mädchen** und **Jungen** im Grund- bzw. Vorschulalter. Das Präventionsprogramm gliedert sich in folgende Teile: 1. Vorbereitungstreffen, 2. Elternabend, Kinderworkshop bzw. Handpuppenspiel, 3. Nachbereitungstreffen. Die insgesamt drei Vor- und Nachbereitungstreffen für die PädagogInnen finden in unserem Büro statt. Mit dem Workshop, dem Puppenspiel und dem Elternabend gehen wir direkt in die Grundschulen, Kitas und Kinder- bzw. Schülerläden.

Bei unserem Konzept tragen die PädagogInnen die Verantwortung für die grundsätzliche und alltägliche Präventionsarbeit. Wir unterstützen sie und helfen ihnen durch unsere praktische Arbeit mit den Mädchen und Jungen beim thematischen Einstieg.

In dem Kinderworkshop, der zum Grundschulprogramm gehört, arbeiten wir mit Rollenspielen, Übungen und Gesprächen zu dem Themenkomplex Gewalt, sexueller Mißbrauch und „Was können Mädchen und Jungen in solchen Situationen machen?".

Für Mädchen und Jungen im Vorschulalter haben wir im Rahmen dieses Programms **Handpuppenszenen** entwickelt, in denen wir Konflikte aus dem Alltag der Kinder aufgreifen und bearbeiten. Wir zeigen dabei keine sexuellen Übergriffe, sondern konzentrieren uns auf die Themen: Berührungen von Kindern untereinander und von Erwachsenen, Streit, Bestechung, Hilfeholen.

Heute gehören zu unserer Arbeit noch weitere Angebote. So diskutieren wir das Thema sexuelle Gewalt z.B. auch im Rahmen von **Projektwochen** mit älteren SchülerInnen und Gruppen. Wir bieten **Fortbildungen für LehrerInnen und ErzieherInnen** an, informieren auf **Gesamtkonferenzen** und **Teamsitzungen,** beraten Interessierte, die in ihrem Tätigkeitsbereich präventiv arbeiten wollen, bereiten LehrerInnen auf den Sexualkundeunterricht vor, reisen mit unserer betreuten Ausstellung für Mädchen und Jungen durch die Stadtbezirke etc.

Zur Entwicklung unseres Arbeitsansatzes

Die Arbeit von Strohhalm e.V. war von Beginn an schwerpunktmäßig praktisch und prozeßorientiert, d.h. wir haben geübt, verändert, ausprobiert und wieder verändert. Bei einer eng an der Realität entwickelten Praxis entstehen grundlegende Erkenntnisse oft durch Handeln und Reflexion. Sie sind Ergebnis und werden erst später zu theoretischen Vorgaben. Seit der Gründung unseres Vereins 1985 gab es zur Arbeit gegen sexuelle Gewalt eine Fülle an neuer Literatur, theoretischen Weiterentwicklungen, Analysen und Arbeitsergebnissen. Ausgewertete Erfahrungen erbrachten konstruktive Differenzierungen und kritische Auseinandersetzungen. Aus diesen beiden Strängen – praktisch und theoretisch – klärte sich für uns der wesentliche Ansatz unseres Projektes.

Von Anfang an war uns klar, daß Prävention über die Arbeit mit unterschiedlichen Zielgruppen, Methoden und Ansätzen erreicht werden kann. Zunächst hatten wir uns als Schwerpunkt die Arbeit mit Mädchen und Jungen gewählt. Der konkret mögliche Ansatz zur Verhinderung von sexueller Gewalt schien uns zu sein, mit den möglichen Opfern zusammen Widerstands- und Abwehrformen zu entwickeln. Das hieß für uns allerdings nie, daß Erwachsene bei diesem Ansatz nebensächlich sind. Schon zu Beginn verfolgten wir einen Präventionsansatz, der die Verantwortung von Erwachsenen einbezog. Ihre Pflicht und Aufgabe sowie ihre Befähigung, Mädchen und Jungen zu schützen, ihnen zu glauben und zu helfen, rückte im Laufe der Zeit immer mehr in den Mittelpunkt.

Inzwischen liegt **der Schwerpunkt in der Arbeit mit Erwachsenen**, die in ihrem beruflichen oder privaten Rahmen Bezugspersonen für Gruppen (Klassen) von Mädchen und Jungen sind.

Das Grundschulprogramm

Zunächst der Überblick über den zeitlichen Ablauf:

→ erstes Treffen zur Information und Vorbereitung der zwei LehrerInnen, die in einer Klasse gemeinsam an präventiven Inhalten arbeiten wollen (Dauer zirka 2 bis 3 Std.)

→ zirka sechs Wochen Zeit für die LehrerInnen, um sich mit Grundlagenliteratur zu sexuellem Mißbrauch und Prävention auseinanderzusetzen, zu überlegen, was sie davon in ihrer Klasse umsetzen können, und zu entscheiden, ob sie das Programm mit uns durchführen wollen

→ zweites Vorbereitungstreffen mit den LehrerInnen (2 bis 3 Std.)

→ etwa zwei bis vier Wochen später Elternabend (2 Std.)

→ zirka 14 Tage danach ein Workshop mit der ganzen Klasse, bei dem außer uns (drei Frauen) beide LehrerInnen anwesend sind. Nach drei bis vier gemeinsamen Schulstunden führen wir in einem ruhigen Raum Einzel- oder Kleingruppengespräche mit den Kindern.

→ zirka 14 Tage später Nachbereitung des Programmes mit den Lehrer-Innen (2 bis 3 Std.)

→ bei Bedarf zeitlich unbegrenzt Weiterberatung, Vermittlung an Interventionsfachleute, Gespräche mit weiteren Bezugspersonen etc.

→ auch stellen wir im Einzelfall Mädchen und Jungen weitere Hilfestellungen zur Verfügung (z.b. Gespräch mit den Kindern).

Anmeldung zum Präventionsprogramm

Der Anlaß dafür, daß LehrerInnen sich bei uns anmelden, ist im Rahmen des Themas sexueller Mißbrauch an Mädchen und Jungen vielfältig. Manchmal ist es ein Fremdtäter, der im Einzugsbereich der Schule Mädchen und/oder Jungen bedroht hat. Manchmal bewirkt eine zurückliegende Erfahrung der Hilflosigkeit bei der Aufdeckung von sexuellem Mißbrauch, daß LehrerInnen die Kinder ihrer jetzigen Klasse besser aufklären und schützen wollen. Und manchmal ist es die Unsicherheit im Umgang mit aktuellen Verdachtsfällen, die die LehrerInnen dazu bewegt, bei uns anzurufen. Besonders freuen wir uns natürlich darüber, wenn die LehrerInnen ehemalige TeilnehmerInnen unserer Fortbildungen oder Studientage etc. sind.

Wir halten es für sinnvoll, daß während des gesamten Präventionsprogrammes zwei LehrerInnen, die in einer Klasse unterrichten und die die Kinder kennen (z.B. Klassenlehrerin und Sportlehrerin), zusammenarbeiten. Während im Schulalltag oft wenig Zeit für den Austausch von Beobachtungen (z.B. Verhalten einzelner Kinder, Konflikte zwischen Mädchen und Jungen) ist, wollen wir durch die Auseinandersetzung mit unserem Programm die Kooperation fördern. Außerdem versuchen wir so zu verhindern, daß LehrerInnen im Falle des Verdachts oder der Aufdeckung von sexuellem Mißbrauch mit ihren Überlegungen und Ängsten allein sind. Darüber hinaus kann es für die Kinder wichtig sein, die Auswahl zwischen mindestens zwei Vertrauenspersonen zu haben, an die sie sich mit ihren Problemen wenden können.

Die Vorbereitungstreffen mit den LehrerInnen

Beim ersten Vorbereitungstreffen klären wir zusammen mit den beiden LehrerInnen den individuellen Informationsstand über sexuellen Mißbrauch, stellen die Präventionsthemen vor und beschreiben in einigen Fällen bereits den Workshop mit den Kindern. Wir machen deutlich, daß der Vormittag mit den Mädchen und Jungen nur der emotionale und eindeutige Einstieg für eine **langfristige Arbeit der LehrerInnen** zu den Präventionsthemen sein kann. Langfristigkeit bedeutet, daß die Beschäftigung mit dem Thema sexueller Mißbrauch kein einmaliges Unterrichtsprojekt sein kann, sondern, daß die Umsetzung der sieben Präventionsthemen (Dein Körper gehört dir! – Vertraue deinem Gefühl! – Unterscheidung von schönen und unangenehmen Berührungen – Das Recht, „nein" zu sagen! – Gute und schlechte Geheimnisse – Hilfe holen – Kinder haben niemals Schuld) Teil des persönlichen Erziehungskonzeptes werden sollten. Für die alltägliche Praxis heißt das, daß diese Themen im Unterricht immer wieder aufgegriffen und im persönlichen Kontakt mit den Mädchen und Jungen Anwendung finden müssen. Mit diesen Inhalten zu arbeiten ist nicht einfach und erfordert einiges an Motivation.

Unsere Aufgabe ist es, dabei zu unterstützen und zu beraten. Wir helfen während beider Treffen, in das Thema hineinzukommen (z.B. durch Vorstellung von Bilderbüchern, Arbeitsblätter, etc.) oder vertiefen vorhandene Ansätze. Aus unseren Erfahrungen heraus machen wir die LehrerInnen aufmerksam auf möglicherweise problematische Aspekte präventiver Arbeit. Wir sprechen u.a. die institutionellen Grenzen und Widersprüche von präventiver Arbeit und der Aufgabe von Schule an und diskutieren oft lange über Spielräume, die LehrerInnen nutzen können (z.B. Teilungsstunden für geschlechtssdifferenzierte Arbeitsansätze).

Einschlägige Grundlagenliteratur wird beim ersten Treffen vorgestellt. Sie zu lesen und sich damit intensiver auseinanderzusetzen ist Pflicht und Voraussetzung, um sich für das zweite Vorbereitungstreffen zu melden. Auch unterstreichen wir beim ersten Treffen den Umfang des Engagements und die Freiwilligkeit der Teilnahme und weisen klar darauf hin, daß die LehrerInnen den Zeitpunkt für das zweite Vorbereitungstreffen selbst bestimmen.

In dem letzten Rollenspiel, das wir den Kindern beim Workshop vorspielen, bieten sich die **LehrerInnen als AnsprechpartnerInnen** für ein Kind an. Sie müssen damit rechnen, daß die Mädchen und Jungen das Angebot, welches sie im Rollenspiel symbolisch bekommen haben – nämlich daß ihnen geglaubt und geholfen wird –, ernst nehmen.

Die LehrerInnen müssen sich auch klar darüber sein, daß dieses Programm eventuell mit der Aufdeckung von Fällen sexuellen Mißbrauchs verbunden sein kann. Sie müssen also bereit und in der Lage sein, über sexuellen Mißbrauch zu sprechen und das Vertrauen, das ein Kind in sie setzt, zu rechtfertigen. Das bedeutet auch, z.b. den Schmerz und den Schreck und alle die Gefühle und Erkenntnisse, die bei der **Begleitung eines Kindes durch seine Mißbrauchsgeschichte** auftauchen können, auszuhalten. Bei der Konfrontation mit dieser Vorstellung werden nicht nur persönliche Probleme, Vorbehalte und Betroffenheit deutlich. Hier geht es auch um eine verantwortungsvolle Einschätzung der persönlichen Kapazitäten.

Gerade Kinder, die u.E. einer extrem belastenden und bedrohlichen Situation (sexueller Mißbrauch, körperliche Mißhandlung) ausgesetzt sind, lassen in der Phase der ersten Mitteilung oft weitaus weniger an Hilfe und Veränderung zu, als wir glauben, ihnen geben zu müssen. In Gesprächen mit betroffenen Mädchen und Jungen machen wir immer wieder die Erfahrung, daß sie z.B. im Hinblick auf ihre isolierte Situation in der Klasse oder auf ihre problematische Beziehung zu dem/der Leherer/in zwar häufig Veränderungswünsche haben, konkrete Interventionsmaßnahmen jedoch scheuen. Auch bei Verdacht auf sexuellen Mißbrauch werden Hilfestellungen, die der Stabilisierung im Schulalltag dienen, von den Kindern bereits als Stärkung und Schutz erlebt.

Ein weiteres Thema der Vorbereitungsgespräche ist der **Sexualkundeunterricht.** Wir halten es für falsch, den Kindern als ersten Eindruck zu diesem Thema die Verknüpfung von Sexualität und Gewalt zu bieten. Das geschieht durch die Medien schon mehr als genug. Deshalb ist Sexualkundeunterricht die Vorbedingung für den Workshop. Dabei soll es nicht nur um Fortpflanzung gehen. Liebe, Zärtlichkeit, das Kennenlernen des eigenen Körpers und der jeweils eigenen, unterschiedlichen Bedürfnisse gehören dazu. Dies ist auch die Voraussetzung, um sexuelle Beziehungen in ihrem sozialen und rollenspezifischen Kontext zu erkennen und zu verändern.

In diesem Zusammenhang kommen auch sexuelle Übergriffe von Jungen auf Mädchen oder das Benutzen sexistischer Schimpfwörter zur Sprache.

Weil das **Verhältnis von Mädchen und Jungen** für das Gespräch über die Thematik des sexuellen Mißbrauchs grundlegend ist, gehen wir im zweiten Rollenspiel auf eine Grenzverletzung zweier Jungen gegenüber einem Mädchen ein. Die LehrerInnen haben dabei die Aufgabe, modellhaft ein Gruppengespräch über diesen Vorfall bzw. ähnliche Vorkommnisse in einer Klasse zu führen. Wir besprechen die Situation von Mädchen und Jungen in der Klasse, bereiten auf das Rollenspiel vor und beziehen eventuelle klassenspezifische Erfahrungen, Regeln und Rituale ein. Für die langfristige Arbeit überlegen wir gemeinsam, in welcher Form und zu welchem Aspekt es eine geschlechtsspezifische Gruppenarbeit geben kann. Häufig sind sich die LehrerInnen über die Notwendigkeit eines solchen Angebots klar, es fehlte bisher nur ein Anlaß. Leider mangelt es in der Grundschule oft an männlichen Lehrkräften als Ansprechpartner für die Jungen, so daß eine Lehrerin dann auch diese Arbeit übernehmen muß.

Wir stellen **Materialien** vor, mit denen im Unterricht zu Gefühlen, dem Recht auf den eigenen Körper und Sexualität etc. gearbeitet werden kann. Häufig beschaffen LehrerInnen einen Teil der vorgestellten Kinderbücher für ihre Klassenbibliothek.

Wir haben auch selbst Materialien (z.B. Malvorlagen, Arbeitsblätter, Broschüre) für die Kinder erstellt, die wir den LehrerInnen zur Verfügung stellen. Sie beziehen sich z.T. direkt auf den Workshop und bieten über einen thematischen Einstieg hinaus auch die Möglichkeit zu weiterführenden Gesprächen mit den Kindern im Anschluß an den Workshop.

Beim zweiten Treffen nehmen wir uns Zeit, um über einzelne Kinder und deren persönliche Situation zu sprechen. Gab oder gibt es einen Fall oder einen Verdacht von sexuellem Mißbrauch in der Klasse? Wissen davon andere Kinder, wenn ja, welche? Womit ist in diesem Zusammenhang zu rechnen? Wie schätzen die LehrerInnen die Belastungsfähigkeit des betreffenden Kindes ein? Welche Maßnahmen kommen in Frage (z.B. eine der beiden LehrerInnen setzt sich während des Workshops neben das betreffende Kind)?

Nach den beiden Vorbereitungsgesprächen, dem Sexualkundeunterricht und der Grundlagenlektüre sind die LehrerInnen fachlich und oft auch persönlich gut vorbereitet. Sie wissen, daß sie auch nach der Beendigung des Programms von uns begleitet werden. Auf Anfrage sind wir immer wieder zu Gesprächen und Beratungen und zur Weitervermittlung bereit. So sind jahrelange Beziehungen zu einigen LehrerInnen entstanden. Dabei geht es nicht nur um Aufdeckung oder Begleitung, sondern es gibt auch LehrerInnen, die den Workshop mit ihrer neuen Klasse wiederholen. Sie arbeiten mit uns als Klassenlehrerin, als zweite Kollegin für den Workshop in der Nachbarklasse, motivieren als Mutter die Klassenlehrerin ihres Kindes oder verstehen sich auch als Motor einer schuleigenen Infrastruktur für inhaltliche Auseinandersetzungen, Beratungs- und Interventionskontakte mit Ämtern und spezialisierten Institutionen.

Inhaltliche Schwerpunkte der beiden Vorbereitungstreffen variieren je nach fachlichen und persönlichen Interessen der LehrerInnen und werden von uns stichwortartig festgehalten. Die beiden Treffen mit den LehrerInnen, der Elternabend, der Workshop mit den Kindern sowie das Nachbereitungstreffen werden von uns in wechselnder Besetzung geleitet. Auf diese Weise lernen die LehrerInnen alle am Programm beteiligten Mitarbeiterinnen kennen. Diese Arbeitsweise ist einerseits organisatorisch notwendig, andererseits führt sie dazu, daß die z.T. unterschiedlichen Wahrnehmungen und inhaltlichen Schwerpunkte von uns MitarbeiterInnen die Gesamteinschätzung eines Programmdurchlaufes verbessern.

Der Elternabend

Ausgehend von den Rahmenbedingungen und den Annahmen über die Bedürfnisse der Eltern haben wir die folgende Struktur für den zweistündigen Elternabend entworfen:

→ Vorstellung des Vereins STROHHALM e.V., seiner Ziele und der Mitarbeiterinnen

→ Vermittlung von Grundlagenwissen zum Thema sexueller Mißbrauch an Mädchen und Jungen (u.a. Zahlen zu Häufigkeit, Altersstaffelung, Mißbrauch durch Personen aus dem Nahbereich und durch fremde Personen, Verstrickung des Kindes, das Schweigen von betroffenen Mädchen und Jungen, emotionale Lage des Kindes)

→ Darstellung und Erläuterung der Präventionsgrundsätze mit praktischen Beispielen aus dem Erziehungsalltag

→ Vorstellung des Workshops, Schilderung von kindlichen Reaktionen mit Beispielen aus der jahrelangen Praxis, ggf. Vorspielen einzelner Rollenspiele (Einüben des Hilfeschreis)

78

→ Verteilen unseres Faltblattes und der Polizeibroschüre "Gegen sexuellen Mißbrauch an Mädchen und Jungen – ein Ratgeber für Mütter und Väter".

Der tatsächliche Ablauf des Abends orientiert sich an unserer Grundstruktur, berücksichtigt jedoch stark die zwischendurch gestellten Fragen und Äußerungen der Mütter und Väter. Dadurch werden einzelne Aspekte stärker betont, andere rücken in den Hintergrund. Dieser flexible Umgang mit den Inhalten ist eine Voraussetzung, um mit den Eltern in Kontakt zu kommen und darüber ihre Haltungen und Einschätzungen im Kontext der Prävention zu diskutieren.

Die Eltern – insbesondere die Mütter – sind meist sehr motiviert. Vor allem sie kommen zum Elternabend. Aber auch einzelne Väter zeigen sich besorgt um die Sicherheit der Kinder. Häufig ist es eine engagierte Mutter, die die LehrerIn dazu angeregt hat, sich bei uns zu dem Präventionsprogramm anzumelden. Das Interesse der Mütter und Väter wird von PädagogInnen manchmal bezweifelt oder auch unterschätzt. Es gibt Ängste vor der Ablehnung der Eltern auf der Seite der LehrerInnen. Aber die anfängliche Scheu und Skepsis weichen im Verlauf des Abends meist der Erleichterung und breiter Zustimmung zu unserem Programm. Denn die Eltern stellen fest, daß wir entgegen ihren Befürchtungen ihren Kindern keine Ängste einjagen, sondern mit unserer Arbeit versuchen, existierende Ängste u.a. zu bearbeiten. Sie spüren, daß wir ihre Fragen (z.B.: Kann ich mein Kind überhaupt noch „anfassen"? Wird mir möglicherweise mein Kind ungerechtfertigt weggenommen? ...) ernst nehmen und sachlich diskutieren. Die Debatte um den „Mißbrauch des Mißbrauchs" macht sich inzwischen als tiefe Verunsicherung auch auf Elternabenden bemerkbar.

Wir machen deutlich, daß die Warnung vor dem „fremden Mann" nur eine zahlenmäßig geringe Tätergruppe betrifft. Wir machen unmißverständlich klar, daß bei den vorbeugenden Maßnahmen im wesentlichen Übergriffe durch vertraute Männer (seltener auch Frauen) im Mittelpunkt stehen müssen.

Durch die skizzenhafte Vermittlung von Grundlagenwissen versuchen wir, die Sensibilität der Eltern zu vergrößern, Hinweise und Andeutungen ihrer eigenen oder befreundeter Kinder ernst zu nehmen und im Zweifelsfall Hilfe von außen in Anspruch zu nehmen.

Wir thematisieren auch vermeintliche „Aufklärung" oder auch „Vorbeugung" durch Fernsehsendungen wie z.B. „explosiv", in denen Gewaltverbrechen realistisch nachgestellt werden. Mit den Auswirkungen dieser oder ähnlicher Sendungen auf die Kinder sind wir bei fast jedem Workshop konfrontiert: Die Kinder schildern Ängste, Alpträume und verschiedene Abwehrreaktionen, um mit den schrecklichen Eindrücken, die nicht verarbeitet werden können, fertig zu werden. Diese Sendungen tragen u.E. entscheidend dazu bei, Ängste und Unsicherheiten bei Kindern zu verstärken und im besonderen ausweglose Situationen dramatisch zu vermitteln. Die Nachgespräche mit den Kindern thematisieren dann oft Situationen grenzenloser Ohnmacht und Hilflosigkeit.

Daß Angst ein schlechter Ratgeber ist und keinen Schutz vor sexueller Gewalt zu Hause oder im sozialen Nahbereich bietet, leuchtet den Eltern ein. Es macht sie neugierig auf unser Verständnis von Prävention, bei dem es ja gerade darum geht, das Vertrauen der Kinder in die eigenen Stärken und Fähigkeiten zu vergrößern. Denn die Sorge um die Kinder, die einfach nicht immer beschützt werden können und auch nicht sollen, ist das wesentliche Motiv, aus dem heraus Eltern bereit sind, sich mit unseren schwierigen und auch unsicher machenden Informationen und Anregungen zu einer veränderten Erziehungshaltung auseinanderzusetzen. Wir sehen nachdenkliche oder auch skeptische Gesichter, spüren, wie Eltern mit sich ringen, Konflikte einmal aus der Sicht der Rechte der Kinder wahrzunehmen und Aspekte ihrer Erziehungshaltung kritisch hinterfragen zu lassen.

Interessanterweise können autoritäre, konservative oder stark religiös gebundene Eltern unter dem Gesichtspunkt des Schutzes ihrer Kinder vor sexuellem Mißbrauch eine Erziehungshaltung, die z.B. auch die Kritikfähigkeit gegenüber Erwachsenen beinhaltet, das Schlagen von Kindern ausschließt und für eine freiere Sexualerziehung eintritt, eher akzeptieren, als wenn sie „nur" mit dem Wohl des Kindes begründet wird. Immer wieder warnen uns LehrerInnen vor Eltern, mit denen sie heftige Konflikte um den Sexualkundeunterricht austragen mußten. Zu ihrem Erstaunen sind diese Eltern dann meistens doch bereit, ihre Bedenken zugunsten der Erhöhung des Schutzes für ihre Kinder zu relativieren.

Der zentrale Teil jedes Elternabends ist schließlich die genaue Beschreibung des Workshops. Spätestens hier wird auch besorgten Eltern deutlich, daß wir den Kindern keine Angst machen. Insbesondere wenn wir zu zweit sind und die Workshopszenen vorspielen können, wird die Stimmung noch einmal lebendig. Bei einem hohen Anteil ausländischer Eltern erleichtert das Vorspielen auch das Verständnis unserer Inhalte. Die Eltern lassen sich auf die Szenen ein, erzählen von ähnlichen Erlebnissen ihrer Kinder, von geglückten oder mißglückten Versuchen der Kinder, Hilfe zu holen. Sie überlegen vielleicht gemeinsam, wie die Sicherheit der Kinder auf dem Schulhof verbessert werden kann. Manchmal haben sie auch Bedenken, ob wir nicht bei den Kindern, die schon Erfahrungen mit sexuellen Übergriffen haben, Wunden aufreißen.

Am Ende aber überwiegt das Gefühl, daß dieser Workshop ein aufbauendes Erlebnis für ihre Kinder sein wird. Sie sind erleichtert, daß wir den Einstieg, mit ihren Kindern über diese schwierigen Themen zu sprechen, übernehmen, und können sich eher vorstellen, wie sie selbst mit ihnen über sexuellen Mißbrauch reden können.

Der Kinderworkshop

Kurze Zeit nach dem Elternabend findet unser Workshop mit der ganzen Klasse und den LehrerInnen statt.

An diesem Vormittag erarbeiten wir mit den Mädchen und Jungen einen informativen Einstieg in das schwierige Thema. Die LehrerInnen gewinnen häufig eine neue Sichtweise in bezug auf die Kinder und deren Kenntnisse. Sie staunen über das Interesse und die Fähigkeit der Gruppe, ein so komplexes Thema anzugehen. Obwohl wir die besondere Offenheit gegenüber uns Gästen nutzen, machen wir deutlich, daß die üblichen Bezugspersonen zuständig bleiben und die Verantwortung für Weiterarbeit und Hilfe übernehmen. Im Anschluß an den gemeinsamen Teil bieten wir eine Beratungs-, Frage- und Gesprächszeit bei uns drei Frauen von STROHHALM e.V. an. Dazu können einzelne oder kleine Gruppen kommen, und wir bleiben, solange Bedarf ist.

Neben Gesprächen, Übungen, und Trainingselementen sind Rollenspiele unser wesentliches Mittel. Sie haben eine besondere Dynamik und Überzeugungskraft: Sie informieren nicht nur, sondern sie vermitteln Erfahrungen. Wir spielen jeweils eine kurze negative Konfliktszene, in der die Gefühle der Darstellerinnen besonders deutlich mitgefühlt werden können.

Die Kinder entwickeln Lösungsvorschläge, berichten von eigenen ähnlichen Erlebnissen, erinnern sich, solidarisieren sich oder lehnen ab etc. Wir diskutieren alle Themen, die die Kinder ansprechen, bringen aber auch bestimmte Aspekte auf jeden Fall mit ein – z.B. bei jeder Szene: Was kann das Mädchen, der Junge tun? Wir spielen dann eine positive Szene vor, in der das Kind erfolgreich unsere Strategien anwendet. Alle Kinder, die wollen (das Mitspielen erfolgt auf freiwilliger Basis), können dann bei mehreren Wiederholungen mehr oder weniger kreativ mitspielen. Allerdings dürfen sie nur die sich wehrenden oder unterstützenden Kinder spielen, weil es uns um den so erlebbaren Zugewinn an Stärke in den positiven Rollen geht. Die Kinder nehmen dies sehr dynamisch an. Wer nicht mitredet, spielt doch wenigstens mit. Bei den gemeinsamen Übungen (z.B. Neinsagen) werden alle einbezogen.

Kinder haben Rechte

Weil wir Mißbrauch im Gesamtzusammenhang mit der Macht und Gewalt gegenüber Mädchen und Jungen in unserer Gesellschaft sehen, sprechen wir mit den Kindern zunächst über ihre Rechte. Es geht dabei nicht um gesetzliche Normen, sondern um Grundbedingungen, die Kinder brauchen, um mit Selbstwertgefühl und Würde aufwachsen zu können.

Sicherheit, Stärke und Freiheit sind das Motto von CAPP: Wir arbeiten mit den Kindern diese Rechte in ihrer persönlichen Form heraus. Stärke ist dabei ein besonders spannendes Thema. Jungen fangen oft mit Beispielen von körperlicher Stärke an. Die Mädchen beschreiben, sich in Gruppen stark zu fühlen, aber auch das Gefühl von Überlegenheit, wenn sie etwas erreicht oder geleistet haben, wenn sie etwas besser wissen. Unser Anliegen bei diesem Einstieg ist, daß das Recht auf Sicherheit, Stärke und Freiheit mit eigenen Bedürfnissen, mit positiven Gefühlen und Realisierungsvorstellungen verbunden wird.

Dieser Einstieg dauert lange, denn wir möchten alle Mädchen und Jungen erreichen. In Klassen, in denen Jungen die Dynamischen sind, die gleich einsteigen, nachdenken und diskutieren, geht es uns z.B. darum, auf die Mädchen zu warten, sie zu bestärken, auf sie zu hören und ihnen von nun an mindestens die Hälfte der Aufmerksamkeit zu geben. Das ist für die Jungen, die immerzu etwas sagen wollen, nicht leicht.

Älteres Mädchen nimmt jüngerem Mädchen das Taschengeld weg

Als nächstes spielen wir eine Szene vor, die auf dem Schulweg passiert. Ein Mädchen aus der sechsten Klasse nimmt einem jüngeren Mädchen das Taschengeld weg und trifft auch noch eine „Abmachung": Das kleine Mädchen hat ihr von nun an jede Woche das Taschengeld abzuliefern.

Mit dieser Szene wollen wir die alltäglichen Formen von Gewalt einbeziehen. Die Kinder erzählen von ihren Erlebnissen, ihren Ängsten und Erfolgen. Ausweichstrategien erfinderischster Art werden für das jüngere Mädchen erdacht, damit es nicht jede Woche zahlen muß: über „das Geld im Strumpf verstecken" und „einen anderen Schulweg nehmen" bis hin zum verständnisvollen Mädchenvorschlag zu fragen, ob die Erpresserin selbst vielleicht kein Geld hat, und anzubieten, darüber mit ihren Eltern zu sprechen .... Manche Jungen stellen sich vor, der Täterin ins Knie zu treten oder Karate anzuwenden.

Und natürlich wird vorgeschlagen, Erwachsene – an erster Stelle Familienangehörige – um Hilfe zu bitten, aber auch sich mit Freunden und Freundinnen zum gemeinsamen Schulweg zu verabreden.

Akzeptabel und bedenkenswert sind für uns alle Vorschläge. Denn sie drücken aus, daß die Mädchen und Jungen sich nicht nur als Opfer erleben wollen, sondern über Auswege nachdenken. Gemeinsam erarbeiten wir jedoch aus all diesen Geschichten die Anwendung einer grundsätzlichen Strategie, die an Stärke und Selbstbewußtsein der Kinder orientiert ist, nämlich selbst **„nein" zu sagen, Freunde und Freundinnen zu Hilfe zu holen und sich zu überlegen, welche Erwachsenen bereit und in der Lage sein könnten, Hilfestellung zu geben.**

Das muß natürlich geübt werden. Weil es gar nicht so leicht ist, jemandem klar und deutlich „nein" ins Gesicht zu sagen, machen wir dazu eine Neinsage-Runde. Dabei wird auch deutlich, was hinter manch starkem Auftreten steckt, wie sich manche Jungen winden müssen und den Ansprechpartner nicht angucken können, wie witzelnd, hektisch oder provozierend sie ihr „Nein" herausbringen; und wie leise und ernsthaft oder auch herausfordernd, wie froh, endlich einmal laut werden zu dürfen, manche Mädchen versuchen, sich zu behaupten.

Dann spielen wir das positive Rollenspiel vor. Das jüngere Mädchen nimmt eine Freundin als Unterstützung mit. Gemeinsam verweigern sie gegenüber dem älteren Mädchen die Herausgabe des Geldes. Auf die Drohung hin, den Müttern und der Lehrerin Bescheid zu sagen, gibt das große Mädchen schließlich auf.

Wenn dann nach und nach alle Kinder, die wollen (und es wollen fast alle), beim positiven Rollenspiel als unterstützende Freunde oder Freundinnen mitmachen können, ist die Stimmung lebhaft und aktiv. Es macht ihnen offensichtlich Spaß zu erproben, ob sie sich durchsetzen können. Insbesondere für schüchterne Mädchen bietet der geschützte Rahmen die Möglichkeit, neue Verhaltensweisen auszuprobieren. Sie haken sich unter, stellen sich im Kreis zusammen, einige werden sehr beredt und angriffslustig.

Hier wird uns immer wieder deutlich: Das Darübersprechen, das Erlernen von Handlungsmöglichkeiten, die ihnen in einer Situation geholfen hätten, sind für Kinder eine ermutigende Art der Verarbeitung. Ihr Erlebnis steht nicht im Mittelpunkt einer Belehrung – „das hättest du tun sollen!" –, sondern wird zum produktiven Beitrag in der Bearbeitung eines offensichtlich von allen ernstgenommenen Themas. Kinder sehen die Welt noch nicht mit so resignierten Augen wie Erwachsene. Für sie wird jetzt vorstellbar: Beim nächsten Mal hätte ich aber eine Idee, was ich tun könnte.

Jungen nehmen Mädchen das Kuscheltier weg

In diesem Rollenspiel geht es um die alltäglichen Anfänge der Gewalt zwischen Jungen und Mädchen in der Schule, in der Klasse: Ein Mädchen hat ihr Lieblingskuscheltier vor sich auf dem Tisch liegen. Beim Klingeln springen die Jungen hoch und verabreden sich zum Fußballspielen. Peter bemerkt, daß das Mädchen noch weiterschreibt, und drängelt sie ziemlich heftig zum Runtergehen. Klaus, sein Freund, findet das eigentlich blöd. Als Peter ihn jedoch damit aufzieht, daß er immer alles macht, was die Mädchen wollen, und ihn sogar fragt, ob er in das Mädchen verliebt sei, schmeißt er schließlich doch mit Peter das Kuscheltier hin und her, das dieser dem Mädchen weggenommen hat. Das Mädchen bekommt es nicht mehr zurück und bleibt schließlich sauer und traurig in der Klasse.

Die Kinder kennen solche Situationen. Die Mädchen berichten von eigenen Erlebnissen. Von Jungen wird eingewandt: „Das ist doch nur Spaß, und außerdem machen die Mädchen das auch."

Hier geht es jedoch gerade für die **Jungen** um die Wahrnehmung der Gefühle anderer: „Wann hört der Spaß auf?" Denn diesmal ist nicht die erfolgreiche Abwehr von Übergriffen durch das Opfer das Thema, sondern das Verantwortungsgefühl, das zur männlichen Geschlechtsrolle hinzugelernt werden soll. Wie weit darf einer gehen, wenn er Spaß haben will? Wie erkennt er selbst, wo bei einem Mädchen Grenzen sind, die er nicht verletzen darf?

Und natürlich diskutieren wir die Frage: Wie kann so ein Konflikt anders verlaufen? Daß Klaus eigentlich nicht mitmachen wollte, haben die Kinder erkannt. Aber sie haben Schwierigkeiten mit dem Vorschlag, er könne dem Mädchen doch helfen und ihr das Kuscheltier zurückgeben. Die Jungen erklären, warum es für Klaus schwierig ist, dem Mädchen zu helfen: Er will seinen Freund nicht verlieren und nicht riskieren, als einer zu gelten, der in das Mädchen verliebt ist.

Deshalb ist es wichtig, selbstbewußte und überzeugende Verhaltensmöglichkeiten für Jungen anzubieten, die solche Grenzverletzungen nicht mitmachen und sich deshalb selber gegen Ausgrenzung durch ihre „übergriffigen" Freunde wehren müssen: „Auch wenn du mein Freund bist, brauch' ich doch nicht jeden Scheiß mitzumachen! Los, komm Fußballspielen!" Dies ist ein Schritt in Richtung Täterprävention.

Für die **Mädchen** besprechen wir dann die Möglichkeiten, sich Hilfe und nachträgliche Unterstützung von der Lehrerin und der Klasse zu holen: „Ich will, daß wir uns was überlegen, damit so etwas nicht immer wieder passiert!"

In unserem Rollenspiel schildert das Mädchen der Klassenlehrerin oder dem Lehrer (gespielt von den „echten" LehrerInnen) den Vorfall. Die Klasse spielt dann ein Gespräch im Stuhlkreis. In dieser offenen Diskussions- und Klärungsphase geht es zunächst darum festzustellen, wie die Konfliktlösungsmethoden der Klasse sind. Gibt es für solche Fälle überhaupt ein übliches Verhalten – oder sind solche Übergriffe schon völlig selbstverständlich, haben die Mädchen sich schon ans Ertragen gewöhnt, guckt niemand von den Erwachsenen mehr hin? Hier kommen manchmal Probleme zutage, die die LehrerInnen vorher nicht so gesehen haben.

Es gibt keine vorgegebenen Lösungen. Sie hängen von der jeweiligen Klasse ab.

Wesentlich ist, daß es bei diesem Gespräch nicht primär um Strafen geht, sondern um das Ziel, eine Klassenatmosphäre zu schaffen, in der auch für Jungen gilt: „Wir nehmen uns gegenseitig wahr und üben Verhaltensweisen zur fairen und gewaltfreien Konfliktlösung."

Fremder Mann bedroht Jungen

Dieses Rollenspiel thematisiert die Angst vor dem Fremden. Denn obwohl der Anteil der sexuellen Übergriffe durch Unbekannte statistisch nur bei zirka zehn Prozent liegt, konzentrieren sich hierauf die Ängste von Kindern und Eltern.

In unserer Szene ist Tommy auf dem Weg von der Schule nach Hause. Er begegnet einem fremden Mann, der ihn nach seinem Namen fragt und dann behauptet, Tommys Mutter liege im Krankenhaus und habe ihn darum gebeten, Tommy von der Schule abzuholen und zu ihr zu bringen. Tommy zögert zwar – schließlich soll er ja nicht mit Fremden mitgehen –, läßt sich dann aber doch widerstrebend mitziehen.

Auf die Frage, was solche Männer denn wohl mit Mädchen oder Jungen tun, machen die Kinder zunächst ihren Angstphantasien Luft. Sie vermuten Vergewaltigung, Entführung, sexuellen Mißbrauch, Mord, Lösegelderpressung etc. Wir erfahren von schockierenden Filmen und Zeitungsartikeln, die sich Kinder – als elterliche Präventionsmaßnahme – ansehen sollen. Deutlich wird, daß der Konsum von Reality-TV bei den Kindern zu einer assoziativen Kopplung von sexuellem Mißbrauch und Mord oder zumindest Vergewaltigung geführt hat. Manche Kinder würden am liebsten gar nicht mehr aufhören, Horrorgeschichten zu erzählen, deren Faszination sie sich nicht entziehen können. Wir bitten sie, nach dem Workshop in die Beratung zu kommen (insbesondere, wenn wir den Eindruck haben, daß sie zu Hause Horrorvideos sehen). Unser Anliegen ist es zunächst einmal, die Kinder etwas zu beruhigen und deutlich zu machen, daß in den Medien Einzelfälle hochgespielt werden.

Es ist wichtig, die Handlungen zu benennen. Deshalb sagen wir, daß es den Tätern meist darum geht, die Kinder an Penis, Vagina oder Po anzufassen oder selbst am Penis angefaßt zu werden.

Wir wollen, daß die Kinder ihre Einschätzung bedrohlicher Situationen zulassen, daß sie das „komische" Gefühl für ihren Selbstschutz aktivieren können. Wir ermutigen sie dazu, sich der Schutz- und Abwehrmöglichkeiten bewußt zu werden, über die sie bereits verfügen, ohne sie genügend wertzuschätzen: das Sich-Rausreden und Geschichten-Erfinden, das Ausdenken von überraschendem oder ekligem Verhalten, das Hilfeholen im nächsten Geschäft etc. Wir geben auch die Erlaubnis zur körperlichen Abwehr von Tätern, ohne diese körperliche Seite überzubewerten. Denn vor allem Jungen neigen manchmal dazu, sich unrealistisch „heldenhafte" Abwehrtaten vorzustellen.

Über die persönlichen Möglichkeiten jedes Kindes hinaus haben wir Strategien anzubieten, die für alle Kinder anwendbar sind:

→ Es ist z.B. für sie wichtig zu wissen, daß Fremde mit Tricks arbeiten, um sich ihr Vertrauen zu erschleichen. Bei diesen Tricks spielen Geschichten, in denen Kinder um Hilfe gebeten werden, eine große Rolle. Wir geben den Kindern ausdrücklich die Erlaubnis, Hilfestellung zu verweigern, wenn ihnen die Situation irgendwie komisch vorkommt. Die Fremden können höflich aufgefordert werden, sich Hilfe von anderen Erwachsenen zu holen. Dieses Verhalten ist mit den Eltern besprochen. Es geht nicht darum, generelles Mißtrauen zu erzeugen, aber Mädchen und Jungen müssen wissen, daß ihr Recht auf Sicherheit wichtiger ist als das möglicherweise gutgemeinte Ansinnen eines Erwachsenen.

→ Die größte Ermutigung für die Kinder ist der Selbstverteidigungsschrei, den wir mit ihnen üben. Er dient dazu, die eigene Lähmung zu überwinden. Den Täter soll er erschrecken, damit das Kind den Augenblick Zeit gewinnt, um wegzulaufen. Durch den Schrei wird signalisiert, daß es sich hier nicht um ein wehrloses Opfer handelt, sondern um ein Kind, das bereit ist, so alarmierend laut zu werden, daß andere Leute aufmerksam werden und eventuell zu Hilfe kommen.

Durch das Üben des Schreis kommen besonders die Mädchen in Kontakt mit der Kraft und Energie, die eigentlich in ihnen steckt und die sie zur Abwehr von Übergriffen nutzen können.

In positiven Rollenspielen durchschaut Tommy den – immer wieder anderen – Trick des Fremden und alarmiert mit seinem Schrei in der Nähe spielende Freundinnen und Freunde. Die mitspielenden Kinder haben hier noch einmal Gelegenheit, die Wirkung des Schreis zu erproben.

Kinder und LehrerInnen bekommen eine Aufgabe: den Schrei über lange Zeit zu trainieren, bis er zum spontanen Verhaltensrepertoire gehört.

Sexueller Mißbrauch eines Mädchens durch ihren Onkel

Bei diesem Rollenspiel geht es um sexuelle Übergriffe im Verwandten- bzw. Bekanntenkreis. Wir sagen den Mädchen und Jungen, daß es nicht nur Fremde sind, die Kinder bedrohen. Oft sind es Leute, die sie gut kennen, denen sie vielleicht vertrauen – wie Väter, Onkel, Opas, Nachbarn etc., mitunter auch Frauen (die Kinder fragen manchmal danach).

Wenn wir dann die Szene vorspielen, in der sexueller Mißbrauch angedeutet wird, ist es mucksmäuschenstill in der Klasse – selbst dann, wenn es vorher bei dem „Fremden" etwas turbulent zuging.

In dieser Szene geht ein Mädchen am Samstagvormittag gerne zu ihrem Lieblingsonkel Harald und guckt sich dort die Videofilme an, die er für sie aufgenommen hat. Während sie mit dem Onkel allein zu Hause ist, macht dieser ihr Komplimente, streichelt ihr über den Kopf und die Schulter. Schließlich nimmt er ihre Hand, um damit an der Innenseite seines Oberschenkels auf und ab zu streichen. Dem Mädchen sind diese Berührungen offensichtlich unangenehm. „Endlich wechselt der Onkel das Thema, fragt sie nach ihren Lieblingsfilmen und verspricht ihr für einen dicken Kuß ein tolles T-Shirt, das sie sich gewünscht hat. Nach kurzem Zögern gibt sie ihm einen Kuß und will sofort weggehen. Er hält sie fest und schärft ihr ein, daß dieser Kuß und das Streicheln ihr kleines Geheimnis sei.

Sehr aufschlußreich ist für die Kinder, daß das Mädchen nie nein gesagt hat, daß sie alle aber trotzdem deutlich spüren konnten, was sie nicht wollte: Sie wollte nicht näher an Onkel Harald heranrücken, sie wollte nicht von ihm gestreichelt werden, sie wollte ihm keinen Kuß geben. Aber er hat auf ihre Abwehr gar nicht reagiert, es hat ihn nicht interessiert, wie sie seine Zudringlichkeiten empfand.

Die Frage, ob das auch Jungen passieren kann, wird von den meisten Kindern bejaht. Damit sich die Jungen auch emotional mit dem Opfer identifizieren können, spielt eine von uns noch einmal den Tommy (aus dem vorigen Rollenspiel). Er berichtet unter sichtlichen Schwierigkeiten von dem versuchten sexuellen Übergriff seines Fußballtrainers während einer Reise mit seinem Sportverein. Der Trainer hatte ihm angedroht, allen zu erzählen, daß er Heimweh habe und ein „Schißhase" sei.

Das Thema Schuld ist für die Kinder schwer zu durchschauen. Dementsprechend halten auch in diesem Rollenspiel einige Kinder das Mädchen zumindest für mitschuldig: Sie hätte das T-Shirt ja nicht zu nehmen brauchen, das der Onkel ihr angeboten hatte. Es ist gar nicht so leicht zu verstehen, daß ein Kind, selbst wenn es schon jahrelang in so eine Situation verstrickt ist und schon viele Geschenke angenommen hat, nie Schuld hat, daß immer die Erwachsenen die Verantwortung tragen.

Deshalb kommt das Mädchen im nächsten Rollenspiel mit ihrem neuen T-Shirt in die Klasse, wird dafür von ihrer Freundin bewundert und um ihren tollen Onkel, der ihr so etwas schenkt, beneidet. Aber eigentlich gefällt ihr das T-Shirt gar nicht mehr. Sie will es der Freundin überlassen und löst damit ein Gespräch aus, bei dem deutlich wird, daß sie sich an dem Geschehenen mitschuldig fühlt. Die Freundin erklärt ihr, daß der Onkel daran schuld ist, wenn *er* was mit ihr gemacht hat: Er ist ja schließlich der Erwachsene. Außerdem ist ein Geschenk ein Geschenk – dafür braucht man nichts tun. Das Mädchen reagiert erleichtert.

Alle Kinder, die wollen, dürfen wieder die Rolle der Freundinnen und Freunde mitspielen. Sie versuchen dem Mädchen zu erklären, daß sie nicht schuld ist. Obwohl sie zu gerne wüßten, was der Onkel genau mit ihr gemacht hat, akzeptieren sie es, wenn sie nicht darüber reden will. Daß es peinlich und schwierig sein kann, darüber zu sprechen, verstehen sie. Gleichzeitig machen sie die Erfahrung, daß sie entlasten, Schuldgefühle nehmen und damit eine wichtige Hilfe bieten können.

Nachdem das Mädchen nun ihre Schuldgefühle besser versteht, will sie (im positiven Rollenspiel) versuchen, sich gegen die Übergriffe des Onkels zur Wehr zu setzen. Als er von ihr einen dicken Kuß verlangt, steht sie auf und lehnt ab. Sie will sogar – obwohl ihr das sichtlich schwerfällt – ihrer Mutter und der Lehrerin davon erzählen, wenn er sie nicht in Ruhe läßt.

Die Verstärkung des Hilfeholens als Abwehrstrategie steht bei diesem Rollenspiel im Vordergrund, nicht das Neinsagen. Wir helfen den Kindern dabei, gute und schlechte Geheimnisse zu unterscheiden. Sie sollen wissen, daß sie schlechte Geheimnisse nicht geheimhalten müssen, sondern daß sie ein Recht darauf haben, sich Hilfe zu holen. Wir möchten, daß die Kinder die Motive (wie Angst, Scham etc.) verstehen, die hinter dem Schweigen stecken.

Mit diesen Rollenspielen zeigen wir, wie ein Täter es schaffen kann, mit Geheimhaltungsdruck und Erzeugung von Schuldgefühlen das Mädchen so in die Tat zu verstricken, daß sie es nicht wagt, sich jemandem anzuvertrauen. Dagegen möchten wir perspektivisch eine Atmosphäre von Verständnis und Vertrauen erreichen, in der es vielleicht einmal möglich wird, ohne Peinlichkeit und in der Hoffnung auf Hilfe gegen den Geheimnisdruck über solche Übergriffe zu sprechen.

Als mögliche Vertrauenspersonen werden von den Kindern genauso häufig eigene Freundinnen und Freunde wie Verwandte, Nachbarn und Freunde der Familie und Eltern genannt. Es ist aber immer wieder bedrückend zu hören, für wie viele Kinder Kuscheltiere, Meerschweinchen oder gar Fahrstühle die einzigen vorstellbaren Ansprechpartner sind.

Wir versuchen den Kindern zu vermitteln, daß es sehr schwer, manchmal sogar unmöglich sein kann, sich Hilfe zu holen. Die Drohungen des Täters oder verständnislose Erwachsene setzen hier enge Grenzen.

Jedes Kind hat das Recht, den Zeitpunkt, an dem es jemandem etwas erzählen will, selbst zu bestimmen. Der Hinweis darauf ist wichtig, um betroffenen Kindern nicht noch mehr Schuldgefühle aufzubürden, wenn sie sich nicht mitteilen können.

Im letzten kurzen Rollenspiel bietet sich dann eine der beiden LehrerInnen als Vertrauensperson an. Eine von uns spielt ein Mädchen, das von den Übergriffen großer Jungen in ihrem Haus erzählt und von der Lehrerin bzw. dem Lehrer Unterstützung angeboten bekommt.

Im Gegensatz zum Taschengeld-Rollenspiel, in dem die Zuständigkeit der Lehrkräfte für die Kinder unzweifelhaft ist, reichen die Äußerungen hier von selbstverständlicher Zustimmung bis zu: „Wieso die? Das ist doch was Privates." Um so faszinierter beobachten sie ihre Lehrerin im Rollenspiel (natürlich auch um sie als „Schauspielerin" zu bewundern) und sind gespannt darauf, ob sie dem Kind helfen wird. Und dann gibt es für sie den größten Beifall. Die LehrerInnen haben die Chance, sich den Mädchen und Jungen in einem besonderen Zusammenhang zu zeigen. Sie können sich in der Funktion von Erwachsenen, die Kindern glauben, in deren Bewußtsein rücken.

Einzelgespräche mit den Mädchen und Jungen

Nach Beendigung des gemeinsamen Teils des Workshops bekommen die Mädchen und Jungen unsere Broschüre „Ein Strohhalm für dich". Darin sind die Präventionsthemen bildlich dargestellt und Telefonnummern für den Notfall abgedruckt.

Dann können sie das Erlebte nachwirken lassen, denn sie haben keinen Unterricht mehr. Manche LehrerInnen lassen die Broschüren ausmalen und haben dabei Zeit, sich noch mit einzelnen Kindern zu unterhalten.

Währenddessen bieten wir drei Frauen von STROHHALM in einem ruhigen Raum Einzelgespräche an. Natürlich können die Mädchen und Jungen auch mit ihren Freundinnen oder Freunden kommen. Wir bleiben, solange Gesprächsbedarf besteht.

Wir klären Fragen zu Sexualität (z.B. wie sieht ein Samenerguß aus - körnig?), zu Begriffen wie „Puff" oder „Nutte" etc. Wir sprechen über die Motive der Täter und über unsere Motivation (das wollen die Kinder häufig wissen). Wir erfahren von den Ängsten der Kinder vor Autos, vor Betrunkenen, vor verstörten Menschen, die sie als bedrohlich wahrnehmen. Es geht um herumliegende Spritzen, um Überfälle durch „Abzock"-Banden und vor allem um Übergriffe durch Fremde.

Die Ängste vor Fremden spielen – ob nun durch tatsächliche Erlebnisse oder Medienkonsum ausgelöst – eine große Rolle. Exhibitionisten und vermeintliche Verfolger, obszöne oder angstmachende Anrufe (wie ermutigend da schon der Vorschlag wirkt, eine Trillerpfeife neben das Telefon zu legen!), Probleme mit Männern im Hausflur und an der Tür, jugendliche Banden und „Spielplatztyrannen", aber auch herumliegende Pornohefte gehören zu der langen Reihe der Bedrohungen. Wir wissen nichts über die wirklichen Hintergründe, wir haben keine festliegenden Einschätzungen von den Kindern. Sie können also einerseits viele Ängste als selbsterlebte Geschichten schildern und sie so vielleicht auch für die Zuhörerinnen realer machen. Dafür bekommen sie dann die entsprechend realistischen Ratschläge und Diskussionen. Vor allen Dingen können sie aber ihre eigene Rolle in solchen Geschichten gestalten: z.b. wie ihnen die Flucht gelang oder wie sie anderen geholfen haben, was nachher bei der Polizei passiert ist und vor allem, was sie machen würden, wenn ihnen das noch einmal passiert – sie finden dafür unvoreingenommene Anerkennung.

Wenn es möglich ist, versuchen wir gleich zu besprechen, zu verabreden oder im Rollenspiel zu üben, wie ein Kind mit der bedrohlichen Situation umgehen kann. Gemeinsame Schulwegplanung mehrerer Kinder, Einbeziehen der LehrerIn, Besorgen von Informationen (wo gibt es im Bezirk Selbstverteidigungskurse?) und Aufträge für uns, die wir später an LehrerInnen oder Eltern weitergeben sollen, konkretisieren Problemlösungen.

Doch wir hören nicht nur Angst- und Übergriffsgeschichten. Die Mädchen und Jungen erzählen auch von Träumen, Filmen, Problemen mit Geschwistern, Eltern und FreundInnen, Reisen und Hausaufgaben – Alltägliches und Besonderes. Denn ihnen fehlen nicht nur Erwachsene, die ihnen glauben, sondern überhaupt Menschen, mit denen sie reden können, die Zeit für sie haben.

Wir versuchen dabei herauszufinden, ob es Hilfemöglichkeiten gibt. Manchmal wollen die Kinder jedoch nur, daß sich jemand ihre Wahrnehmung der Situation anhört, sie ernst nimmt und bestätigt.

Es ist leichter, über Fremde zu sprechen als über bedrohliche Menschen, die einem nahestehen. Deshalb ist es für uns zuweilen schwierg zu erkennen, ob sich hinter den zahlreichen Geschichten mit immer gleichem Muster vielleicht ein Hilferuf verbirgt.

Wenn ein Mädchen beginnt, über die Vergewaltigung einer Freundin zu erzählen, und nach fünf Sätzen in die Ich-Form übergeht oder wenn ein Junge, der eigentlich das Onkel-Harald-Rollenspiel beschreiben will, um noch etwas zu fragen, eine andere Mißbrauchsgeschichte mit dem Opa als Täter erzählt, könnte dies ebenfalls eine unbewußte Strategie sein, um Hilfe zu holen. Im späteren Gespräch mit der LehrerIn versuchen wir, durch ein Gesamtbild etwas mehr Klarheit zu bekommen. Denn selten erzählen Kinder uns direkt von ihren Mißbrauchserlebnissen.

Wir bemühen uns, genau hinzuhören und alle Botschaften wahrzunehmen.

Die Nachbereitung mit den LehrerInnen

Das Nachbereitungstreffen findet zirka zwei Wochen nach dem Workshop mit den Kindern statt.

Wir lassen uns berichten, wie Stimmung und Reaktionen der Kinder waren und wie und an welchen Themen die Klasse weitergearbeitet hat. Wir fragen nach Kritik und Verbesserungsvorschlägen für die LehrerInnenvorbereitung, den Elternabend und den Workshop.

Die Beziehungsstrukturen zwischen Mädchen und Jungen werden vor dem Hintergrund unserer Beobachtungen erneut angesprochen. Hat die Nacharbeit mit den Kindern geschlechtsspezifische Unterschiede in der Verarbeitung der Thematik deutlich gemacht? Sind Ansätze für Verhaltensänderungen bei den alltäglichen Konflikten unter den Kindern diskutiert worden?

Ein wichtiges Thema ist auch die Situation einzelner Kinder, über die wir schon beim zweiten Vorbereitungstreffen gesprochen haben oder die zu Einzelgesprächen bei uns waren. Wie haben sie während des Workshops, wie in den Tagen danach reagiert? Was ist uns beim Workshop aufgefallen, was den LehrerInnen?

Wir berichten – wenn die Kinder dem zugestimmt haben – von den Problemen, über die wir bei den Einzelgesprächen erfahren haben. Wir beschränken uns dabei nicht auf Gespräche oder Hilfsangebote im Zusammenhang mit sexuellem Mißbrauch, widmen diesem Thema jedoch natürlich besondere Aufmerksamkeit. So ergeben sich aus den Gesprächen mit den Kindern manchmal „Aufträge" an die LehrerInnen, die mit der Situation in dem Klassenverband zusammenhängen können oder z.B. eine aktuelle Bedrohung jüngerer SchülerInnen durch ältere Schüler der gleichen Schule betreffen. Gemeinsam suchen wir nach Lösungsstrategien, die den Kummer der Kinder ernstnehmen und schützende Maßnahmen durch helfende Erwachsene einleiten.

In einigen Fällen ergeben sich aus Informationen, die uns einzelne Kinder in Nachgesprächen geben und die wir thematisieren, Veränderungen im LehrerInnen-SchülerInnen-Verhältnis. Zu erfahren, was für ein Problem ein schwieriges und auffälliges Kind wirklich hat, ermöglicht den LehrerInnen oftmals einen Zugang, der bisher fehlte. Im Blickpunkt war z.B. einmal das unberechenbare und störende Verhalten eines Jungen. Reden, Strafen,

Elterngespräche – nichts half. Als die LehrerInnen dann von uns erfuhren, daß er von seinem Großvater körperlich mißhandelt wird und auch sexuelle Mißhandlungen im Nachgespräch beschrieben hat und daß die Eltern ihm nicht helfen, änderte sich ihre emotionale Haltung. In diesem Fall ermöglichte ein größeres Verständnis für die Situation des Jungen den LehrerInnen einen emotionalen Zugang, der Veränderungen in der Beziehung zwischen dem Kind und ihnen und damit in beider Verhalten zuließ.

Eventuelle Verdachtsfälle von sexuellem Mißbrauch aus den Vorgesprächen werden daraufhin überprüft, ob zusätzliche Informationen den Verdacht erhärten oder entkräften.

Verdacht auf sexuellen Mißbrauch ist nur schwer abzuklären. Unserer Erfahrung nach teilen sich Kinder im Grundschulalter selten mit, denn ihre Abhängigkeit von erwachsenen oder jugendlichen Tätern ist zu groß. In den meisten Fällen bleibt es also beim Verdacht, eine Aufdeckung ist nicht oder erst zu einem viel späteren Zeitpunkt möglich.

Dennoch bedeutet das für die LehrerInnen, bei einem Verdacht nicht völlig hilflos zu sein und nichts tun zu können. Der ausschließliche Blickwinkel des Mißbrauchsverdachtes ist zu begrenzt, um ein Kind mit seinen Stärken und Schwächen wahrnehmen und ihm bei der Bearbeitung seiner Probleme helfen zu können. Integration in die Klasse, der Aufbau von Freundschaften, Förderung der schulischen Leistungen oder das Angebot bestimmter Arbeitsgemeinschaften sind auch für Kinder, die vielleicht Mißbrauch erleben, Stärkung und Erfolg. Auch die langfristige Arbeit an den Präventionsthemen kann für sie hilfreich sein. Die Entwicklung des Bewußtseins eigener körperlicher Grenzen und Bedürfnisse, der Kontakt mit den eigenen Gefühlen, das Erleben von Beziehungen, in denen sie respektiert werden, das Wachsen des Selbstbewußtseins und der Aufbau von Vertrauen und Sprachmöglichkeiten können sich auch für mißbrauchte Kinder positiv auswirken.

Wird im Rahmen unseres Programmes ein Fall von sexuellem Mibrauch aufgedeckt, unterstützen, begleiten und vermitteln wir die LehrerInnen weiter. Sie selbst sind und bleiben für das Mädchen oder den Jungen zuständig, können diese wiederum begleiten. Für andere Familienmitglieder, für die Einschaltung von Institutionen oder Polizei sind sie nur eingeschränkt verantwortlich. Auf Hilfekonferenzen mit Institutionen werden Aufgaben und

Zuständigkeiten zugeordnet (zu unserem Bedauern werden in dieser Phase LehrerInnen zunehmend außen vor gelassen). Es kommt auf eine gute Vernetzung, auf die Möglichkeit vertrauensvoller Zusammenarbeit mit Jugendämtern, Beratungsstellen und anderen beteiligten Einrichtungen an. Prävention und Intervention sind weder theoretisch noch praktisch trennbar.

Deshalb arbeiten wir seit Jahren in der Kreuzberger Berufsgruppe mit. Hier werden die Möglichkeiten und Wege beraten, wie professionelle HelferInnen mit Verdachts- oder aufgedeckten Fällen von sexuellem Mißbrauch umgehen können. Seit wir die Berufsgruppe gemeinsam mit einer Mitarbeiterin des kommunalen Kinderschutzteams in den Räumlichkeiten von *STROHHALM e.V.* veranstalten, beraten wir dort auch die Fälle, die sich während unserer Präventionsprogramme als besonders schwierig herausstellen.

Auch hier sind die zentralen Strategien:

→ die LehrerInnen durch Zusammentragen aller Informationen, Absprechen kleiner Schritte und vor allem die Betrachtung im Gesamtzusammenhang der Dynamik sexuellen Mißbrauchs (was sind Voraussetzungen und Bedingungen für eine Aufdeckung, unter welchen Umständen kann es überhaupt nur eine „erfolgreiche" Zusammenarbeit mit dem Kind geben, was kann sonst noch helfen?) von dem Druck zu befreien, sofort handlungsfähig zu werden und Maßnahmen zu ergreifen. Wesentlich dabei ist zu erkennen, inwieweit das, was sie jetzt schon tun können, auch Hilfe ist.

→ bei eindeutigen Fällen mit Institutionen zusammenzuarbeiten und sich in Hilfekonferenzen mit ihnen abzusprechen.

Projekte, mit denen wir aktuelle Fragen und Probleme bearbeiten

Intervention bedeutet in unserem Rahmen zu einem guten Teil auch Delegieren, Kontakte herstellen und Informationen sammeln. Diese Vernetzungsarbeit ist in einer Stadt wie Berlin (23 Bezirke mit eigenen Jugendämtern, schulpsychologischen Diensten etc.) sehr umfangreich.

Von unserer personellen Kapazität her ist sie natürlich lückenhaft und zufällig, so daß gerade der Interventionsbereich immer wieder neue Fragen aufwirft.

Die Arbeit an solchen und ähnlichen Fragen und Problemen können wir nicht direkt im Rahmen unseres Programmes angehen. Hier werden jedoch die Schnittstellen, an denen sich unsere Arbeit aus gesellschaftlichen Strukturen ableitet und in sie hineinwirkt, deutlich: Wir organisieren unsere Arbeit an solchen Fragen und Problemen als politische Projekte in Vernetzungszusammenhängen zum jeweiligen Thema.

Dies soll an drei aktuellen Beispielen verdeutlicht werden.

1. Wir vermitteln den Kindern in unserem Programm die Hoffnung, daß es kompetente Erwachsene gibt, die in Mißbrauchsfällen helfen. In der Realität stoßen wir jedoch mittlerweile wieder an die Grenzen der Institutionen und ihrer MitarbeiterInnen. Ängste, Unklarheiten und Unwissen, Konkurrenz und Überarbeitung, kinderschutzfeindliche Sparideologien etc. behindern und blockieren Interventionswege. Dies umso mehr, je komplizierter die Fälle sind – hier wagt kaum noch jemand, Verantwortung zu übernehmen, denn der Druck durch die Kampagne „Mißbrauch des Mißbrauchs" ist zu stark geworden.

Zusammen mit anderen Projekten wie „Wildwasser" und „Kind im Zentrum" haben wir die jugendpolitischen Sprecherinnen der Parteien, VertreterInnen der Kriminalpolizei, des bezirklichen Jugendbereiches, der Senatsverwaltung und der Justiz zu einer Beratung eingeladen. Die TeilnehmerInnen sind uns als interessiert und engagiert bekannt und befinden sich in ihren jeweiligen Hierarchien ziemlich weit oben. Wir wollen mit ihnen exemplarisch einen anonymisierten Kinderschutzfall, der vor zwei Jahren in unserer Berufsgruppe vorgestellt wurde und seitdem durch die Instanzen geschoben wird, besprechen. Die Ansprechpartnerin des Mädchens, ihre Lehrerin, wird ebenfalls anwesend sein und für die Authentizität sorgen.

An diesem Fall können einige Probleme diskutiert werden, die inzwischen typisch sind und nach neuen Herangehensweisen verlangen. Da ist z.B. die richterliche Autonomie, die anonyme Fallvorbesprechungen – welche ja vor allen Dingen auch eine Einschätzung der zu erwartenden Belastung für das Kind ergeben sollen – erschwert. Die Kripo ist zwar zu solchen Vorbesprechungen bereit, bezieht sich aber ausschließlich auf gerichtsverwertbare Aussagen von Kindern, erwartet vor Ermittlungsaufnahme Detailgenauigkeit und langfristige Aussagebereitschaft. Der sozialpädagogisch erarbeitete Hintergund und psychologische Einschätzungen spielen keine Rolle.

Es fehlt eine von allen Institutionen akzeptierte Einrichtung, deren Diagnosen nicht sofort Gegengutachten provozieren.

Zuständigkeitswechsel und Vertretungen in den Ämtern haben monatelange Verzögerungen zur Folge.

Für diese und weitere Probleme werden wir Lösungsmöglichkeiten andenken und ggf. auch angehen. Die ungewöhnlich zusammengesetzte Runde kann durch ihre Motivation vielleicht etwas in Bewegung setzen.

2. Das erste Rollenspiel, das wir im Kinderworkshop anbieten, handelt von alltäglicher Gewalt zwischen Kindern bzw. Jugendlichen. Unser Fall spielt in einem engen – allerdings typischen und häufigen – Bezugsrahmen: Opfer und TäterIn gehen auf die gleiche Schule, sind also im Einflußbereich derselben helfenden Erwachsenen, es gibt Verpflichtungen, Bereitschaft und Möglichkeiten einzugreifen. Gerade in bestimmten Bezirken gibt es aber mittlerweile „alltägliche" Übergriffe und Bedrohungen, die diesen Rahmen sprengen – die Mädchen und Jungen wollen von uns Hilfe und Strategien, die LehrerInnen und ErzieherInnen wissen oft auch nicht weiter.

Deshalb arbeiten wir jetzt zusammen mit einer Stadtteilinitiative gegen Gewalt. Sie hat sich um einen in der Nähe unseres Büros gelegenen Platz gebildet, der von einer großen Jungengruppe „beherrscht" wird. Die AnwohnerInnen, besonders Kinder und Mädchen, werden häufig bedroht und trauen sich kaum noch dorthin.

Es geht uns in und mit dieser Initiative um Prozesse und Ergebnisse auf verschiedenen Ebenen:

Erstens sind sowohl die AnwohnerInnen, die anliegenden Restaurants und Institutionen betroffen als auch diejenigen, die langfristig eine gewisse soziale Kontrolle ausüben müssen. Gefragt sind hier z.B. „männliche Respektspersonen", die offensiv unsere/ihre Haltung rüberbringen. ErzieherInnen und LehrerInnen, die die Jungen von früher kennen und noch Kontakt oder sogar Einfluß haben, werden in unserer Initiative motiviert. Unsere Treffen finden in der direkt auf dem Platz gelegenen Kirche statt. Die Kinder der Grundschule am Platz haben mit Laden- und Restaurantbesitzern vereinbart, daß sie dort Unterstützung finden – gekennzeichnet wurde dies durch „eye-catcher" in den Schaufenstern.

Zweitens geht es um die gewalttätigen Jungen. Wir wissen, daß sie Desintegrationsprobleme haben, die typisch für einen Teil ausländischer Jugendlicher sind: Sie haben kaum berufliche und wirtschaftliche Perspektiven, werden ausgegrenzt und als einzelne beschimpft und beleidigt. Einrichtungen wie z.B. billige Cafés, Jugendfreizeitheime, in denen sie sich aufhalten konnten und die ihnen Aufgaben und Unterstützung anboten, sind geschlossen worden. Sie sind von ihren Eltern abhängig, werden von ihnen aber nicht persönlich und moralisch gestützt etc. Die Hilflosigkeit und Wut, die diese Situation in ihnen erzeugt, können wir nachvollziehen, haben jedoch kein Verständnis für Reaktionsweisen, die die Nächstschwächeren bedrohen (Kinder, Mädchen, unbewaffnete Erwachsene). Das muß deutlicher als bisher gezeigt und auch durchgesetzt werden.

Streetworker eines nahegelegenen Projektes sind bereit, sich mit den jeweiligen Problemen der Kids zu befassen.

Wir helfen dann durch Ämterkontakte, politische Verbindungen und unsere Arbeitsbeziehungen bei der Durchsetzung der Pläne.

Drittens brauchen solche Bemühungen eine administrative und finanzielle Unterstützung. Dabei geht es natürlich auch um eine Aufwertung unseres Anliegens durch Politik und Presse. Konkrete Maßnahmen werden allerdings auch gefordert: Größere Altglascontainer (die Alkoholiker haben versprochen, sie für ihre Flaschen zu benutzen) würden nächtliche Glasschlachten verhindern, eine Boccia-Bahn könnte längere Aufenthalte Erwachsener auf dem Platz ermöglichen, der Einsatz des Spielmobils mit ErzieherInnen ebenfalls. Und für die Jugendlichen wird das Grünflächenamt Tischtennisplatten aufstellen und Basketballkörbe aufhängen.

Wir hoffen, diese Erfahrungen und Strategien dann in unserem Programm umsetzen zu können.

Viertens: Häufig sitzen die Mädchen und Jungen in den Klassen getrennt voneinander, sie spielen nicht zusammen und wissen meist auch nichts voneinander. Dies mag in der jeweiligen aktuellen Situation angemessen sein, reicht aber als Perspektive nicht aus. Insbesondere wenn es in der dritten Klasse mit dem Verlieben losgeht, können Probleme auftreten. Die Jungen haben nicht gelernt, sich in die Mädchen einzufühlen, die Mädchen warten auf Aktivitäten, viele unangemessene Kontaktversuche bleiben unerkannt ...

Dies haben wir zum Anlaß genommen, mit einer fünften Klasse einen Videofilm zu entwickeln, der mit Hilfe des Offenen Kanals produziert und auch dort gesendet wird. Der Arbeitstitel ist „Flirtkurs", und es geht – natürlich auch in witziger Weise – darum, was Mädchen und Jungen machen können, wenn sie miteinander gehen wollen: Die Mädchen sagen, was sie gut fänden; sie probieren blöde Alltagsanmachereien der Jungs an ihnen selber aus; die Jungen zeigen, daß sie sich oft nicht trauen; gemeinsam wird für ein stärkeres Selbstbewußtsein geübt und auch über die Frage nachgedacht, was ein Mädchen machen kann, das sich in ein Mädchen verliebt, oder ein Junge, der einen Jungen toll findet etc., verschiedene Vorschläge werden szenisch umgesetzt.

Dieser Film ist nicht nur zum Nachmachen oder Lachen, er wird auch ein Gesprächsanreiz und ein Impuls für die Situation vieler Gruppen sein – wir haben schon zahlreiche Anfragen für den Verleih.

Aus dem bisher Dargestellten wird deutlich, wie STROHHALM e.V. über das konkrete Präventionsprogramm hinaus (Arbeit mit PädagogInnen, Eltern, Kindern in Grundschulen und Kitas) versucht, Prävention in anderen gesellschaftlichen Bereichen und Institutionen umzusetzen.

LITERATUR
STROHHALM e.V.

1996: *Auf dem Weg zur Prävention*, Berlin

Diese ausführliche Dokumentation der Arbeit von STROHHALM e.V.
mit vielen Beiträgen zu Prävention und Vernetzung ist über
die Projektadresse zu beziehen:

STROHHALM e.V.
Reichenberger Str. 184
D-10999 Berlin
0 30 / 6 14 18 29

Ulrike Mund

EINE AUSSTELLUNG REIST DURCH DAS LAND – VERSUCH DER EVALUATION EINES PROJEKTES IN BIELEFELD

Der „Verein zur Prävention von sexueller Gewalt an Mädchen und Jungen Ostwestfalen-Lippe e.V." zeigte im Januar 1996 die Wanderausstellung „Nein ist Nein!" von Zartbitter Köln e.V.

Über einen Zeitraum von drei Wochen war die Ausstellung in den Räumlichkeiten der Ravensberger Spinnerei in Bielefeld zu sehen. Ergänzend zu den angebotenen Führungen wurde ein umfangreiches Rahmenprogramm entwickelt, bestehend aus Fachvorträgen, themenspezifischen Workshops und speziellen Tagesveranstaltungen für Frauen, Mädchen und Jungen. Die Münchner Theatergruppe „Trampelmuse" rundete mit ihrem Stück „Das Geheimnis" zum Thema sexuelle Gewalt die Angebotspalette in kultureller Hinsicht ab.

Im folgenden werden die Motivation für dieses Projekt sowie dessen Intention skizziert. Die wesentlichen Erfahrungen mit der Ausstellung und Ergebnisse werden auf der Grundlage einer Fragebogenuntersuchung dargestellt, welche zirka vier Monate nach Ende der Veranstaltung von Vereinsmitarbeiterinnen durchgeführt wurde.[1] Letztlich wollten wir damit herausfinden, welchen Sinn kurzzeitpädagogische Angebote wie diese Ausstellung für die Prävention von sexueller Gewalt haben. Die Ergebnisse der Untersuchung, die ausführlich dokumentiert ist, zeigen, daß Präventionsprojekte in dieser Form sinnvoll sind. Denn den befragten Mädchen und Jungen und ebenso manchen erwachsenen BesucherInnen fehlten sachliche Informationen zum Thema sexuelle Gewalt. „Niederschwellige" Angebote wie die einer Ausstellung erleichtern dabei die Auseinandersetzung mit dem immer noch heiklen Thema. Die Fragebogenauswertung macht deutlich, daß kurzzeit-pädagogische Präventionsprojekte einer anschließenden Nachbereitung bedürfen, wenn bei den Mädchen und Jungen die begonnene Auseinandersetzung nicht gleich wieder im Sande verlaufen soll und wenn offen gebliebene Fragen nicht zur Verunsicherung führen sollen.

Die Idee und Planung

1995 entstand in unserem Verein die Idee, neben den Fortbildungen, Elternabenden sowie sporadischen Projekten mit Mädchen und Jungen das Thema Prävention von sexueller Gewalt mittels einer Ausstellung in die breite Öffentlichkeit zu bringen. Als kurzzeitpädagogische Maßnahme bot die Ausstellung die Möglichkeit, über eine begrenzte, intensive Zeit hinweg eine große Anzahl von Menschen zu erreichen. Allein in quantitativer Hinsicht sprengte dieses Projekt den Rahmen aller unserer bisherigen Erfahrungen, und wir betraten somit Neuland.[2]

Als sinnvoll erwies sich, für die Planung, Organisation und Öffent-lichkeitsarbeit eine Fachfrau einzustellen, wobei noch zwei weitere Mitar-beiterinnen zusätzlich sowie die übrigen Vereinsfrauen mit diesen Arbeiten vollkommen ausgelastet waren. Für die Vorbereitungen der Ausstellung und des ergänzenden Rahmenprogramms benötigten wir schließlich acht Mona-te knapp bemessener Vorbereitungszeit.

Viel diskutiert wurde die Auswahl der Ausstellung: Wir entschieden uns nach Sichtung aller uns bekannten und zugänglichen Projekte für die Ausstellung „Nein ist Nein!" von Zartbitter Köln e.V. Zum einem deckte sich das Präventionskonzept von Zartbitter Köln e.V. weitestgehend mit dem unserigen. Hierbei war uns der geschlechtsspezifische Ansatz sehr wichtig. Zum anderem war diese Ausstellung die einzige, die ausschließlich zum Thema Prävention von sexueller Gewalt konzipiert worden war. Außerdem war sie professionell und sehr gut als „Mitmach-Ausstellung" gestaltet, das heißt sie bietet vielfältige Aktiviäten für Mädchen und Jungen an.

Das Ausstellungskonzept

Im wesentlichen besteht die Ausstellung aus drei Bereichen:

Kinder-, Mädchen- und Jungenbereich sowie einer umfangreichen Auswahl an Fach-, Kinder- und Jugendliteratur.

Im sogenannten Kinderbereich werden mittels gerahmter Grafiken zum Bilderbuch „Schön blöd" von Dorothee Wolters und Ursula Enders die wesentlichen Grundgedanken präventiver Erziehung vermittelt. Durch „Kußwand", „Riechkästen", „Fühlkästen", einen überdimensionalen Tisch mit Stühlen, durch Musikeinspielungen (Kinderlieder zum Thema schöne/ blöde Gefühle) wird dem Leitgedanken – nämlich Stärkung kindlicher Wahrnehmung und Intuition – Rechnung getragen. Die Vermittlung sinnlicher Erfahrungen mittels dieser Exponate soll die besondere Bedeutung einer Schulung der Sinne für die Präventionserziehung hervorheben.

In den voneinander getrennten Mädchen- bzw. Jungenbereichen werden beide Lebenswelten und die Erfahrungen mit sexueller Gewalt geschlechtsspezifisch dargestellt. Dem Mädchenbereich liegt der Comic „Auf den Spuren starker Mädchen" von Dorothee Wolters und Irmgard Schaffrin zugrunde. Im Jungenbereich hängen die Comics „Ey Mann, bei mir ist es genauso" von Burkhard Fritsche und Rainer Neutzling. Aufgrund der Konzeption als Mitmach-Ausstellung ergänzen im Mädchen- bzw. Jungenbereich Verkleidungsecken, Musikeinspielungen, verschiedene Aktionsmöglichkeiten wie ein Punchingball (bei den Mädchen) sowie ein begehbares „Bahnhofsklo" – inklusive Geräuschkulisse – (bei den Jungen) die ausgestellten Comics.

Nach intensiver Auseinandersetzung mit diesem Projekt sowie Besuchen der Ausstellung in anderen Städten vorab wurde uns klar, daß die Exponate für sich allein genommen nicht ausreichten, sondern mindestens einer qualifizierten Führung bedurften, um dem Themenkomplex der Prävention von sexueller Gewalt gerecht zu werden.[3]

So wurden wir bei den Führungen trotz ausführlicher Erklärungen mehr als einmal gefragt, was die „Riech-" oder „Fühlkästen" mit dem Thema sexuelle Gewalt zu tun hätten. Der bezweckte Rückschluß von den vermittelten sinnlichen Erfahrungen wie „Fühlen" oder „Riechen" auf die Bedeutung einer sinnlichen Senibilisierung für die Präventionserziehung war für die BesucherInnen also nicht immer nachvollziehbar.

Des weiteren fehlten uns Plakate mit der gesellschaftlichen Einordnung und Definition von sexueller Gewalt sowie die Darstellung deren wesentlicher Merkmale, was wir ergänzend selbst gestalteten. Wir gingen noch weiter. Wichtig war uns, Fachfrauen und -männer zu erreichen, die in der täglichen Auseinandersetzung mit Mädchen und Jungen Unterstützung sowie weitere Fortbildungen für ihre präventive Arbeit suchen. So entwickelten wir zur Ausstellung ein komplexes Rahmenprogramm mit Fachvorträgen (z.b. von Barbara Kavemann, Christian Spoden) und Workshops zu spezifischen Themen wie der Prävention von sexueller Gewalt in Bereichen der Erziehungshilfe, Schulen und Kindergärten oder für behinderte Mädchen und Frauen[4].

Der Verlauf

Die Mühen hatten sich gelohnt. Während der dreiwöchigen Dauer kamen über zweitausend BesucherInnen in die Ausstellung. Die speziellen Tagesveranstaltungen für Mädchen und Jungen waren gut besucht, die Workshops weitestgehend ausgelastet. Alle Führungen – sowohl für Schulklassen als auch für Erwachsenengruppen – waren ausgebucht. Um den gesamten Anfragen nachkommen zu können, hätten wir die Ausstellung um mindestens zwei Wochen verlängern müssen. Dieses war allerdings aus organisatorischen und finanziellen Gründen nicht möglich.

Hauptsächlich nahmen Schulklassen der Sekundarstufe I – von der Sonderschule bis zur Gesamtschule – an den Führungen teil. Die Mädchen und Jungen waren im Alter zwischen elf und siebzehn Jahren. Gemäß des geschlechtsspezifischen Konzeptes wurden die Klassen geteilt, die Mädchen von einer Vereinsfrau, die Jungen von einem hierfür eingestellten männlichen Mitarbeiter zeitlich parallel geführt. Die BegleiterInnen der Gruppen, in der Regel LehrerInnen, wurden vorab gebeten, nicht an den Führungen teilzunehmen. Die Mädchen und Jungen sollten in der Ausstellung Raum erhalten, um sich frei von schulischem Beurteilungsdruck äußern zu können. So unterschiedlich die Gruppen waren, was Vorkenntnisse zum Thema sexuelle Gewalt anbetraf bzw. den Grad von Interesse, Neugierde, Scham oder auch Langeweile und Ablehnung, so unterschiedlich verliefen die Führungen. Oberstes Ziel war, einen Kontakt zu den Mädchen und Jungen herzustellen, um hierdurch lebhafte Diskussionen oder/und persönliche Fragen zu ermöglichen. Nach Beendigung der Führungen tauschten wir GruppenbetreuerInnen uns aus. Immer wieder stellten wir uns ähnliche Fragen: Hatten wir in der kurzen Zeit ausreichenden Kontakt zu den Jugendlichen aufbauen können? Wie war das Schweigen mancher ZuhörerInnen zu deuten, die fragenden Blicke, denen keine Fragen folgten? Nahmen die heftig diskutierenden SchülerInnen „etwas für sich mit nach Hause" – mehr als die, die nichts sagten? Kamen unsere „Botschaften" bei den Mädchen und Jungen an?

Um unsere Eindrücke von den Führungen zu sammeln, schrieben wir anschließend gewissenhaft Tagebuch. Diese Form der Bestandsaufnahme war nichts anderes als eine Vergegenwärtigung der subjektiven Eindrücke. Nur gelegentlich erhielten wir nach den Führungen von den BesucherInnen spontane Feedbacks. Manche schrieben auch in die ausgelegten BesucherInnenbücher. Allerdings blieb die Situation, nicht zu wissen, welche (Aus-)Wirkungen der Ausstellungsbesuch auf die Mädchen und Jungen hatte, für uns unbefriedigend. Dieses führte uns nach der Beendigung der Ausstellung zu dem Entschluß, eine Befragung durchzuführen.

Die Befragung zu Auswirkungen des Ausstellungsbesuchs auf den Alltag

Wir wollten konkret wissen, welchen Sinn kurzzeitpädagogische Veranstaltungen zum Thema Prävention von sexueller Gewalt haben. Hat der Ausstellungsbesuch Auswirkungen auf den Alltag, und wenn ja, welche? Diese und andere Aspekte sollten mittels eines Fragebogens, den wir für die Mädchen und Jungen entwickelten, geklärt werden.[5] Ein zweiter Fragebogen wurde an die begleitenden LehrerInnen verschickt.

Unabhängig von den Führungen für die Schulklassen besuchten auch eine Vielzahl von Einzelpersonen die Ausstellung. Mit einem dritten Fragebogen wollten wir auch deren Eindrücke erkunden.

Ergebnisse der Fragebogenauswertung

200 von 460 verschickten Fragebogen wurden von den SchülerInnen aus acht Schulklassen und drei Mädchengruppen zurückgesandt. In die Auswertung kamen 91 Fragebogen von Mädchen und 73 von Jungen im Alter zwischen 13 und 15 Jahren. Das bedeutet also, daß diese Ergebnisse nicht repräsentativ sind. Sie bieten jedoch einen Einblick in die Gedanken- und Gefühlswelt dieser Mädchen und Jungen zum Thema Prävention von sexueller Gewalt.

Die Ergebnisse der Untersuchung zeigen allgemein, daß kurzzeitpädagogische Präventionsangebote zum Thema sexuelle Gewalt ihren Sinn haben und weiterhin notwendig sind. Denn eine wesentliche Erkenntnis, die aus der Fragebogenauswertung resultiert, ist, daß den meisten Mädchen und Jungen vor der Ausstellung grundlegende sachliche Informationen zum Thema sexuelle Gewalt fehlten. Auch wußten viele nicht, an wen sie sich wenden können, falls sie Hilfe brauchen.

Die dikatische Form der Ausstellung erleichtert den „Einstieg" in dieses immer noch tabu- und angstbesetze Thema. Die SchülerInnen konnten sich die Exponate allein anschauen. Sie hatten die Möglichkeit, bei den Führungen ihre Fragen zu klären und hierüber in ein Gespräch zu kommen. Informationen zum Thema sexuelle Gewalt sowie Aufklärung über Präventionsmöglichkeiten konnten gut durch die Ausstellung vermittelt werden. Noch vier Monate nach dem Ausstellungsbesuch erinnerten sich die Mädchen und Jungen an zahlreiche Aspekte des dargestellten Themenkomplexes. Insbesondere kamen die Comics bei den Mädchen gut an, sie konnten sich in den Szenen mit ihren Sorgen, Problemen und Wünschen wiederfinden.

Deutlich wurden aber auch die Grenzen von kurzzeitpädagogischen Projekten wie dem einer Ausstellung. Manche Fragen tauchten bei den SchülerInnen erst nach dem Ausstellungsbesuch auf. Demgegenüber gaben aber nur sieben von zwölf LehrerInnen in ihrem Fragebogen an, daß sie das Thema im Unterricht noch einmal besprochen hätten. Mädchen und Jungen fehlte somit u.U. die Möglichkeit zu einem Gespräch, bei dem etwaige Fragen geklärt werden konnten. Unserer Meinung nach ist daher ein sich an die Ausstellung anschließendes, umfassendes Präventionsprojekt für Mädchen und Jungen pädagogisch nicht nur wünschenswert, sondern dringend erforderlich. So sprachen sich fast alle Mädchen und Jungen in ihren Fragebogen für eine weitere Auseinandersetzung mit dem Thema sexuelle Gewalt aus. Sie hatten alters- und geschlechtsspezifisch unterschiedliche, aber sehr konkrete Vorstellungen, wie diese Angebote aussehen sollten: Angefangen von weiteren Informationen, Filmen bis hin zu Projekten mit unserem Verein oder Selbstverteidigungskursen. Eine solche tiefergehende Auseinandersetzung kann nur in einem längerfristigen Prozeß erfolgen. Demgegenüber bieten kurzzeitpädagogische Angebote wie der Ausstellungsbesuch lediglich erste Grundlagen zum Thema, hierin liegt ihr Sinn und Zweck.

Als ein weiterer, wichtiger Untersuchungsaspekt interessierte uns, ob der Ausstellungsbesuch die Jugendlichen zu Gesprächen über das Thema sexuelle Gewalt angeregt hatte.

Bejaht wurde dies von etwa drei Viertel der Mädchen und einem Viertel der Jungen. Abgesehen von Unterschieden in der Häufigkeit erstaunt, daß die SchülerInnen sich nicht im größerem Maße mit anderen über das Thema unterhalten haben. Hatten sie kein Redebedürfnis, waren alle Fragen geklärt, oder waren vielmehr Scham und Verunsicherung, sich jemandem mitzuteilen, die Gründe hierfür? Schauten wir in die ausgelegten Besuche-rInnenbücher, so fanden wir jedoch häufig Kommentare wie: „Hier ist es echt toll, endlich können wir mal über alles offen reden!" Äußerungen wie diese lassen die Vermutung zu, daß die Hemmnisse für Mädchen und Jungen eher in den Schwierigkeiten liegen, eine/n Gesprächspartner/in zu finden, mit dem/der sie offen über Fragen zur Sexualität bzw. sexuellen Gewalt reden können.

Im ausgehenden 20. Jahrhundert scheint ein persönliches Gespräch über diese Themen immer noch angst- und schambesetzt, wenn auch in der Werbung, der Presse und dem Fernsehen ein freizügiger Umgang mit Sexua-lität vorgeführt wird. So sind vor diesem Hintergrund die quantitativen Angaben über die geführten Gespräche eher als recht hoch einzuschätzen. Sie lassen den Rückschluß zu, daß kurzzeitpädagogische Angebote wie die Zartbitter-Ausstellung einen guten Einstieg in das Thema sexuelle Gewalt bieten. Hier wird ein angstfreier, entspannter (Gesprächs-)Zugang zum Thema ermöglicht, ohne daß die Mädchen und Jungen einem Leistungsdruck wie beispielsweise in der Schule unterliegen.

Im folgendem werden die besonders augenfälligen, geschlechtsspe-zifischen Unterschiede bei der Auswertung der Mädchen- und Jungen-fragebogen vorgestellt.

Die Mädchen

Die Mädchen suchen im Gegensatz zu den Jungen sehr viel mehr den Austausch mit Gleichaltrigen, in erster Linie mit den Freundinnen. Sie setzen sich auch häufiger und intensiver mit dem Thema sexuelle Gewalt auseinander. Es wird deutlich, daß dieses Thema Mädchen in allen Alters-stufen begleitet. Sie wachsen in der Regel mit Verhaltensregeln auf, die zur

Einschränkung ihrer Bewegungsfreiheit führen, eigene Schuldzuschreibungen nahelegen bis hin zur „Einübung" einer Opferhaltung.

So lassen sich wesentliche Eindrücke und Reaktionen der 13- bis 15jährigen Mädchen altersgemäß drei Gruppen zuordnen:

→ Die meisten 13jährigen Mädchen schienen durch diese Veranstaltung zum erstenmal eine Möglichkeit zur intensiven theoretischen Auseinandersetzung mit dem Thema sexuelle Gewalt gehabt zu haben. Die am häufigsten genannten Aspekte waren Verständnisfragen zu Ursachen sexueller Gewalt, zu Opfern und Tätern. In den Antworten dieser Altersgruppe kamen häufig Wut und Empörung zum Ausdruck.

→ Die 14jährigen Mädchen zeigten in ihren Antworten, daß sie die allgemeinen, in der Ausstellung erhaltenen Informationen auf ihre Lebenssituation übertragen haben, das heißt sie konnten sich als potentielle Opfer sehen und wollten wissen, wie sie sich selbst schützen können.

→ Die 15jährigen Mädchen waren in ihren Meinungen, Fragen und Wünschen am konkretesten. Sie wollten Informationen und Hilfestellungen und fragten beispielsweise danach, wie eine Beratungsstelle gegen sexuelle Gewalt arbeitet und welche Hilfe sie dort im Ernstfall erwarten können.

Die Jungen

Für die Jungen stand die Auseinandersetzung mit dem Thema sexuelle Gewalt nicht im Vordergrund ihres Lebens. Zwar hatten auch sie sich mit dem Thema beschäftigt und mit anderen Menschen geredet, aber in weit geringerem Maße als die Mädchen. Auffällig ist, daß die wichtigste Gesprächspartnerin für die Jungen mit Abstand die Mutter ist. Gleichaltrige spielen eine untergeordnete Rolle.

Besonders deutlich wird die Wirksamkeit geschlechtsspezifischer Sozialisation bei den 15jährigen Jungen: Bei unserer Fragebogenaktion hatte sich diese Altersgruppe der Jungen am intensivsten gedanklich mit dem Thema sexuelle Gewalt auseinandergesetzt, aber am wenigsten mit anderen darüber gesprochen. Das läßt die Vermutung zu, daß Jungen anscheinend immer noch zu „wahren" Männern sozialisiert werden, die wesentliche Probleme mit sich allein austragen. Auch ziehen sie die Möglichkeit, selbst Opfer von sexueller Gewalt werden zu können, kaum in Betracht. Genausowenig erfolgt eine Auseinandersetzung mit der Möglichkeit einer potientiellen Täterschaft. Jungen interessieren sich eher für Fakten und Statistiken, sie nehmen eine sachlich-distanzierte Position zu diesem Thema ein.

Die geschlechtsspezifischen Unterschiede im Antwortverhalten spiegeln deutlich die gesellschaftliche Realität von sexueller Gewalt wider. Während für die Mädchen sexuelle Gewalt mit zunehmendem Alter ein zentrales Lebensthema darstellt, mit dem sie sich tagtäglich eingehend nicht nur theoretisch, sondern auch hinsichtlich ihrer eigenen Betroffenheit auseinandersetzen müssen (auch wenn sie es für sich selbst nicht so benennen), haben die Jungen eher Distanz hierzu.

Tatsächlich werden Mädchen und Frauen in weit größerem Maße mißbraucht und vergewaltigt als Jungen und Männer. Wenn jedoch Jungen und Männer sich selbst auch als potentielle Opfer sehen könnten, wäre dieses schon ein wesentlicher Schritt hin zu einer geschlechtsspezifischen Prävention von sexueller Gewalt. Gerade hier müßte Erziehung von Jungen ansetzen. Insbesondere Väter, Großväter, Erzieher, Sozialarbeiter, Lehrer etc. sollten sich dabei angesprochen fühlen.

Auswertung der Erwachsenenfragebogen (LehrerInnen und BesucherInnen)

Die erwachsenen AusstellungsbesucherInnen, die auf unsere Befragung antworteten, sind hauptsächlich PädagogInnen und PsychologInnen in Schulen oder Beratungseinrichtungen.

Zurückgesandt wurden: zwölf von achtzig Fragebogen von LehrerInnen und elf von 200 Fragebogen, die durch die Beratungseinrichtungen verteilt worden waren.[6]

Die Frauen und Männer, die diese Fragebogen beantworteten, sind in ihrem Berufsleben mit dem Thema sexuelle Gewalt konfrontiert und gefordert, darauf zu reagieren. Da Prävention von sexueller Gewalt in der Ausbildung der meisten PraktikerInnen kaum oder nie Gegenstand des Curriculums war, sind ihr Wissen, ihre Methoden und ihre Verhaltensweisen hauptsächlich Ergebnis von persönlichem Engagement (z.B. durch Fortbildungen).

Für diese Gruppe von BesucherInnen hat die Ausstellung einerseits die Möglichkeit der Reflexion über ihre eigenen Konzepte, andererseits neue Ideen und Anregungen für die Präventionsarbeit gebracht. Einige BesucherInnen nannten z.B. als eindrucksvolles Erlebnis, daß es durch das Erklimmen des ausgestellten überdimensionalen Stuhls für sie möglich war, einmal die Erwachsenenperspektive aufzugeben und die kindliche Sicht anzunehmen.

Der Ausstellungsbesuch hat die Befragten zu vielen Gesprächen mit KollegInnen, PartnerInnen, FreundInnen oder den eigenen Kindern angeregt. Sie leisten damit MultiplikatorInnenarbeit, tragen dazu bei, das Thema Prävention von sexueller Gewalt ein Stück weiter in den Alltag anderer Menschen und hierdurch in die Öffentlichkeit zu bringen.

Die schriftlichen Äußerungen einiger BesucherInnen und LehrerInnen weisen aber auch auf die bestehenden Defizite hin: Sie fühlen sich in ihrem Engagement isoliert, finden oft nur wenig Unterstützung in ihrem KollegInnenkreis oder können wegen Arbeitsüberlastung der Präventionsarbeit nicht den gewünschten Platz in ihrem Tätigkeitsfeld einräumen. Der Wunsch nach Austausch und speziellen Fortbildungen wird geäußert. Jedoch zeigen unsere Erfahrungen, daß Anspruch und tatsächliche Realisierung oftmals auseinanderklaffen. So war erstaunlicherweise die Zahl der Anmeldungen zu sämtlichen Workshops für LehrerInnen so gering, daß wir die Angebote streichen mußten. Die Gründe hierfür mögen vielfältig sein: Arbeitsüberlastung, keine Freistellung, möglicherweise schließlich doch Hemmungen, sich auf das Thema sexuelle Gewalt einzulassen.

Fazit

Einmal mehr wird die gesellschaftliche Dimension erkennbar: Die Notwendigkeit der Prävention von sexueller Gewalt wird immer noch nicht oder zu wenig als gesellschaftliche Aufgabe betrachtet, deren Bewältigung wenigen engagierten EinzelkämpferInnen überlassen bleibt.

Und was für die Gruppe der LehrerInnen und BeratungsmitarbeiterInnen gilt, ließe sich auch auf die Veranstalterinnen übertragen. So werden zwar einzelne Projekte gelobt und in ihrer Bedeutung für die Prävention von sexueller Gewalt hervorgehoben. Aber zu schnell erhalten diese kurzzeitpädagogischen Maßnahmen den Charakter eines sozialpolitischen Feigenblattes, mit dem sich PolitikerInnen gerne in der Presse schmücken. Auf Nachfragen, inwiefern aus kurzzeitpädagogischen kontinuierliche, langfristige Angebote erwachsen können – beispielsweise durch die Erweiterung des Personals unseres Vereins – erhielten wir als Reaktion bisher nur Bedauern. Der Hinweis auf die allgemeine finanzielle Situation der Kommune erstickt dann oftmals eine weitere Diskussion.

Kurzzeitpädagogische Maßnahmen, wie die hier dargestellte, können jedoch nur ein Anfang sein, Anregungen bieten, Gespräche und Diskussionen in Gang setzen, Funken schlagen. Hierin besteht ihr Sinn. Die kontinuierliche Präventionsarbeit – beispielsweise in Form von Unterrichtsreihen an Schulen oder Kursangeboten in der offenen Mädchen- bzw. Jungenarbeit – muß jedoch folgen, sollen die entfachten Funken nicht wieder in der Nacht gesellschaftlicher Tabuisierung verglimmen.

Zum Abschluß möchte ich noch erwähnen, daß wir neben allen Mühen und Anstrengungen auch Freude am Gelingen der Ausstellung hatten und daß manche Diskussion mit SchülerInnen über das Thema Prävention von sexueller Gewalt uns bestärkt hat, die Arbeit fortzusetzen. Besonders der unmittelbare Kontakt und Austausch mit den Mädchen und Jungen hat uns wieder vor Augen geführt, wie wichtig diese direkte Aufklärungsarbeit ist. Wir werden weiter nach kreativen Lösungen für die Umsetzung und Finanzierung von Präventionskonzepten suchen.

FUSSNOTEN

[1] Ausführlicher werden dieses Projekt, die Ergebnisse der Fragebogenuntersuchung sowie die Dokumentation der Vorträge und Workshops vorgestellt in:
Verein zur Prävention von sexueller Gewalt
an Mädchen und Jungen OWL e.V. 1997: „Ich finde es gut, daß man hier über alles reden kann". Chancen und Möglichkeiten von Präventionsarbeit am Beispiel der Ausstellung „Nein ist Nein!" gegen sexuelle Gewalt in Bielefeld – eine Dokumentation, Bielefeld. Interessierte, die ebenfalls eine Evaluation durchführen wollen, finden unsere Fragebogen im Anhang.

[2] Die bisherige Projektarbeit ist dokumentiert unter dem Titel: „Das ist gut, daß es Euch gibt", die im Eigenverlag erschien und über den Donna Vita Verlag, Ruhnmark, zu beziehen ist.

[3] Zartbitter Köln e.V. lädt zur Vorbereitung der Ausstellung zu einer Schulung nach Köln ein. Danach bleibt es den AusstellerInnen vor Ort überlassen, wie ausführlich und qualifiziert sie die Führungen gestalten.

[4] Siehe ausführliche Darstellung in der Dokumentation:
Verein zur Prävention von sexueller Gewalt an
Mädchen und Jungen OWL e.V., 1997.

[5] Die Fragebogen wurden nicht mit wissenschaftlichem Anspruch entwickelt.
So fehlen die Erhebung von statistischen Daten wie z.b. Schulform,
Religions-, Schichtzugehörigkeit oder Vergleiche mit einer Kontrollgruppe.
Die Fragebogen wurden an die Schulen verschickt mit der Bitte um
Weitergabe an die entsprechenden Klassen. Damit gab es z.b. auch
keine Garantie oder Bewertung für gleiche Ausfüllbedingungen.

[6] Da es sich schwierig gestaltete, im nachhinein den Kontakt zu
den einzelnen BesucherInnen herzustellen, wurden die Fragebögen für
BesucherInnen über uns bekannte Beratungsstellen mit der Bitte um
Weitergabe verschickt. Aus diesem Grund sind in dieser Kategorie nur
MitarbeiterInnen aus Beratungseinrichtungen zu finden. Es wäre interessant
gewesen, die Auswirkungen der Ausstellung auf „Nicht- Professionelle",
also Mütter, Väter, Tanten, Onkel etc. zu erfassen. Das war leider nicht möglich.
Die Ergebnisse der LehrerInnen und BesucherInnenfragebogen sind in diesem
Text zusammengefaßt wiedergegeben. – Die Fragebogen für die LehrerInnen
wurden von neun Frauen und drei Männern beantwortet. Aus den
Beratungseinrichtungen antworteten zehn Frauen und ein Mann.

LITERATUR

Enders, Ursula und Dorothee Wolters
    1991: *Schön blöd*, Köln

Neutzling, Rainer und Burkard Fritsche
    1992: *Ey Mann, bei mir ist es genauso!*, Köln

Schaffrin, Irmgard und Dorothee Wolters
    1993: *Auf den Spuren starker Mädchen*, Köln

Verein zur Prävention von sexueller Gewalt an Mädchen und Frauen OWL e.V.
    1995: *Das ist gut, daß es Euch gibt*, Bielefeld
    1997: *Ich finde es gut, daß man hier über alles reden kann –
    Chancen und Möglichkeiten von Präventionsarbeit am Beispiel
    der Ausstellung „Nein ist Nein!" gegen sexuelle Gewalt in
    Bielefeld – eine Dokumentation.*
    Eigenverlag, Bielefeld.

Regina Knop, Sabine Helms

IM OSTEN WAS NEUES? – PRÄVENTIONSARBEIT AM BEISPIEL VON „SELMA - MÄDCHENPROJEKT ROSTOCK"

Letztendliches Ziel von Prävention gegen sexuellen Mißbrauch ist die Schaffung von gesellschaftlichen Bedingungen, in denen Kinder freie und selbstbewußte Menschen bleiben und damit ein klares Rechts-und Unrechtsbewußtsein entwickeln und auch benennen dürfen. Ein Klima also, in dem es selbstverständlich ist, daß Stärkere Schwächere schützen.

Ein weiteres wichtiges Anliegen von Prävention ist es, eine für Schwächen und Unzulänglichkeiten tolerante Gesellschaft zu schaffen, in der es sogar möglich ist, auf die moralisch Verwerflichsten zuzugehen und damit Bedingungen zu entwickeln, in denen sich selbst potentielle TäterInnen hilfesuchend an jemanden wenden können.

Diese Ziele sind für unsere Generation noch utopisch und nur erreichbar durch grundsätzliche Veränderungen der herrschenden gesellschaftlichen Verhältnisse und patriarchalen, kinder- und frauenfeindlichen Lebensformen.

Gesellschaftlicher Umsturz ist in den neuen Bundesländern gerade sieben Jahre her. Doch für Frauen und Kinder und somit in bezug auf die Problematik des sexuellen Mißbrauchs ist vieles gleich geblieben. Gewandelt haben sich nur die Ausprägungen des Mißbrauchs, z.B. sind die Kinderpornographie und der Mißbrauch von Kindern im Datennetz hinzugekommen. Auch die Reaktionen auf die sexuelle Gewalt, insbesondere der öffentliche Umgang der Medien mit diesem Thema, haben sich im Vergleich zu früher grundlegend geändert. Heute wird über sexuellen Mißbrauch sowohl boulevardmäßig als auch fachlich wertvoll unterrichtet.

Die wirtschaftlichen und somit die Besitzverhältnisse haben sich in den neuen Bundesländern gravierend verschoben, in Männerhand sind sie aber nach wie vor.

Die vor dem politischen Umbruch in der DDR herrschenden gesellschaftlichen Verhältnisse, gekennzeichnet sowohl durch völlige Abschottung nach außen, Unterdrückung von Individualität nach innen als auch die Anwendung von fragwürdigen rigiden gesellschaftlichen Normen, ließ eine gewisse individuelle Freiheit, wie sie heute existiert, nicht zu – eine Freiheit, die allerdings bedrohlicherweise auch sozialen Absturz beinhalten kann.

Unser Trägerverein „Frauen helfen Frauen e.V." hatte durch die Wende die Möglichkeit, mit Hilfe des Deutschen Paritätischen Wohlfahrtsverbandes ein Projekt gegen sexuellen Mißbrauch an Mädchen zu beantragen. Dieses wurde als Modellprojekt des Bundesministeriums für Senioren, Familie, Frauen und Jugend für fünf Jahre bewilligt.

In der Aufbauphase konnten wir von der jahrzehntelangen frauenbewegten Arbeit in den alten Bundesländern unmittelbar profitieren. Die umfangreiche Literatur zum Thema, Erfahrungsberichte aus ähnlichen Projekten und der Aufbau von HelferInnennetzen waren uns Vorbild. Wir besuchten feministische Mädchenprojekte in verschiedenen Städten und konnten die dort gemachten Erfahrungen bei unserem Neubeginn umsetzen. Am wertvollsten für uns aber war, daß die Einsicht in die Notwendigkeit dieser Arbeit keines Kampfes mehr bedurfte. Hier war in allen Institutionen eine gewisse Selbstverständlichkeit zu spüren.

Die Problematik sexuellen Mißbrauchs lag zu Zeiten der DDR im Zuständigkeitsbereich der staatlichen Fürsorger und wurde ungern öffentlich thematisiert, da diese Mißstände nicht in das sozialistische Selbstbild paßten. Daß es sexuellen Mißbrauch gab, wußten alle, die im sozialen Bereich arbeiteten.

Unsere Mädchenberatungsstelle war eine von vielen neuen und guten nach der Wende entstandenen Möglichkeiten, das Thema sexueller Mißbrauch in Rostock an die Öffentlichkeit zu bringen. Wir setzten uns als erstes Ziel, der Auffassung entgegenzutreten, daß mit der Einführung der kapitalistischen Marktwirtschaft nun auch der sexuelle Mißbrauch von Kindern „rüberschwappt". Auf unsere Aufklärung hin, daß Mißbrauch auch in der DDR ein schon lange existierendes Problem ist, reagierten viele mit großer Bitterkeit. Es zeigte sich noch einmal deutlich, wie viele Menschen sich nach dem Umsturz gerne das heile Weltbild erhalten wollten, das die SED so lange gezeichnet hatte. Hier ein Problembewußtsein dafür zu schaffen, daß sexueller Mißbrauch ähnlich wie der Drogenverkauf nicht erst jetzt beginnt, war eines unserer ersten Ziele im Rahmen der Präventionsarbeit.

Das Thema des sexuellen Mißbrauchs verursachte massive Ängste. Bei vielen wurde zur Vermeidung von solch unangenehmen Gefühlen ohne Aussicht auf schnelle Lösungen Widerstand spürbar. Hier konnten wir den einsetzenden Abwehrmechanismen zum Teil durch Informationen und therapeutische Arbeit entgegentreten. So erreichten wir bei denen, die sich darauf einließen, die Entstehung eines umfassenden, nicht nur bis in das Jahr 1989 kritischen Blicks auf sich und ihre Umgebung. Dies brachte „Vorwendeerlebnisse" noch nachträglich ans Licht und verhinderte durch Aufdeckung präventiv Wiederholungstaten.

Wir wollten also Menschen dazu ermutigen, den von ihnen noch zu DDR-Zeiten erlebten Mißbrauch anzusprechen, um hier eine Grundlage realistischer Wahrnehmung für diese Problematik zu schaffen.

Da nicht nur wir ein neues Arbeitsfeld beschritten, sondern auch das gesamte öffentliche und soziale Netz neu strukturiert wurde, hieß unsere nächste Aufgabe, uns zu orientieren und zum Aufbau verläßlicher Strukturen beizutragen. Unser Ziel, eine parteiliche Beratungsstelle für Mädchen zu schaffen, die sowohl in das soziale Netz eingebettet ist als auch ein gesellschaftlich anerkanntes politisches Forum für Mädchenarbeit darstellt, verlangte von uns, daß wir uns auch schnell öffentlich definierten und zu klaren Abgrenzungen fanden, damit die Mädchen sich ein Bild davon machen konnten, was sie von uns erwarten durften. Zu jeder individuellen Problematik mußte ein gemeinsamer Weg gefunden werden.

Das Helfernetz war nur großmaschig, Ämterzuständigkeiten änderten sich wie Straßennamen, MitarbeiterInnen wurden ständig ausgetauscht bzw. entlassen. Bisweilen wußten Angestellte von Ämtern selbst nicht genau über ihren Aufgabenbereich Bescheid. Aber in all dem Chaos der Nachwendezeit war eines klar: Hier gab es keine individuelle Schuld, kein Versagen oder, wie man heute sagt, keine Inkompetenz oder Nichtprofessionalität. Alle standen hier am Anfang, „Wessis" wie „Ossis", und entwickelten so eine Lust zur Schaffung von gemeinsamen Arbeitsstrukturen, die uns z.B. in der ganz konkreten täglichen Arbeit mit den Mädchen äußerst hilfreich waren und sind. So war es selbstverständlich, daß man einander über institutionelle und politische Grenzen hinweg half und unterstützte. Für Konkurrenzen bzw. für politische Differenziertheit war noch keine Zeit. Die „Abbau- und Aufbaustimmung" Ost prägte auch die soziale Arbeit. Diese setzte sich zusammen aus der Rettung von alten, bewährten, aus der DDR-Zeit gewohnten Angeboten, wie zum Beispiel dem flächendeckenden Netz von Krippen- und Kindergartenplätzen, bis hin zur Euphorie über das neu möglich Gewordene, wie zum Beispiel ambulante therapeutische Angebote und Streetworking.

So bildete sich in rasantem Tempo ein multiprofessioneller Zusammenschluß von MitarbeiterInnen aus der sozialen Arbeit, MedizinerInnen, MitarbeiterInnen aus dem Bereich der Justiz und PolitikerInnen, die in einem Arbeitskreis gemeinsam politische Arbeit gegen sexuellen Mißbrauch leisten wollten.

Unsere Beratungsstelle „Selma – Mädchenprojekt Rostock" existiert seit 1991. In der fünfjährigen Modellphase haben wir uns mit verschiedenen Angeboten an Mädchen in Krisen und an deren HelferInnen gewandt und uns auf die Beratung, Therapie und Krisenintervention bei Mädchen mit sexuellen Mißbrauchserfahrungen spezialisiert. Um es den Mädchen zu erleichtern, die Beratungsstelle aufzusuchen, eröffneten wir 1994 direkt angeschlossen einen Mädchentreff.

Die Mädchen, die wir damals berieten, durchlebten diese Zeit aus ihrer ganz eigenen Perspektive. Sie hatten die DDR noch bewußt erlebt. So auch den „Sturz" der Lehrer, des Schulsystems und vielleicht auch den der Eltern aus dem Arbeitsmarkt. Inzwischen hatte sich alles verändert, von den Schulnoten bis hin zur Zeitung. Dies erforderte von den Mädchen in der Pubertät eine hohe Flexibilität, aber auch eine hohe Eigenleistung der Anpassung an das Neue. Die Eltern waren oft keine Hilfe, da sie ganz mit der existentiellen Neuorientierung beschäftigt waren und nicht die gewünschte Sicherheit, sondern ihre Ängste auf die Kinder projizierten.

In der Phase der Pubertät, die gekennzeichnet ist von Ablösung und Abgrenzung von Gewohntem, führte dies bei den Mädchen bisweilen zu paradoxen Reaktionen. Sie, die entwicklungsmäßig eigentlich nach Autonomie strebten, sicherten zunehmend das Gewohnte, also auch den Familienzusammenhalt, und verhinderten Änderungen in ihrem eigenen Leben, da sie sie als bedrohlich erlebten.

Wir begleiteten in den letzten Jahren viele pubertierende Mädchen, die gehemmt und mit Furcht ihre eigene Entwicklung betrachteten. Zukunftsängste und das Bedürfnis, Gewohntes zu erhalten, standen für sie oft im Vordergrund. Bei Mädchen, die in ihrer Familie sexuell mißbraucht wurden, stellte diese Haltung aber eine Hürde dar, die sie hinderte, ein „neues Leben" zu beginnen, und bedeutete dadurch für sie, der sexuellen Gewalt weiterhin ausgesetzt zu sein. Wir führten dieses „Festhalten an Gewohntem" auch auf die hohe Belastung in der Wendezeit während dieser so entscheidenden Lebensphase zurück.

Das war die Ausgangsituation, in der wir unsere Arbeit gegen sexualisierte Gewalt begannen. Da es kein soziales Netz gab, das nach Aufdekkung des Mißbrauchs in Anspruch genommen werden konnte, bauten wir unter den oben beschriebenen Gesichtspunkten unser Angebot logisch auf.

Parallel zur Vernetzung bildeten wir Strukturen, die bei Mädchen in akuten Krisen greifen konnten. Hier nahmen wir dankbar die Angebote der Kooperation mit Mädchenhäusern in den alten Ländern an und arbeiteten aktiv an der Gründung einer Zufluchtstätte für Mädchen in Rostock mit. Ebenso halfen wir bei der konzeptionellen Arbeit für den Aufbau des Notrufes für Frauen in Rostock. Und nicht zuletzt unterstützen wir Teams, die sich der förderungswürdigen Mädchenarbeit zuwandten, da viele Träger hier ABM- · Stellen aufgrund der existierenden „Mädchenfördertöpfe" in den Förderrichtlinien schufen. Hier trafen wir auf "von oben" angewiesene Mädchenarbeiterinnen, die z.T. über wenig oder gar keine fachlichen Voraussetzungen für die spezifische Art der Arbeit verfügten. Diese Projekte lebten in der Regel nur kurz, da weder Konzept noch personelle Kontinuität vorhanden waren. Trotzdem banden wir die aktuellen ABM-Kräfte intensiv in Arbeitskreise und Fortbildungsangebote ein, um nicht in Abgrenzungen zu verfallen, die die gemeinsamen Kräfte schwächen.

In den ersten Jahren nach der Wende beobachteten wir besorgt, daß Ausstellungen, die über die Problematik des sexuellen Mißbrauchs informierten, aus den alten Bundesländern geholt wurden. Diese Ausstellungen richten sich zwar an jugendliche Mädchen und ermutigen sie zur Aufdeckung erlebter Gewalt, die Mädchen fanden aber in der Regel danach keine Unterstützungspersonen, die bereit und in der Lage waren, sie weiterhin zu begleiten. Die Ausstellungen setzten ein Angebot voraus, das noch sehr unzureichend existierte.

Daraus folgte für uns, daß wir erst dann ein präventives Angebot vor Ort machen wollten, wenn Kooperationsstrukturen existierten, die auch in Krisenfällen tragen konnten. In dieser Zeit kamen viele Angebote zur Präventionsarbeit gegen sexuellen Mißbrauch aus dem Westen. Kurzgreifende Programme ohne langfristige Einbettung oder Begleitung wurden von verschiedenen Trägern z.b. an Schulen angeboten. Ohne Vernetzung und Hilfestrukturen für Mädchen sahen wir aber die Gefahr, ihnen falsche Hoffnungen zu machen.

Die Chancen für Mädchen, sich gegen Übergriffe von „Autoritäten" zu wehren, sind u.a. aufgrund ihrer körperlichen Unterlegenheit und der Vormachtstellung der Erwachsenen gering. Es muß verhindert werden, daß sich Kinder auch noch schuldig fühlen, weil sie sich nicht erfolgreich gewehrt haben. Deswegen ist beispielsweise Selbstverteidigung unserer Meinung nach nur im Zusammenhang mit konkreter Auseinandersetzung mit Verantwortung, Schuld und einem gewissen Verständnis von gesellschaftspolitischer Realität sinnvoll.

Die Möglichkeit, eine Beziehung zu uns aufzubauen und Vertrauen zu fassen, ist aus unserer Sicht die notwendige Bedingung, um Mädchen dazu zu ermutigen, über erlebten Mißbrauch zu sprechen. Dies erfordert Zeit und Kontinuität. Es bedeutet konkret, daß unsere Arbeit nicht davon geprägt ist, in eindrucksvollen „Ein-Stunden-Programmen" Möglichkeiten der Gegenwehr aufzuzeigen, sondern daß wir denjenigen Vertrauenspersonen den Rücken stärken, an die sich Mädchen wenden könnten.

Wir haben unsere Präventionsarbeit auf drei tragende Säulen gestützt:
1. Fort- und Weiterbildungen von professionellen HelferInnen als potentielle Vertrauenspersonen für mißbrauchte Mädchen. Das Angebot der Beratung und Begleitung erfolgt im konkreten Fall durch uns.
2. Entwicklung präventiver Angebote für Mädchen, die unabhängig von (fortbildungswilligen) Erwachsenen einen Weg aus ihrer Situation finden möchten. Hier gilt es, Mädchen einen Zugang zu Informationen zu geben, die sie im Falle einer Aufdeckung benötigen. Dazu gibt

es konkrete Bücher in unserer Bibliothek, die den Mädchen zur Verfügung steht. Außerdem haben wir gemeinsam mit unseren Mädchen und der Berliner Regisseurin Cristina Perincioli ein interaktives Computerspiel entwickelt, das Jugendliche in zeitgemäßer Form darüber informiert, was sie in den verschiedenen Institutionen, an die sie sich wenden können, erwartet: Das Mädchen Selma hält es zu Hause nicht mehr aus, sie haut ab. Die SpielerInnen begleiten Selma und entscheiden mit über ihre nächsten Schritte. Zusammen mit Selma erkunden sie Angebote von Polizei und Jugendamt. Nichts davon sagt Selma zu, und sie geht nach Berlin, wo sie auf der Straße lebt und andere Kids trifft. Den SpielerInnen wird die Rolle der Beraterin bzw. des Beraters zugewiesen. Dadurch sind sie in das Geschehen involviert und an Lösungen beteiligt. Die CD-ROM kann z.B. in Schulen, Bibliotheken und selbstverständlich in der Mädchenarbeit eingesetzt werden.

3. Zusammenarbeit mit anderen Institutionen, z.B. mit der Kriminalpolizei. Durch gemeinsames Auftreten zeigen wir sowohl die Kooperationsstrukturen als auch die Interventionsregeln für potentielle HelferInnen bzw. Betroffene auf. Durch die Demonstration der Zusammenarbeit entlasten wir die FortbildungsteilnehmerInnen vom Entscheidungsdruck des „Entweder/Oder", zeigen Gefahren und im günstigsten Fall die Reihenfolge der Aufdeckungsschritte auf, was zum aktiven Eingreifen ermutigt. Unser Ziel ist es, aus anonymen ZeugInnen der Gewalt aktive HelferInnen im Sinne der Mädchen zu machen.

Wir sind in den fünf Jahren unserer Arbeit gewachsen und haben uns mit jedem neuen Kontakt in der Beratung, Therapie, in der Arbeit mit Gruppen und in der Krisenintervention weiterentwickelt. Auf die Bedürfnislage der Mädchen zu achten und hellhörig für Kritik zu sein ist uns wichtig. Es ist Ausdruck unserer Wertschätzung für die Mädchen, daß wir nicht die Lösung ihres vielleicht jahrelang ertragenen Problems zu kennen vorgeben, sondern mit ihnen zusammen eine Lösung erarbeiten und sie bei der Umsetzung begleiten. So stellt dieser Artikel eine Bestandsaufnahme und unseren derzeitigen Blickwinkel auf die Präventionsarbeit dar. Ein bestimmtes

Rezept anzuwenden würde uns einiges von unserer Vielseitigkeit nehmen, die wir als „kraftvollen Motor" erleben.

LITERATUR

Mädchenprojekt Rostock
   1996: *Selma – Ein Computer-Adventure aus dem richtigen Leben.*
   CD-ROM mit Spielszenen in Video, Ruhnmark

Teil 3

PRAKTISCHE BEISPIELE:

ZIELGRUPPENSPEZIFISCHE

PRÄVENTION

Barbara Kavemann, Dorothee Kramer, Ursula Schele

ZIELGRUPPE LEHRERINNEN UND LEHRER
PETZE E.V. – SCHULISCHE PRÄVENTION VON SEXUALISIERTER GEWALT GEGEN MÄDCHEN UND JUNGEN

Hinter dem Namen PETZE steht ein LehrerInnenfortbildungskonzept, das in Schleswig-Holstein in der Trägerschaft des Vereins „Notruf und Beratung für vergewaltigte Frauen und Mädchen – Frauen gegen Gewalt e.v." während einer dreijährigen Modellphase erprobt und evaluiert wurde. Die Ergebnisse sind dokumentiert (PETZE 1996).

Die Modellphase war 1995 abgeschlossen und ist bereits Geschichte. Deshalb sollen an dieser Stelle einige kritische Einsichten und konzeptionelle, zukunftsweisende Aspekte der LehrerInnenfortbildung vorgestellt werden.

Geschlechtsspezifische Prävention – eine differenzierte Sicht auf Koedukation

Die koedukative Pädagogik steht zur Diskussion. Wie die Schul- und Sozialisationsforschung belegt, tradiert Schule – mit wenigen Ausnahmen – geschlechtsspezifische Rollenmuster bis in die Strukturen von Kollegien und Schulverwaltung (Uta Enders-Dragässer, Claudia Fuchs 1991). Mit dem Ziel, die Auseinandersetzung mit Gewalt im Geschlechterverhältnis und mit sexualisierter Gewalt zu fördern, sind geschlechtsspezifische pädagogische Konzepte entwickelt worden, und die Hoffnung auf Veränderung richtet sich auf die Mädchen- und Jungenarbeit.

122

In ihrer Studie über geschlechtshomogene Gruppenarbeit in der Schule – eine Methode, die sie die Arbeit in „single-sex-settings" nennt, geht Anne-Mette Kruse (1997) davon aus, daß Mädchen- und Jungenklassen keine reinen Schonräume darstellen. Sie stellt die These auf, daß geschlechtsgetrennte Pädagogik dazu dienen solle, Mädchen und Jungen auf jeweils unterschiedliche Weise einerseits zu unterstützen, aber auch herauszufordern. Unterstützung und Stärkung brauchen auch die Jungen; die Herausforderung, einen anderen Umgang mit Anpassungsstrategien zu entwickeln, richtet sich ebenso an Mädchen.

Anne-Mette Kruse stellt sich eine Frage, die im Kontext geschlechtsspezifischer Arbeit nicht üblich ist: „Ist Geschlechtertrennung ein fortschrittlicher oder rückschrittlicher Schritt?" (S. 1.) Geschlechtsgetrennte Erziehung oder Gruppenarbeit ist kein Ziel per se, sondern eine Methode, die eingesetzt werden kann, um Mädchen und Jungen zu befähigen, die gesellschaftlichen Konstrukte von Geschlecht zu durchschauen und als veränderbar zu erkennen. Dies ist aber nicht automatisch das Resultat der Arbeit, nur weil die Mädchen und die Jungen getrennt wurden.

Diese Methode kann sowohl für emanzipatorische Ziele eingesetzt werden als auch zur Stabilisierung existierender Unterdrückungsverhältnisse. Kruse zitiert Beispiele aus der internationalen Schulforschung, die zeigen, daß es von der Einstellung und der Kompetenz der Lehrkräfte abhängt, ob diese Form des getrennten Unterrichtens Mädchen stärkt und bei Jungen gewaltvolle Verhaltensweisen hinterfragt. Die Jungen aus einer Jungengruppe können sich noch überlegener fühlen, wenn der Lehrer traditionelle bzw. sexistische Sichtweisen bewußt oder unbewußt bestärkt. Die Mädchen andererseits können den Eindruck gewinnen, die Jungen würden nur als Störfaktor gesehen und ungerecht behandelt, was sie dazu bringen kann, dieses Angebot gar nicht als Unterstützung wahrzunehmen, sondern zu boykottieren (S. 2).

Es bestätigt sich, daß am Anfang aller qualitativ guten präventiven Pädagogik die Fortbildung und Selbsterfahrung der LehrerInnen steht. Ohne die Entwicklung ihrer Kompetenz führt auch der Einsatz der Methode der „single-sex-settings" nicht unbedingt zum gewünschten Ergebnis.

Wenn Geschlechtertrennung an der Schule diskutiert wird, ist in der Regel nicht die Rückkehr zu Mädchen- und Jungenschulen gemeint, sondern die Öffnung der Schule für beide Möglichkeiten. Anne-Mette Kruse spricht sich für einen kontinuierlichen Wechsel zwischen koedukativem und geschlechtsgetrenntem Unterricht aus (Kruse 1997). Durch diesen anhaltenden Wechsel machen Mädchen und Jungen unterschiedliche Erfahrungen mit sich selbst, mit anderen Mädchen und Jungen. Sie erkennen – wenn sie dazu angeregt und dabei unterstützt werden –, wie sie sich verhalten, wenn Mädchen oder Jungen „unter sich" sind und wenn die Geschlechter zusammen sind. Sie können herausfinden, welche Themen sie lieber in dem einen oder dem anderen Setting diskutieren wollen, und wie unterschiedlich sie von Mädchen- oder Jungengruppen und der gemischten Klasse profitieren können. Es geht nicht darum, das eine als besser als das andere darzustellen, sondern Unterschiede erfahrbar zu machen. Diese Methode, die Anne-Mette Kruse „polarisierende Pädagogik" (1997, S. 7) nennt, führt zu einer Klärung dessen, was die Mädchen und Jungen jeweils individuell an identitätsbildenden Aspekten mit ihrer Geschlechtszugehörigkeit verbinden wollen, welche Unterschiede der Männlichkeit oder Weiblichkeit geschuldet sind, welche aber vielmehr der Unterschiedlichkeit zwischen einzelnen Persönlichkeiten. Eine so erworbene kritische Einsicht in die Geschlechterstereotype und Rollenerwartungen kann zu einem flexiblen und eher selbstbestimmten Umgang mit der eigenen Geschlechtszugehörigkeit führen, die Zwänge, die damit verbunden sind, können mit mehr Selbstbewußtsein zurückgewiesen werden.

Dies wäre eine geeignete Methode, wie in der Schule zur Stärkung von Mädchen und Jungen entscheidend beigetragen werden kann. Hierin ist eindeutig ein Grundelement von Prävention sexualisierter Gewalt zu sehen.

Die Bedeutung der Selbstreflexion in der Fortbildung von Lehrerinnen und Lehrern

Eines der Hauptziele des Modellversuchs war die Konzeptionierung von Mädchen- und Jungenstunden in der Schule zur geschlechtsspezifischen Vermittlung präventiver Inhalte. Bevor die Lehrerinnen und Lehrer mit dieser Praxis der Gruppenarbeit begonnen hatten und während sie diese Arbeitsweise erprobten, befanden sie sich im Rahmen der Fortbildung immer wieder – z.T. über längere Phasen hinweg – selbst in einer Frauen- bzw. Männergruppe. In diesen geschlechtshomogenen Gruppen fand Selbsterfahrung statt. Nichts anderes passiert in Mädchen- und Jungengruppen. Was dieses

Setting an Erfahrung, Irritation und möglicher Veränderung zuläßt, wurde hier nicht nur theoretisch, sondern praktisch erlebt.

Grundsätzlich gilt für präventive Arbeit, daß sie Veränderungen auf mehreren Ebenen anstreben muß, da die sexualisierte Gewalt gegen Kinder und Jugendliche selbst ein multikausales gesellschaftliches Phänomen ist und sich in ihrer Wirkung nicht auf eine Ebene beschränkt. Auch in der Schule sind mehrere Ebenen angesprochen:

→ die Ebene der individuellen Persönlichkeit und der konkreten Lebenssituation der betroffenen oder gefährdeten Mädchen und Jungen

→ die Beziehungsebene zwischen SchülerInnen und LehrerInnen

→ die Ebene der persönlichen Bereitschaft von LehrerInnen, umzudenken und pädagogische Konzepte weiterzuentwickeln

→ die Ebene der Institution und ihrer eigenen Dynamik, Flexibilität oder Unflexibilität

→ die Ebene der gesellschaftlichen Struktur.

Diese Ebenen sind nicht allein theoretisch zu erfassen, und um Strategien der Veränderung zu konzipieren, muß sich der analysierende Blick nicht nur nach außen, sondern auch nach innen richten. Deshalb sollte Prävention auf wissenschaftlich fundierten Kenntnissen, fachlicher Kompetenz, aber auch persönlicher Reflexion fußen. In diesem Sinne wurde die Fortbildung mit großen Selbsterfahrungsanteilen konzipiert. Die eigenen Einstellungen gegenüber den Geschlechtern, sexualisierter Gewalt, Schülerinnen und Schülern usw. zu verändern, eine andere Erziehungshaltung zu erproben oder auch nur an vieles wieder anzuknüpfen, was im Berufsalltag untergegangen und angesichts der alltäglichen Sachzwänge im beruflichen Selbstverständnis verblichen war, erfordert Anregung und Unterstützung bei der Selbstreflexion. Ziel war die Entwicklung der persönlichen Bereitschaft zu präventiver Pädagogik und zur Mitwirkung an struktureller Prävention in Schule und Gesellschaft.

Selbsterfahrung gilt in vielen Bereichen von Fortbildung als unverzichtbarer Bestandteil und ist vor allem immer dann, wenn es um fest verwurzelte, nicht mehr bewußt reflektierte Vorurteilsstrukturen geht, ein Weg zur Veränderung. Vor allem über frauenspezifische Ansätze sind Selbsterfahrungselemente in der Fortbildung, auch der LehrerInnenfortbildung, inzwischen anerkannt (Barbara Koch-Priewe, Dietlind Fischer 1993). Selbsterfahrung in geschlechtshomogenen Gruppen hat im Kontext der Prävention sexualisierter Gewalt vor allem die Schwerpunkte geschlechtsspezifische Sozialisation, eigene Erfahrungen mit Gewalt und Klärung eigener Grenzen bei der Arbeit an dieser Thematik.

Das Ziel der Selbsterfahrung und Selbstreflexion ist nicht das Erzeugen von Betroffenheit, sondern die Unterstützung beim Begreifen von Zusammenhängen. Über das Gefühl, das wir gemeinhin Betroffenheit nennen, kann in relativ kurzer Zeit ein Problembewußtsein hergestellt werden – es kann aber auch schnell wieder in Abwehr und Verdrängung umkippen, wie wir an den Reaktionen auf die Presse- und TV-Berichterstattung gerade der vergangenen beiden Jahre gesehen haben, die große Sympathie für angeblich falsch beschuldigte Männer und heftige öffentliche Angriffe auf Mütter und unterstützende VertreterInnen professioneller Berufsgruppen beinhalteten.

Fundierte Fachkenntnisse entstehen durch komplexe Prozesse des Lernens. Die Hürden, die hier genommen werden müssen, sind nicht nur institutioneller, sondern auch politischer sowie psychologischer Natur, denn schließlich geht es nicht nur um erlernbare Inhalte und Diagnoseverfahren, sondern es geht darum, den eigenen Blick, die eigene Haltung gegenüber sexualisierter Gewalt zu überprüfen und weitgehend umzudenken. Gefordert wird eine Auseinandersetzung mit Männergewalt, mit Verfügungsgewalt, mit Machtansprüchen und gesellschaftlich gültigen Normen. Ein Bewußtsein über Macht- und Gewaltstrukturen im Geschlechter- und Generationenverhältnis kann auch bei einschlägig ausgebildeten Frauen und Männern nicht automatisch vorausgesetzt werden. Auch sie sind aufgewachsen mit einer Vielzahl von Mythen und Vorurteilen über Gewalt und Sexualität.

Veränderungen der Einstellung können aber durch Informationen allein nicht erzielt werden – wie beeindruckend oder erschreckend diese Informationen auch sein mögen. Treffen sie nämlich auf fest in der Person verankerte, zur eigenen Stabilisierung benötigte Vorurteile – über Mädchen und Frauen oder über Männer, über Sexualität oder über sexualisierte Gewalt –, dann erreicht keine Informationsveranstaltung und keine Fortbildung das gewünschte Ziel. Denn diese Einstellungen und Vorurteile sind nicht einfach durch mangelnde Information entstanden und somit nicht durch bloßes Informieren zu verändern. Die Auseinandersetzung mit eigenen Gefühlen, Befürchtungen, Erfahrungen und Einstellungen setzt innere

Bereitschaft voraus und ist ein längerfristiger Prozeß. Die schnellen, vordergründigen Erfolge, die die KritikerInnen der Diskussion über sexuellen Mißbrauch in den Medien und der öffentlichen Meinung erzielen konnten, erklären sich u.a. dadurch, daß sie an alte, gut verankerte Vorurteile anknüpfen.

Das Zurückgreifen auf Vorurteile wirkt entlastend – auch für Lehrerinnen und Lehrer. Viele, die sehr betroffen auf die Berichte über sexualisierte Gewalt in der Kindheit reagiert haben und sich dadurch sehr bedrückt und belastet fühlten, spüren deutliche Erleichterung, wenn Zeitungen und Fernsehen ihnen erlauben, wieder zu der alten Ansicht zurückzukehren, daß diese schlimmen Dinge nur selten vorkommen.

Ein großer Teil des anfänglichen Erfolges unserer Arbeit gegen sexuellen Mißbrauch konnte dadurch erreicht werden, daß die Berichte der Frauen Betroffenheit erzeugten. Sie konnten nicht mehr so leicht überhört werden, sie wurden ernst genommen. Diese Betroffenheit bedeutet aber nicht automatisch eine dauerhafte Einstellungsveränderung. Zum Gefühl muß das Begreifen und Reflexion hinzukommen, sonst erzeugt der Bericht in Spiegel-TV über die empörten Väter, denen der sexuelle Mißbrauch ihrer Töchter vorgeworfen wird, ebensolche Betroffenheit – nur daß diese dann zu Zweifeln an der Glaubwürdigkeit der Kinder und u.U. zu Rückschritten in der Kinderschutzarbeit führen kann. Werden die Rückschritte als erleichternde Rückkehr zu altbekannten Haltungen und als Rückkehr in den Schutz der großen schweigenden Mehrheit erlebt, ziehen viele Männer und Frauen diesen Weg vor. Die Konfrontation mit der gesellschaftlichen Realität sexualisierter Gewalt ist ein sehr viel unbequemerer Weg.

Das Lernen über Gewalt in Frauen- und Männergruppen erleichtert den LehrerInnen diesen mühevollen Prozeß der Selbstreflexion. Geschlechtshomogene Gruppen lassen eine sorgfältigere Auseinandersetzung mit dem Geschlechterverhältnis zu, weil sie Frauen und Männer aus dem Rückzug auf stereotype Kritik und Vorwürfe herauslocken. Die komplizierte, widersprüchliche Realität und die vielfältige Verflechtung von Macht- und Gewaltstrukturen kann freier in den Blick genommen werden als im Beisein von VertreterInnen des jeweils anderen Geschlechts. Dies ist auch der Sinn und Nutzen von Mädchen- und Jungengruppen. Die Selbsterfahrung in der LehrerInnenfortbildung war somit ein Lernen am Modell.

Ergebnis war eine deutlich erhöhte Sensibilität bei allen TeilnehmerInnen, die jedoch als Stärkung und Kompetenzerweiterung und nicht als Destabilisierung wahrgenommen wurde. Ergebnis war außerdem ein nicht konfliktfreier, aber produktiver und dynamischer Gruppenprozeß, der viel an typischen Problemen, die den LehrerInnen in der Mädchen- und Jungenarbeit begegnen, am eigenen Beispiel und im eigenen Erleben vorwegnahm. Dadurch wurden Konflikte zwischen Frauen und Männern, unausgesprochene Erwartungen aneinander, Probleme im Spannungsfeld zwischen beruflicher und geschlechtlicher Identität diskutierbar.

Im Team bestand Konsens darüber, daß Selbsterfahrung ein unverzichtbarer Teil der Fortbildung ist. Die Schwierigkeit, die Arbeit der Frauengruppe und der Männergruppe aufeinander abzustimmen, durchzog den Prozeß der Planung und Vorbereitung. Beide Gruppen hatten ihr eigenes Tempo und behandelten eigene Inhalte. In den Auswertungsgesprächen mit dem Team wurde immer wieder deutlich, daß die selbsterfahrende Arbeitsweise, die viel Offenheit der TeilnehmerInnen und die Auseinandersetzung mit sehr persönlichen Erfahrungen und schwierigen Themen einschließt, eine hohe Anforderung an die Kooperationsfähigkeit der leitenden Teamfrauen und -männer stellt, die sich häufig in der Situation befanden, „ihre" Gruppe verteidigen und vor den Angriffen der jeweils anderen Gruppe in Schutz nehmen zu sollen. Fühlten die Männer sich durch die Frauengruppe als „Täter" ausgegrenzt und angefeindet, oder fühlten die Frauen sich von den Männern ausgefragt und ausgenutzt, so mußten die Frauen und Männer im Team sorgfältig darauf achten, den Konflikt nicht zu ihrem eigenen zu machen, sondern die Gruppe bei der Klärung zu unterstützen.

Da die Diskussion über sexualisierte Gewalt, auch über den sexuellen Kindesmißbrauch, in der Bundesrepublik von Anfang an von Frauen geführt und inhaltlich wie strategisch von Frauen bestimmt war, fällt es Männern vergleichsweise schwer, sich selbstbewußt und selbstverständlich mit eigenen Beiträgen einzubringen. Die geschlechtsspezifischen Unterschiede in Informationsstand, Praxiserfahrung in der Intervention sowie Sicherheit bei Wahrnehmung und Einschätzung sexualisierter Gewalt zeigten sich auch zwischen den Lehrerinnen und Lehrern der Projektgruppe. Sie führten teilweise zu Polarisierungen in der Gruppendiskussion oder forderndem bzw. abwehrendem Verhalten zwischen Männern und Frauen. Die Konzeption der

Fortbildung ermöglichte durch den flexiblen Einsatz von Sachinformation und Selbsterfahrung, getrennter und gemeinsamer Gruppenarbeit, theoretischer sowie körperorientierter Arbeitsweisen einen produktiven und klärenden Umgang mit dieser spannungsreichen Situation. So konnte den Männern trotz ihrer relativen Unerfahrenheit und Unsicherheit mit der Thematik ein eigener Zugang ermöglicht werden, ohne daß die Frauen im Gegenzug eigene Ansprüche an die Fortbildung zu sehr hätten zurückstecken müssen. Diese Gruppenprozesse förderten eine geschlechtsspezifische Sicht auf Schülerinnen und Schüler, aber auch eine Lösung von vereinfachenden Klischees männlicher Täterschaft und weiblichen Opferseins. Teilnehmerinnen und Teilnehmern gelang es mit Unterstützung des Teams, sich gegenseitig mitzuteilen und voneinander zu lernen.

Angst – ein Thema in der LehrerInnenfortbildung

Kritik an der Fortbildung ist zum Thema Umsetzung in den Schulalltag aus den Interviews zu entnehmen. Fast alle Lehrerinnen und Lehrer hätten sich mehr konkretes Material und konkretere Handreichungen für Schulstunden gewünscht. Diese Kritik deckt sich mit einer Kontroverse innerhalb des Leitungsteams. Hier kollidieren der Anspruch der Fortbildung, Prävention als Erziehungshaltung zu vermitteln, und der Anspruch der Lehrkräfte, Themen, die mit den Schülerinnen und Schülern behandelt werden sollen, in Form von Unterrichtseinheiten aufzubereiten. Das Erstellen von Materialien war nicht Ziel des Modellversuchs, die Interviewauswertung läßt aber erkennen, daß eine Ergänzung in dieser Richtung sinnvoll ist und zusätzlich unterstützend wirkt. Dies wird durch die Ergebnisse anderer Untersuchungen (Wolfgang Mutzek 1988) bestätigt, die darlegen, daß die Wahrscheinlichkeit, innovative Vorhaben im Unterricht umzusetzen bzw. den Umgang mit Schülerinnen und Schülern wunschgemäß anders zu gestalten, bei LehrerInnen deutlich ansteigt, wenn die Umsetzung gründlich und schrittweise vorbereitet wurde. Zukünftige Fortbildungen sollten hier einen klareren Schwerpunkt setzen (vgl. auch Angela May 1997). Allerdings dürfte dieser Widerspruch nie völlig auflösbar sein, und er kann zu produktiver Auseinandersetzung führen, wenn beide Perspektiven berücksichtigt werden.

Vergleiche mit anderen Studien (Peter Jehle, Annette Lebkücher u.a. 1994) zeigen, daß die Konzeption des Modellprojekts verschiedene Elemente enthielt, die entlastend und angstreduzierend auf LehrerInnen wirken. Dies entspricht den Auswertungsergebnissen der Interviews, die zeigen, daß die Fortbildung trotz bzw. wegen ihrer Intensität stärkend wirkte und keine Überforderungsgefühle auslöste. Wichtig war, daß den Lehrerinnen und Lehrern ausreichend Spielraum gegeben wurde, um selbst zu entscheiden, wann und wie sie die Gewaltthematik in der Klasse oder Gruppe aufgreifen. Es wurden keine Patentrezepte entworfen, sondern begründete, diskutierbare Vorgaben gemacht. Pauschale Anforderungen an die TeilnehmerInnen wurden nicht gestellt, sondern individuelle Vorgehensweisen empfohlen.

Angst ist auch aus anderen Gründen Thema in der Fortbildung. In letzter Zeit wird immer wieder angesprochen, daß man doch als LehrerIn immer „mit einem Bein im Gefängnis" stehe, da so viel von Falschbeschuldigungen die Rede sei. Gleichzeitig entstehen Sorgen durch Medienberichte über PädagogInnen, die Mädchen oder Jungen beim Aufdecken des sexuellen Mißbrauchs begleitet haben und denen danach schwere Irrtümer und Fehler vorgeworfen wurden. Diese Ängste brauchen einen Platz in der sachlichen Auseinandersetzung, damit sie nicht mögliches Engagement untergraben.

Die Gegenreaktion auf die Veröffentlichung sexualisierter Gewalt gegen Mädchen und Jungen ging vom traditionellen „Blaming the Victim" aus, was bedeutete, daß den Kindern, vor allem den Mädchen, die Schuld daran gegeben wurde, daß sie sexuell mißbraucht worden waren. Sie hätten durch ihr aufreizendes und widersprüchliches Verhalten den Täter herausgefordert. Er habe nun einmal „nicht anders gekonnt". Als dieses Vorurteil nicht mehr ohne weiteres haltbar war, was vorwiegend der Selbsthilfebewegung zu verdanken ist, fand sich eine neue Variante der Schuldverschiebung: das von einer bestimmten Rezeption der Psychoanalyse und von verschiedenen familienorientierten Ansätzen gestützte „Blaming the Mother": Nun war es die Mutter, die angeblich im Grunde die Schuld trug. Sie liebte zu viel oder zu wenig, lehnte Sexualität ab oder war sexuell hörig, war keine schützende Mutter oder keine loyale Ehefrau. Diese Klischees, die nicht nur bei den Tätern, sondern auch in Fachkreisen offene Ohren fanden, sind in letzter Zeit wieder ersetzt worden, weil sich zeigte, daß auch die Situation der Mütter zunehmend differenzierter gesehen wurde. Zur Zeit haben wir es mit einem „Blaming the Assistant" zu tun, der Beschuldigung der PädagogInnen,

BeraterInnen und TherapeutInnen. Sie arbeiten angeblich mit falschen Methoden, verfolgen eigene Karriereinteressen und scheuen nicht davor zurück, die Mädchen oder Jungen einer Gehirnwäsche zu unterziehen, nur um sexuellen Mißbrauch konstatieren zu können. Die Strategie des „Blaming the Assistant" läßt die Verunsicherung sehr wirkungsvoll da ansetzen, wo Mädchen und Jungen bislang am ehesten auf Unterstützung hoffen konnten. Daraus folgt, daß LehrerInnen konkrete Informationen darüber brauchen, was sie im Rahmen ihrer Handlungskompetenz an der Institution Schule sinnvoll tun können und wo sie ihre Grenzen sehen müssen. Ein Grundwissen über gesetzliche Rahmenbedingungen, Interventionsregeln und Kooperationsverfahren schafft zusätzliche Sicherheit, ebenso wie die Einbindung in Arbeitskreise und Vernetzungsrunden.

Konflikte in der LehrerInnenfortbildung

Hier sollen eingangs vier Konfliktlinien erwähnt werden, die die Arbeit im Leitungsteam ebenso wie im Gesamtmodell durchzogen haben. Sie sind nicht scharf voneinander trennbar, überschneiden und verbinden sich und sind eher analytisch einzeln zu betrachten. Es handelt sich um Konflikte

→ zwischen LehrerInnen und Nicht-LehrerInnen
→ zwischen Theorie und Praxis (gemeint ist hier der Schulalltag)
→ zwischen wissenschaftlich orientiertem Lernen und Selbsterfahrung
→ zwischen Frauen und Männern.

Diese Konfliktlinien eröffnen eine Fülle von Möglichkeiten, Kränkungen, Mißerfolge, verletzte Eitelkeit oder enttäuschte Erwartungen von der Gefühls- auf die Sachebene zu verschieben bzw. von sich selbst auf andere zu projizieren (vgl. Friedemann Schulz von Thun 1994).

Deshalb war es kein Zufall, daß Kommunikationsprobleme im Team und in der Projektgruppe immer wieder Thema waren. Die Tatsache, daß diese Konfliktlinien sowohl im Team als auch in der Gruppe sichtbar wurden, spricht dafür, daß sie zentrale Konflikte in der Fortbildung von LehrerInnen und in der Auseinandersetzung mit sexualisierter Gewalt darstellen und bei Planung und Durchführung weiterer Qualifizierungen berücksichtigt werden sollten. Je klarer die Haltung der Leitenden zu diesen Konflikten war, desto besser gelang deren Diskussion in der Projektgruppe. Bot sich z.B. die Linie zwischen LehrerInnen und Nicht-LehrerInnen an, um Autoritätskonflikte mit dem Leitungsteam in eine „sachliche" Verpackung zu stecken, so war die Linie zwischen Frauen und Männern geeignet, um inhaltliche, fachliche Kontroversen zu „politisieren".

Eine kritische und persönliche Erfahrungen einbeziehende Auseinandersetzung über sexualisierte Gewalt wird beeinflußt durch die polarisierende und belastende Qualität der Inhalte. Im Gespräch zwischen Männern und Frauen über dieses Thema spielen ständig Zuschreibungen und Selbstkonzepte von Opfersein und Täterschaft eine Rolle und führen zu hohen Empfindlichkeiten bis hin zu Mißtrauen. Frauen versetzt das Bewußtsein von männlichem Dominanzanspruch und einer Vielzahl subtiler Gewalterfahrungen in Alarmbereitschaft (vgl. Hedda Herwig 1992). Bei Männern führt die spezifische Verunsicherung, sich wie auf der Anklagebank zu fühlen, zu Rückzugstendenzen und zum Teil aggressiven Gegenreaktionen.

Die verschiedenen strukturellen, gesellschaftlichen Konfliktebenen, die hier in der persönlichen Beziehungsaufnahme innerhalb von Projektgruppe und Modell mitspielten, müssen kontinuierlich beleuchtet werden, damit sie nicht zu verwirrenden wechselnden Solidarisierungen auf unterschiedlichen Ebenen führen, ohne daß die Beteiligten sich dessen bewußt sind. Hier ist regelmäßige Supervision erforderlich.

Die Perspektive: Einbindung von Prävention sexualisierter Gewalt in andere Themenkomplexe

Prävention sexuellen Mißbrauchs ist weniger ein separates Thema als ein spezifischer Aspekt, den in breitere Themenkomplexe zu integrieren sinnvoll ist. Es entsteht leicht der Eindruck – bei LehrerInnen ebenso wie bei SchülerInnen – daß in der Schule eine immer länger werdende Liste von gesellschaftlichen Problemen abgearbeitet oder abgehakt werden soll. Dazu gehören Themen wie AIDS, Drogen, Gewalt – Themen, denen z.B. vom „Europäischen Netzwerk gesundheitsfördernder Schulen", mit dem PETZE zusammenarbeitet, entsprechende Bedeutung zugemessen wird. Sexualisierte Gewalt als ein zusätzliches Thema auf dieser Liste zu betrachten würde sicher dazu führen, es als zusätzliche Belastung zu empfinden. Sinnvoller ist es, diese Problematik als mit den anderen Themen sehr eng verbunden wahrzunehmen. Sie sollte u.a. zur Sprache kommen, wenn es um die Auseinandersetzung mit Betäubungsmitteln geht, denn die Forschung geht davon aus, daß 80 Prozent der Frauen, die von illegalen Drogen abhängig sind, als Mädchen sexuell mißbraucht wurden (Gabriele Tergeist 1996, S. 6).

Grundsätzlich ist die Integration der Prävention sexualisierter Gewalt in den Bereich der Gesundheitsförderung sehr sinnvoll: Sexueller Mißbrauch schädigt physisch und psychisch, schafft eine Vielzahl von gesundheitlichen und sozialen Folgeproblemen und kann das Leben der Betroffenen nachhaltig und dauerhaft beeinträchtigen. Darüber hinaus entstehen hierdurch erhebliche Kosten, nicht nur für die einzelnen Betroffenen, sondern auch für die Allgemeinheit: bei der Versorgung von psychosomatischen Krankheiten, der Finanzierung von Therapien, bei Heimunterbringung usw. Trotzdem gelingt es der Öffentlichkeit und den Verantwortlichen – auch der Schule – bisher, sexualisierte Gewalt gegen Mädchen und Jungen als individuelles Problem oder als familiäres Problem auszugrenzen. Es wird nicht für öffentliche altersgemäße, geschlechtsspezifische und qualifizierte Information gesorgt. So warnt das zuständige Bundesministerium vor der schädigenden Wirkung von Nikotin, es hat aber nie eine vergleichbare Öffentlichkeitsarbeit gegeben, die unmißverständlich benannt hätte, daß sexualisierte Gewalt gesundheitsschädlich ist, daß also diejenigen, die vergewaltigen und mißbrauchen unmittelbar und dauerhaft Schaden an der Gesundheit anderer anrichten. Ebensowenig werden die Geschädigten aufgefordert, ihre Gesundheit zu schützen.

Der Körper gilt offenbar nur im Kontext mit ausgewählten Gefährdungen als schützenswertes Gut. Hier spielt die unklare Einschätzung sexualisierter Gewalt eine Rolle, die meist nicht eindeutig als Gewalt anerkannt und bezeichnet wird.

Obwohl es eine Binsenwahrheit zu sein scheint, daß Gewalt die Gesundheit schädigt, ist dies offenbar kein Thema für die präventive Arbeit von Ministerien, Krankenkassen oder der Bundeszentrale für gesundheitliche Aufklärung, die in anderen Fällen viel Präventionsmaterial für die Zielgruppe der Kinder und Jugendlichen zur Verfügung stellen.

Eine Integration des Themenkomplexes Gewalt im Geschlechterverhältnis und sexualisierte Gewalt in Kindheit und Jugend in den Unterricht, der sich gesundheitlicher Prävention zuwendet, wäre sehr zu begrüßen. Die durch die Gewalt erzeugten gesundheitlichen Beeinträchtigungen und

Schädigungen sind oft für diejenigen, die mißhandelt, vergewaltigt oder sexuell mißbraucht werden, der offenkundigste Anlaß, Unterstützung zu suchen. Aus der Praxis der Mädchenhäuser und Mädchenzufluchtsstellen werden in ganz ähnlicher Weise, wie es uns aus den Frauenhäusern bekannt ist, der Körper und seine Beschwerden als vorrangiges Problem genannt. Die Mädchen klagen über eine Vielzahl von gynäkologischen Beschwerden, unspezifischen psychosomatischen Schmerzen sowie den körperlichen Folgen von Angst, Depressivität und Suizidalität. Ihre Gesundheit ist nicht nur gefährdet, sondern unmittelbar angegriffen, die Sorge für den Körper und das Wahr- und Ernstnehmen seiner Bedürfnisse ist präventive Arbeit. Aber damit hat sich das Problem nicht erschöpft. Anzusetzen im präventiven Sinne ist auch beim Gesundheitsverständnis der Mädchen. Sehr oft verstehen sie sich dann als gesund – damit ist gemeint: nicht durch den sexuellen Mißbrauch geschädigt –, wenn sie Geschlechtsverkehr zulassen können, ohne in Panik zu geraten. Gelingt es ihnen nicht, diesen Maßstab ihres Gesundheitsverständnisses zu ändern, werden sie sich immer wieder für die Bedürfnisse von Männern funktionalisieren lassen, ohne ihre eigenen kennenzulernen, nur um den Beweis zu erbringen, daß die Gewalt sie nicht kaputtgemacht hat. Dies kann zu vielfältiger Reviktimisierung führen. Deshalb ist Prävention in diesem Bereich dringend und z.B. im schützenden Rahmen von Mädchen- und Jungengruppen in der Schule auch sehr gut möglich.

Prävention sexualisierter Gewalt wäre ebensogut in Diskussionen über politische Gewalt bzw. generell Gewalt als Durchsetzungsmittel eigener Wünsche und Interessen einzubinden, da es sich in beiden Fällen um gesellschaftlichstrukturell verankerte Gewalt und um die gewaltsame Ausgrenzung und Erniedrigung Schwächerer handelt mit dem Ziel, daß sich die Gewalttäter bzw. -täterinnen aufwerten und stabilisieren können. Soziale Gruppen, wie z.B. Männer und Frauen, Mehrheiten und Minderheiten, treten sich als „verletzungsmächtig" bzw. „verletzungsoffen" gegenüber (Theresa Wobbe 1993). In beiden Fällen geht es nicht um individuelle Überlegenheit oder Körperkraft, sondern um einen gesellschaftspolitischen Kontext von Macht. Männer und Frauen können je nach Kontext sowohl zu den Verletzungsoffenen wie auch zu den Verletzungsmächtigen zählen, bzw. – und das ist die spezifische Schwierigkeit – beides zugleich darstellen. Frauen, im Geschlechterverhältnis Verletzungsoffene, partizipieren an der Macht, z.B. als

Einheimische gegenüber ausländischen Frauen und Männern bzw. unser Thema betreffend als Erwachsene gegenüber Kindern. *Alle* diese gesellschaftlichen Hierarchien als politische Verhältnisse zu verstehen und die innerhalb dieser Hierarchien ausgeübte Gewalt ebenso politisch zu begreifen würde der Prävention sexualisierter Gewalt gegen Kinder und gegen Frauen einen anderen Rahmen verleihen. So wäre sie ein gleichermaßen wichtiges Thema im Sozialkundeunterricht, denn die Verletzung des Rechts auf körperliche Unversehrtheit von Kindern und Frauen und des Rechts auf sexuelle Selbstbestimmung wäre in den Lehrplänen mit anderen Fragen der inneren Sicherheit gleichgestellt. Dies wäre ein wichtiger Beitrag der Schule zur Förderung der Geschlechterdemokratie.

Eine Integration der Thematik sexualisierte Gewalt in die Sexualpädagogik wird kontrovers diskutiert. Einerseits gilt es inzwischen als Standard der didaktischen Planung, daß die Information über und Auseinandersetzung mit allen Fragen zu Sexualität, Beziehung und Liebe am Anfang stehen sollten und die Information über sexualisierte Gewalt der zweite Schritt ist. Viele LehrerInnen möchten sich durch die Schwere, die das Gewaltthema in ihren Unterricht bringt, das schöne Thema Sexualität, Lust, Liebe nicht kaputtmachen lassen. Zu bedenken ist aber, daß in unserer Gesellschaft Sexualität und Gewalt oft eng miteinander verflochten sind. Es ergibt keinen Sinn, unkritisch ein beschönigendes Bild von Sexualität zu präsentieren, da dieses Vorgehen nur die Konflikte unausgesprochen ließe. Die Forschung über sexualisierte Gewalt zeigt überdeutlich: Das, was viele Jungen und Männer als ihre Lust und ihr Begehren erleben, schließt Gewalttätigkeit ein (Carol Hagemann-White 1994, S. 28). Damit korrespondiert das Bild, das Mädchen und Frauen von Sexualität haben. Es ist erschreckend, wieviel Gewalt in der Sexualität Mädchen ganz selbstverständlich akzeptieren. Im Unterricht sollte es auch darum gehen, wie die Jugendlichen ihre Beziehungen gestalten, was sie unter Sexualität und Liebe verstehen wollen und von ihren BeziehungspartnerInnen erwarten. Hier setzen wiederum geschlechtsspezifische pädagogische Konzepte an.

Erst die Information – dann die Praxis

Eine Qualifikation von Lehrerinnen und Lehrern nach der Konzeption des Modellversuchs „PETZE – parteiliche Prävention in der Schule" kann einen innovativen Beitrag zur Prävention sexualisierter Gewalt gegen Mädchen und Jungen und zur Vermeidung von Sekundärschädigungen in mehrerer Hinsicht leisten:

→ indem Lehrerinnen und Lehrer unterstützt und angeleitet werden, sich die Fähigkeit zu erarbeiten, innerhalb des institutionell festgelegten Rahmens der Schule mit ihren Regeln und Zwängen den Schülerinnen und Schülern Prävention als eine veränderte Erziehungshaltung deutlich zu machen

→ indem sie auf die Institution Schule verändernd einwirken und z.B. damit beginnen, kleine geschlechtshomogene Freiräume für Mädchen und Jungen herzustellen und die SchülerInnen anzuleiten, sich ihrem Alter gemäß im Rahmen des Erwachsenwerdens mit ihrem Selbstverständnis als Mädchen oder Jungen, mit Sexualität und sexualisierter Gewalt auseinanderzusetzen

→ indem sie damit beginnen, Kolleginnen und Kollegen für die praktische Kooperation im Schulalltag zu gewinnen, um Selbstbewußtsein und soziales Verhalten bei Schülerinnen und Schülern zu fördern (z.B. in Mädchen- und Jungengruppen oder geschlechtsgetrennten Unterrichtsstunden)

→ indem sie darauf achten, ihre Möglichkeiten zur Prävention und Intervention innerhalb der Institution Schule realitätsadäquat einzuschätzen, ihr Engagement für Mädchen und Jungen durch eine Vernetzung über die Schule hinaus zu stärken und Burnout-Gefährdung vorzubeugen.

Ein Ergebnis des Modellversuchs ist, daß die gemeinsame Teilnahme zweier Lehrkräfte aus einer Schule sich bewährt hat und daß die Vermittlung der Thematik sexualisierte Gewalt an das Kollegium nicht den TeilnehmerInnen überlassen, sondern von der Projektleitung routinemäßig übernommen und konzeptionell in der Fortbildung verankert werden sollte.

Als Bedingungen für eine möglichst erfolgversprechende Durchführung von Mädchen- und Jungenstunden bzw. von Projektvorhaben mit ganzen Klassen zum Thema sexualisierte Gewalt, Sexualität bzw. Geschlechterverhältnis ergibt die Auswertung der abschließenden Interviews eine einhellige Tendenz: Anleitung durch eine Lehrerin und einen Lehrer, die den

SchülerInnen bereits bekannt und vertraut ist; angenehme, gemütliche Räume, die voneinander getrennt bzw. geschlossen werden können; kein 45-Minuten-Takt für diese Arbeit, sondern zumindest Doppelstunden, möglichst Randstunden am Ende eines Schultages.

Festgehalten werden kann, daß die begleitete Qualifizierung darin erfolgreich war, den Lehrerinnen und Lehrern umfangreiche Kenntnisse über sexualisierte Gewalt und flexible und vielfältige Handlungsstrategien für präventive Arbeit gegen sexualisierte Gewalt zu vermitteln. Außerdem wurden die Lehrerinnen und Lehrer mit Erfolg dazu angeregt und dabei unterstützt, Prävention nicht als neues Unterrichtsfach, sondern als Erziehungshaltung zu verstehen, die eine Auseinandersetzung mit der eigenen Person voraussetzt, um eine Handlungskompetenz zu entwickeln, die in den Unterricht einfließt, ihn inhaltlich und äußerlich verändert.

Ein Ergebnis ist ferner, daß alle Initiativen, die Spielräume innerhalb von Lehr- und Zeitplänen schaffen, die Freiräume für Gruppenarbeit in den Klassen frei von vorgeschriebenen Lehrinhalten einräumen, die die Aufteilung in Mädchen- und Jungengruppen zulassen und die Kooperation von Lehrerinnen und Lehrern in diesem Rahmen fördern, einer präventiven Erziehungshaltung und Schulatmosphäre zuträglich sind. Die Praxis der qualifizierten Lehrerinnen und Lehrer nach dem Modellversuch zeigte, daß präventive Ansätze der hier vermittelten Art praktikabel und in den schulischen Alltag sinnvoll zu integrieren sind, wenn die Institution die notwendige Flexibilität aufbringt.

Die Arbeit der PETZE hat beispielhaft einen möglichen Weg gezeigt, wie Lehrkräfte sich in der Auseinandersetzung mit der gesellschaftlichen Wirklichkeit und der eigenen Sozialisation Wege einer parteilichen, präventiven Unterstützung von Mädchen und Jungen erarbeiten können. Die weitere Arbeit wird zeigen, ob dieser Ansatz in der Institution Schule verankert werden kann und weitere sozialpolitische Konsequenzen haben wird, die über bloße Absichtsbekundungen hinausgehen. Die Bereitschaft, persönlich und beruflich viel zu investieren, um für Mädchen und Jungen etwas zu verändern, ist bei vielen Lehrerinnen und Lehrern nachweislich gegeben.

Nach Abschluß des Modellversuchs setzte die Diskussion über die Ergebnisse ein. Internationale Erfahrungen und Meinungen wurden im Rahmen eines Europäischen Workshops einbezogen (PETZE 1997). Neue Arbeitsansätze und methodische Konzepte wurden diskutiert. Inzwischen sind einige klare Perspektiven für die weitere Arbeit an der Konzeption schulischer Prävention von sexualisierter Gewalt auszumachen:

→ Es besteht die Notwendigkeit, die einzelnen Schritte der Fortbildung für Lehrerinnen und Lehrer didaktisch-methodisch zu konkretisieren, ihre Umsetzung für die FortbildungsteilnehmerInnen in die Logik schulischer Curricula zu transponieren und so die Realisierbarkeit von Prävention im Alltag der Schule zu vermitteln. Auf diesem Gebiet ist inzwischen wegweisend gearbeitet worden (vgl. Angela May 1997). Je konkreter diese Vermittlung gelingt, desto höher ist erfahrungsgemäß die Bereitschaft bei LehrerInnen, mit der praktischen Arbeit zu beginnen, die Auseinandersetzung mit Mädchen und Jungen zu führen, innovative Methoden zu erproben, statt unsicher auf die nächste Fortbildung zu warten, von der dann endgültige Sicherheit erhofft wird. Zur Vermittlung von Sicherheit im Umgang mit präventiven Inhalten und Methoden gehören auch das Ausprobieren und Einüben sowie das Erlernen von Methoden der Selbstevaluation und der Hospitation.

→ Es besteht die Notwendigkeit, die Qualifizierung von Lehrerinnen und Lehrern voranzubringen, indem Wege der politischen Implementierung der Thematik in die LehrerInnenausbildung und -fortbildung beschritten werden und die Integration der Thematik in Lehrpläne vorangetrieben wird. Ohne die Unterstützung der Institution und der entsprechenden Gremien und Ministerien bleibt Prävention Privatinitiative und damit gesellschaftsweit gesehen ein Tropfen auf den heißen Stein. Da Prävention ein Prozeß ist, der Geduld und langen Atem in der pädagogischen Praxis erfordert und der sich kurzfristiger politischer Logik entzieht, ist der politische Wille zur Veränderung die Voraussetzung dafür, daß engagierte LehrerInnen immer wieder die Energie aufbringen, neben allem, was ihnen ohnehin abverlangt wird, auch die Problematik der Gewalt und insbesondere der sexualisierten Gewalt zu thematisieren. In diesem Sinne sind eine politische Lobbyarbeit, aber auch die Fortbildung von SchulleiterInnen sinnvoll und Voraussetzungen für jede weitere Arbeit.

→ Es besteht die Notwendigkeit, die Erfahrungen und Einstellungen von

Schülerinnen und Schülern zu den Konzepten schulischer Prävention von sexualisierter Gewalt anzuhören. Eine Akzeptanz und aktive Unterstützung dieser Inhalte durch die Schülerschaft würde die Realisierung innerhalb der Schulen erleichtern. Gleichzeitig ist es ein wichtiger Schritt der Evaluation, Mädchen und Jungen zu befragen, ob die angebotene Information und die beschriebenen Wege der Hilfesuche mit ihren Alltagserfahrungen und jeweiligen subjektiven Möglichkeiten zusammentreffen. Eine begleitende Forschung, die die Perspektive derjenigen erfaßt, denen Hilfe angeboten werden soll und um deren Leben es geht, schließt eine große Lücke in der Konzeptionsentwicklung.

→ Es besteht die Notwendigkeit der Einbeziehung der Elternschaft, insbesondere der Mütter, als dritte Kraft in die Schule.

→ Es besteht die Notwendigkeit eines Austauschs über Konzeptionen und Erfahrungen in den Staaten Europas. Die Vereinheitlichung von Regelungen im Rahmen der EU entwickelt sich, und es ist sinnvoll, sich rechtzeitig mit fachlichen Argumenten an diesem Prozeß zu beteiligen (vgl. PETZE 1997). Der Austausch unter Präventionsexpertinnen und SchulpraktikerInnen der verschiedenen Staaten kann dazu beitragen, daß eine Orientierung an dem Stand der Präventionsarbeit in den Staaten stattfindet, die bereits über gut entwickelte und evaluierte Konzeptionen verfügen (z.B. die Niederlande), und daß SchülerInnen und LehrerInnen anderer Länder davon profitieren. In einem geplanten Kooperationsprojekt will das Team der PETZE gemeinsam mit KollegInnen in fünf europäischen Ländern diesen Austausch zur Erarbeitung europäischer Standards in der schulischen Prävention auf den Weg bringen.

LITERATUR

Enders-Dragässer, Uta und Claudia Fuchs (Hg.)
1991: *Frauensache Schule,* Frankfurt/Main

Hagemann-White, Carol
1994: „Gewalt ohne Ende? Feministische Wege zum Ausbruch", in: *DPWV-Landesverband Hessen (Hg.), Gewalt ohne Ende. Welche Perspektiven gibt es aus feministischer Sicht? Tagungsdokumentation,* Frankfurt/Main

Herwig, Hedda

1992: *Sanft und verschleiert ist die Gewalt.*
Ausbeutungsstrategien in unserer Gesellschaft, Reinbek

Jehle, Peter, Annette Lebkücher u.a.

1994: „Ursachen berufsbezogener Ängste von Lehrerinnen
und Lehrern aus Lehrersicht", in: *Zeitschrift für internationale
erziehungs- und sozialwissenschaftliche Forschung 11*, S.141

Koch-Priewe, Barbara und Dietlind Fischer

1993: „Frauen in der Lehrerfortbildung.
Ein Beitrag zur didaktischen Spurensuche", in: *Edith Glumpler,
Erträge der Frauenforschung für die Lehrerinnenbildung*, Bad Heilbrunn

Kruse, Anne-Mette

1997: „The Use of Single-Sex-Settings as Part of Preventive
and Empowering Pedagogy in Schools",
in: *Documentation of the European Workshop*, Kiel

May, Angela

1997: *Nein ist nicht genug. Prävention und Prophylaxe.*
Inhalte, Methoden und Materialien zum Fachgebiet sexueller Mißbrauch,
Ruhnmark

Mutzek, Wolfgang

1988: *Von der Absicht zum Handeln – Rekonstruktion und Analyse*
subjektiver Theorien zum Transfer von Fortbildungsinhalten
in den Berufsalltag, Weinheim

PETZE – schulische Prävention sexualisierter Gewalt gegen Mädchen und Jungen (Hg.)

1996: *Nur keine Panik! Beiträge zur LehrerInnenfortbildung*, Kiel
1997: *Documentation of the European Workshop on the Prevention*
of Sexual Violence Against Girls and Boys in School, Kiel

Schulz von Thun, Friedemann

1994: *Miteinander reden –*
Störungen und Klärungen, Reinbek

Tergeist, Gabriele

1996: „Total verrückt oder spinnt sie nur rum? –
Frauen, Risikofaktoren und psychische Erkrankungen.
Perspektiven für die Begleitung und die Gesundheitsförderung
in der Gemeinde", in: *Dokumentation Netzwerk Frauen/Mädchen*
und Gesundheit Niedersachsen, S. 4-16, Hannover

Wobbe, Theresa

1993: „Die Schwelle des Körpers. Rasse und Geschlecht",
in: *Feministische Studien 11, Nr. 2*

Norbert Remus

... UND WENN ES MEIN KOLLEGE IST?

Stellen Sie sich folgende Situation vor:

Sie arbeiten seit über 20 Jahren an einer Gesamtschule. Fixe Rech-
nerInnen und politisch helle Köpfe schließen sofort auf eine/n Lehrer/in
der Spät-68iger-Generation. Es war damals eine Zeit des Umbruchs in vieler
Hinsicht. Sie waren voller neuer Ideen, und Sie hatten Glück, denn eine ganze
Generation war angetreten, um das „Alte" auszukehren, und dazu gehörten
auch die „Alten". Ein paar wenige blieben zwar noch, aber der Großteil des
Kollegiums bestand aus LZAs (LehrerInnen zur Anstellung), so hieß das
damals. Mit viel Schwung gestaltete das Kollegium gemeinsam die Schule
im Sinne der SchülerInnen neu: Methoden, Inhalte und Ziele. Sie hatten noch
viel Zeit: Keine eigenen Kinder die Ihrer bedurften, kein Haus, keine Eigen-
tumswohnung, die Sie zum Steuerberater nötigte, und schon gar kein Haus
auf Malta, wo Sie mal wieder nach dem Rechten sehen mußten. Kurz und
gut, Sie verbrachten viel Freizeit miteinander beim Skatspielen und Kegeln,
auf Festen und Kollegiumsfahrten, auf politischen Versammlungen und
Gewerkschaftssitzungen, im Urlaub und beim Sport. Da viele noch LZAs
waren, folgten Prüfungen, Staatsexamen und darauf selbstverständlich
Feiern. Dabei lernten Sie einander näher kennen und wurden vertrauter.
Freundschaften und Beziehungen entstanden.

Mit den Jahren wurden die meisten Ihrer KollegInnen ruhiger und
gelassener, machten Abstriche – nicht alle Ziele ließen sich erreichen. Die
Beziehungen der einzelnen KollegInnen zueinander wurden intensiver und
führten manchmal sogar bis zum Altar. Sie erlebten gemeinsame Klassen-

141

fahrten, führten Projekttage durch oder betreuten SchülerInnen im Praktikum. Und dann kam die Zeit der rauschenden Feste: Hochzeiten, Geburten, Hauskauf. Aber auch Abstürze blieben nicht aus: Todesfälle, Scheidungen, Konkurrenzen. All das band das Kollegium enger aneinander.

→ Schnitt

Stellen Sie sich nun vor: Sie gehören zu dem oben beschriebenen Kollegium und haben sich eine gewisse Distanz und Kritikfähigkeit bewahrt. Eines Tages fallen Ihnen Verhaltensweisen an Kollege Werner Note auf, die Sie nicht sofort einordnen können: Sie sind unüblich und häufen sich, und sie werden durch Äußerungen von SchülerInnen ergänzt:

→ SchülerInnen beschweren sich über die Distanzlosigkeit des Musiklehrers. Er zwingt sie im Musikunterricht, mit ihm Lambada zu tanzen, und kommt ihnen dann körperlich unangenehm nahe.

→ Er fragt eine Schülerin vor der Klasse, wie ihr denn der Kinobesuch mit ihm gefallen habe, obwohl es solch eine Verabredung gar nicht gegeben hat.

→ Er wirft Schülerinnen im Unterricht Handküsse zu.

→ Er benennt sie als "mein Schätzchen".

Sind Sie schon einmal von jemandem zum Tanzen aufgefordert worden, der Ihnen unangenehm war und Sie trauten sich nicht, „NEIN" zu sagen? Dann können Sie sich die Situation vielleicht vorstellen.

→ Schnitt

Als Leserin haben Sie es vermutlich selber schon erfahren, daß Ihnen in eindeutiger Weise hinterhergepfiffen wurde, oder anzügliche, laszive Bemerkungen über Sie oder ihren Körper gemacht wurden. Nun gibt es Lehrer, die diese Form von verbalen Übergriffen zu ihrem Unterrichtsstil erkoren haben, z.B. Georg Reck:

→ Er sagt im Sportunterricht zu einer Schülerin: „Du sollst hier nicht den Boden bumsen, sondern Liegestütze machen."

→ Gegenüber einer türkischen Schülerin äußert er: „Wir sind hier nicht im türkischen Puff", weil sie beim Sport nicht die erwartete Leistung erbringt.

→ „Frauen gehören hinter den Herd" ist seine oft verkündete Devise im Hinblick auf Frauen und Mädchen.

→ „Benimm dich nicht wie eine Sacklaus", oder: „Bewegt eure Ärsche!", oder: „Verpißt euch!" So kommentiert er Verhalten von SchülerInnen, das in seinen Augen unangemessen ist.

→ „Du Wichser", „Schlampies", „notgeile Tussis" sind seine Anredeformen für SchülerInnen des 7. Jahrganges.

→ Als eine Schülerin im Sportunterricht Mühe hatte, unter einer Bank durchzukriechen, sagt er: „Schieb nicht immer alles auf deine großen Titten."

Als Leserin erinnern Sie sich wahrscheinlich, wie Ihnen zumute war, wenn ein Mann abfällige Bemerkungen über Ihren Körper machte. Waren Sie verletzt, beschämt oder wütend? Konnten Sie sich gegen diese verbalen Übergriffe wehren? Wie wird es wohl einer pubertierenden Schülerin im koedukativen Sportunterricht ergehen, wenn sie vor der Klasse heruntergeputzt wird? Der Lehrer hat die Lacher auf seiner Seite, er hat die „Verliererinnen" beschämt und zum Schweigen gebracht. KollegInnen, die so handeln, spalten die Klassengemeinschaft: Die einen lieben sie, die anderen hassen sie.

Auch wenn Ihre Vorstellungskraft schon ziemlich strapaziert ist, einen Kollegentyp müssen sie noch kennenlernen: Hans Zahl.

→ Der Kollege trainiert eine Mädchen-Fußballgruppe und fährt mit dieser, ohne weibliche Begleitung, in ein Wochenendlager. Dabei entstehen Fotos, die ihn mit dem Kopf im Schoß eines Mädchens liegend zeigen, während er von einer anderen Schülerin mit Weintrauben gefüttert wird. Hier stand wohl Julius Cäsar Pate. Diese Fotos zeigt er im engeren Kollegiumskreis herum und erhält den Rat, diese Bilder vielleicht doch besser nicht weiter zu verbreiten, man könnte ja „sonstwas" von ihm denken.

→ Er bemüht sich intensiv um die Information, ob Klassenfahrten zwingend mit Begleitung eines Lehrers *und* einer Lehrerin durchgeführt werden müssen.

→ Er hat Mühe im Umgang mit selbstbewußten Kolleginnen, weil er stur ist und immer seine Position durchsetzen will, was ihm bei Ihnen selten gelingt.

→ Selbstbewußte SchülerInnen und solche, die ihn nicht mögen, lehnt er rundheraus ab, haßt und bekämpft sie mit Mitteln, die ihm als Lehrer zur Verfügung stehen: Disziplinierung und Notendruck.

→ Er verschenkt einen Computer in seiner Klasse. Nicht zur gemeinsamen Nutzung aller, sondern speziell an zwei Schülerinnen. Diese instruiert er vorher bei sich zu Hause über dessen Nutzung.

→ Er bietet kostenlosen Nachhilfeunterricht für einzelne SchülerInnen an und führt ihn sowohl in der Schule als auch bei sich zu Hause durch. Über Schülerinnen wird erzählt, daß sie bei diesem Kollegen im Bett herumgehopst sind und er nicht dagegen einschritt.

→ Er hat eine Stammkneipe, in die SchülerInnen gezielt gehen, wenn sie wollen, daß er ihnen „einen ausgibt". Manchmal lädt er sie darüber hinaus zu Kaffee und Kuchen oder zur Pizza ein.

→ Er entläßt eine Klasse während der Unterrichtsstunde, um eine Schülerin mit Kopfschmerzen im eigenen Pkw nach Hause zu fahren. Dies widerspricht eindeutig einem Konferenzbeschluß.

→ Er schließt sich mit zwei Schülerinnen während der großen Pause im Klassenraum ein. Zur Rede gestellt, erklärt er, die anderen SchülerInnen würden ihn bei einem Gespräch stören. Doch es ist große Pause und alle SchülerInnen sind auf dem Hof. Vor dem Klassenraum steht eine Aufsicht. (Während der großen Pausen werden ausgewählte Bereiche des Schulhofes und -gebäudes durch LehrerInnen beaufsichtigt.)

→ Dieser Kollege wird immer wieder mit einzelnen SchülerInnen in "stillen Ecken" der Schule angetroffen. Er hat die Angewohnheit, den SchülerInnen körperlich sehr nahe zu kommen und umfaßt sie manchmal. SchülerInnen beschweren sich über dieses distanzlose Verhalten und empfinden es als unangenehm.

→ Eine Schülerin berichtete, sie habe gesehen, wie er nackt durch die Turnhalle lief.

→ Er geht manchmal auf das Mädchen-WC, um sich die Hände zu waschen. SchülerInnen antworten auf die Frage, warum er das nicht auf dem Jungen-WC mache: „Dort gibt es doch nichts zu sehen."

→ Er macht gegenüber Mädchen und hinter ihrem Rücken „anzügliche" Bemerkungen.

→ SchülerInnen äußern immer wieder, er habe zu einzelnen von ihnen „Beziehungen" unterhalten.

→ **Schnitt**

Vielleicht brauchen Sie sich das alles auch gar nicht vorzustellen, weil Sie schon ähnliche Beobachtungen an Ihrer eigenen Schule gemacht haben. Vielleicht haben Sie das alles bisher nicht so ernst genommen oder wußten nicht, was Sie davon halten und wie Sie damit umgehen sollten. Vielleicht haben Sie auch schon den Satz gehört: **An jeder Schule gibt es doch einen, der dafür bekannt ist.** Sollte es an dieser fiktiven Schule gleich drei geben? „Das ist doch alles übertrieben; das ist kaum zu glauben! Jede/r macht mal eine Bemerkung, die 'übers Ziel' hinausschießt, aber das passiert eher im Affekt. Der Kollege sollte einfach besser aufpassen, damit man ihm nichts nachsagen kann, es ist sicherlich nicht so gemeint."

Wir erinnern uns an den Anfang: Das Kollegium kennt sich doch schon so lange. Es kann sich keine/r vorstellen, daß da tatsächlich jemand handfeste Absichten zu sexuellen Übergriffen im Sinn haben soll. Dennoch ist es Realität.

Inzwischen bin ich ziemlich sicher, Sie haben sich bei manchen Kollegen auch schon einmal Gedanken über bestimmte Verhaltensweisen gemacht. War das vielleicht bei einem neuen Kollegen, den Sie nicht so gut kennen oder der Ihnen nicht sonderlich sympathisch ist? Fehlt er viel, und sind Sie dadurch zu Mehrarbeit gezwungen? Gibt es Differenzen zwischen ihm und der Schulleitung? Ist er etwa nicht in der Gewerkschaft? Haben Sie vor ein paar Tagen eine Wodka-Flasche in seinem Fach gesehen? Würden Sie diesem Kollegen übergriffiges Verhalten eher zutrauen, weil er Ihnen fremd ist? Nehmen wir an, Sie vergewissern sich bei einer vertrauten Kollegin oder einem Kollegen, ob ihr/ihm nicht auch schon aufgefallen sei, daß der Kollege Sowieso ... ja, klar. Sie fühlen sich bestätigt, fassen Mut und sprechen den Kollegen, als Sie Ihn allein antreffen, darauf an. Sie erklären ihm, was Ihnen aufgefallen ist, berichten von den Beschwerden der SchülerInnen und sagen ihm, daß Sie erwarten, daß er sich in Zukunft seiner Lehrerrolle entsprechend verhält. Sie vermitteln ihm, daß Sie ihn im Auge haben, sonst – ja, was sonst? – sehen Sie sich gezwungen, die Schulleitung zu informieren. Das wäre geschafft. Hoffen wir, daß es nützt!

Haben Sie nicht allen Mut zusammennehmen müssen, um das loszu-werden? Haben Sie nicht auffällig lange gezögert? Oder haben Sie es sein-lassen, hatten zuviel Angst vor der Konfrontation? Das kann ich gut nach-vollziehen und habe Hochachtung vor all jenen, die in der Lage sind, einem Kollegen seine Grenzen so deutlich aufzuzeigen und ihm sein Verhalten zu spiegeln, denn meist ist mit heftigen Gegenreaktionen zu rechnen.

Wie aber geht man damit um, wenn es ein Kollege ist wie Hans Zahl, sympatisch, vertraut und gar beliebt im Kollegium, geschätzt wegen seines Engagements. Er war Ihnen immer sympatisch, hat keine Wodka-Flasche im Schrank, schenkt Ihren Kindern ab und zu Aufmerksamkeiten. Sie beraten Ihn beim Hausbau, er hilft bei dem Ihren, Sie spielen zusammen Fußball, gehen gemeinsam essen.

„Das kann nicht sein." – „Der macht so was nicht." – „Der ist nur besonders sozial engagiert." – „Er ist in seiner Kirchengemeinde aktiv." – „Er kümmert sich um schwache und sozial benachteiligte SchülerInnen." – „Er hat die Zeit dazu, weil er keine Familie hat." Das sind Rechtfertigungen, die sofort parat sind, weil wir versuchen wegzuschieben, was uns unfaßbar und unwirklich erscheint. Wir wollen es nicht wahrhaben – aber es ist dennoch so: Dieser Kollege plant gezielte Übergriffe, indem er Verhaltens-weisen einsetzt, die Vertrautheit, Intimität und Abhängigkeit ermöglichen.

Sie möchten nicht kleinlich sein, haben Angst, die Vertrautheit in Frage zu stellen, und Angst vor Konsequenzen. Sie beschließen, Ihrem Freund und Kollegen nichts vorzuwerfen, sondern sein Verhalten als „ungeschickt" einzuordnen, ohne „böse" Absicht, und stellen so Ihren inneren Frieden wieder her.

→ Schnitt
Sie befreunden sich mit einer Kollegin, Sabine Bär, die noch nicht so lange an Ihrer Schule ist und deshalb nicht so eng ins Beziehungsgeflecht eingebunden ist. Außerdem muß sie mit Hans Zahl enger zusammenarbei-ten als Sie. Im Gespräch erfahren Sie zufällig, daß Sabine ähnliche Beob-achtungen macht wie Sie früher und von SchülerInnen Informationen und Beschwerden erhalten hat, die Ihre alten Bedenken wiederaufleben lassen. Als neue Kollegin kann sie die eingefahrene Situation distanzierter, diffe-renzierter und emotionsloser betrachten und beurteilen als die, die sich schon

so lange kennen. Sie kommen nicht umhin, doch noch einmal in sich zu gehen und sich Gedanken zu machen. Alte Ängste und Abwehrmechanismen werden plötzlich wiederbelebt.

EXKURS

Wenn Menschen von grenzverletzendem Verhalten oder von Sexuellem Mißbrauch erfahren, stehen sie im Schnittpunkt von offenen und verdeckten Konflikten und persönlichen Anforderungen. Ist der Täter ein Kollege, erhöht sich die Spannung, weil eine emotionale und berufliche Vorbeziehung besteht.

**Die Konflikt- oder Spannungsfelder
sind in diesem Falle:**

→ **Die eigenen Gefühle** von Angst, Unsicherheit, Überforderung, Isolation, Versagen ...

→ **Der Täter** bedroht oder diskreditiert die „aufdeckende" Person, fraktioniert das Kollegium, um den Aufdeckungsprozeß zu unterbinden.

→ **Opfer** erwarten Unterstützung, verhalten sich oft indifferent und ängstlich, vor allem wenn von ihnen verlangt wird, daß sie ihre Vorwürfe konkretisieren oder z.B. der Schulleitung gegenüber äußern sollen.

→ **SchülerInnen** geben Informationen an Dritte weiter und erzeugen dadurch Loyalitätskonflikte. Informationen können so zum Täter dringen, obwohl sie nicht für ihn bestimmt sind.

→ **KollegInnen** reagieren oft abwiegelnd, verharmlosend oder abwertend. Die „aufdeckende" Person wird isoliert, als „NestbeschmutzerIn" beschimpft.

→ Die **Schulleitung** bangt um den Ruf der Schule und wiegelt ab. Im günstigsten Fall reagiert sie formal, sieht zwar kein schuldhaftes Verhalten des Kollegen, ermahnt ihn aber trotzdem, sich so zu verhalten, daß kein „falscher Verdacht" entsteht.

→ **Die Familie des Opfers** projiziert Ängste, Wut, Scham und Hilflosigkeit auf die aufdeckende Person und attakiert oder überfordert sie.

→ Die **Schulaufsicht** reagiert häufig formal, bürokratisch, verharmlosend oder unsensibel.

→ Die **Familie** der „aufdeckenden" Person spürt die emotionale Belastung und reagiert darauf nicht immer verständnisvoll.

Sabine Bär und Sie finden, daß es an der Zeit ist einzuschreiten. Gemeinsam sehen Sie mehr. Sie beschließen, Hans Zahl in Zukunft aufmerksamer zu beobachten. Immer wieder stoßen Sie auf merkwürdige Situationen. Sie wollen ihn nicht persönlich ansprechen, weil inzwischen ein gespanntes Verhältnis besteht. Deshalb bitten Sie einen anderen Kollegen, Günter Kurz, der viel Freizeit mit Hans Zahl verbringt, mit ihm über Ihre Beobachtungen und Befürchtungen zu sprechen. Günter Kurz sagt zu, schiebt aber das Gespräch so lange vor sich her, bis es in „Vergessenheit" gerät.

Eine Feier im Kollegium gibt Ihnen die Möglichkeit, in einem kleinen Kreis Ihre Beobachtungen anzusprechen. Zu Ihrem Erstaunen, aber auch zu ihrer Erleichterung haben auch andere ähnliche Beobachtungen gemacht, und es herrscht die einhellige Meinung, daß das Verhalten des Kollegen Hans Zahl nicht korrekt ist und er darauf hingewiesen werden muß. Doch nichts passiert. Keiner wagt es, ihn anzusprechen. Nun beschließen Sie, auf der nächsten Gesamtkonferenz die Themen „Grenzverletzendes/-überschreitendes Verhalten" und „Einhalten der LehrerInnenrolle" anzusprechen. Sie weisen darauf hin, daß Kollegen sich nicht korrekt verhalten und SchülerInnen sich darüber beschwert haben.

Werner Note fühlt sich angesprochen, ruft Sie an und versucht sein Verhalten – zu enges Tanzen mit Schülerinnen, anzügliche Bemerkungen etc. – zu rechtfertigen, gelobt aber Besserung. Hans Zahl aber fühlt sich offenbar keineswegs angesprochen und ändert sein Verhalten nicht.

EXKURS

Grenzverletzendes Verhalten, sexuelle Belästigungen in der Schule – darunter fallen unerwünschte sexuelle Annäherungsversuche jeglicher Art: körperlicher Kontakt, abfällige Bemerkungen oder SchülerInnen peinlich berührende sexuelle Anspielungen und sexistische Witze. Alles was von SchülerInnen als belästigend oder der LehrerInnenrolle nicht angemessen empfunden wird, muß so bewertet und verstanden werden. Alleiniger Maßstab für das, was geschieht, ist das subjektive Gefühl der SchülerInnen. Die Absicht des Belästigers – selbst die positiv dargestellte – kann nicht Maßstab der Beurteilung sein.

Da es Ihnen mit Ihren vielleicht zu zaghaften Versuchen nicht gelungen ist, Hans Zahl an seinem übergriffigen Verhalten zu hindern, entschließen Sie sich gemeinsam mit Sabine Bär zu einem Gespräch mit dem Schulleiter. Dieser wiederum teilt Hans Zahl später die gegen ihn erhobenen Vorwürfe mit und ermahnt ihn: „Verhalte dich so, daß man dir nichts nachsagen kann". Hans Zahl beteuert seine Unschuld: „Du kennst mich doch, eher würde ich meinen Beruf aufgeben." Der Schulleiter bleibt dabei, daß er ihn in Zukunft „im Auge behalten wird".

Es wäre schön, könnten wir unsere Geschichte hier beenden, weil Hans Zahl sein Fehlverhalten eingesehen und sich von da an seiner Lehrerrolle gemäß verhalten hätte. Das Gegenteil ist der Fall. Nach wie vor kommen Beschwerden und Enthüllungen von seiten der Schülerinnen, die immer deutlicher werden und eine weitere Reaktion erforderlich machen, denn bisherige Maßnahmen blieben erfolglos. Und so entschließen Sie sich zu einem weiteren Schritt: Sie wenden sich an die Schulaufsicht.

In einem Telefonat beschreiben Sie der zuständigen Schulrätin Ihre Beobachtungen und benennen Ihre Befürchtungen. Sie werden gebeten, einen schriftlichen Bericht zu verfassen und gemeinsam mit Sabine Bär zu einem erläuternden Gespräch im Schulamt vorbeizukommen. Die Schulrätin ist nicht besonders überrascht über Ihre Ausführungen, und Sie erfahren nebenbei, daß ähnliche Fälle aus anderen Schulen im Schulamt bekannt sind.

Ihre Beobachtungen und Erläuterungen erscheinen glaubhaft und stichhaltig, worauf Hans Zahl zu einem Termin ins Schulamt gebeten wird. Die Einwände, die er zu seiner Verteidigung vorbringt, überzeugen die Schulaufsicht jedoch offensichtlich nicht, denn er bekommt eindeutige Auflagen:

→ Verhalten Sie sich entsprechend Ihrer Lehrerrolle.
→ Führen sie keinen Einzelunterricht durch.
→ Fahren Sie keine SchülerInnen im privaten Pkw nach Hause.
→ Treffen Sie keine privaten Verabredungen mit einzelnen SchülerInnen.
→ Schaffen Sie Öffentlichkeit im Umgang mit SchülerInnen!

Wenn Sie gedacht haben, unsere Geschichte sei jetzt endlich beendet, haben Sie sich leider getäuscht. Nun geschieht nämlich etwas Typisches: Der Täter wird zum Opfer. Er tritt die Flucht nach vorn an, mobilisiert KollegInnen bzw. läßt diese im Kollegium Unterstützung für ihn mobilisieren. Dadurch fraktioniert er zugleich das Kollegium.

→ **Schnitt**

Unruhe und lautes Getöne im Lehrerzimmer: „Hast du schon gehört, die Bär behauptet, der Hans soll irgendwas mit Sexuellem Mißbrauch zu tun haben?"

Ihnen begegnet man unter anderem so: „Daß du dich überhaupt noch ins Lehrerzimmer traust!" Ein Kollege tut so als „kotze" er vor Ihnen aus. Bei einem Gespräch über das Rauchen müssen Sie sich anhören: „Ich schwärze nur meine Lunge, aber du schwärzt Kollegen an." Ein anderer Kollege behauptet, Sie hätten Hans als „Kinderficker" beschimpft, was nicht der Fall war und ihre Kritik diskreditieren soll. Das sind nur Ausschnitte facettenreicher Reaktionen. Viele KollegInnen reagieren gar nicht, schauen betreten weg, wenn Sie sie ansehen.

Der „Fall" steht im Raum und behindert mehr und mehr den alltäglichen beruflichen Umgang miteinander. Ein paar Besonnene bemühen sich um Klärung und schlagen eine Aussprache mit dem gesamten Kollegium vor. Noch nie in Ihrer gesamten Schullaufbahn haben Sie auf einer Konferenz ein so vollzählig versammeltes Kollegium erlebt. Was wird erwartet? Welche Sensation wird enthüllt? Die Sensationshascher kommen nicht auf ihre Kosten: Viele Fakten dürfen aus Personen- und Zeugenschutzgründen nicht öffentlich benannt werden. So bleibt es bei allgemeinen Aussagen. Der erhoffte Eklat bleibt aus, aber Sie können Ihre Vorwürfe nicht konkretisieren. Man wirft Ihnen vor, Sie würden einen Kollegen an seiner „sozialen Tätigkeit" hindern. Einige KollegInnen kündigen Ihnen die Zusammenarbeit auf. Die Konferenz bleibt ohne erkennbares Ergebnis, schlimmer noch, KollegInnen, die ursprünglich voller Befürchtungen waren, weil sie ebenfalls übergriffiges Verhalten bei Hans Zahl beobachtet hatten, fallen Ihnen in den Rücken und distanzieren sich öffentlich durch Aushang eines Schreibens am Schwarzen Brett von Ihnen und Ihren „Anschuldigungen". Die Schulleitung schweigt sich aus.

Die Spannungen im Kollegium werden durch diesen Versuch einer Aussprache nicht abgebaut, sondern verstärkt. Diskussionen entstehen darüber, was tatsächlich passiert ist und was man Hans Zahl vorwirft; warum die Schulleitung sich raushält und warum Hans keine Verleumdungsklage einreicht. Ein Teil des Kollegium polarisiert sich entsprechend den gegensätzlichen Standpunkten, der andere Teil hält sich raus, aber niemand unterstützt Ihre Position und bekennt sich öffentlich dazu.

Die „Täterfraktion" holt zum Gegenschlag aus

Die Fraktion, die Hans Zahl unterstützt, verfaßt einen Brief an die Schulaufsicht, der nicht öffentlich ausgelegt wird. Darin äußert man sich beunruhigt und besorgt darüber, daß das pädagogische Engagement des Kollegen in Frage gestellt wird, obwohl er seit vielen Jahren dafür bekannt ist, daß er sich über die Pflichtstundenzahl hinaus für seine Schülerinnen und Schüler einsetzt, sie fördert und unterstützt. Dazu gehöre auch das Mitnehmen im privaten Pkw nach abendlichen Veranstaltungen, und es wird kritisiert, daß es problematisch ist, diesen selbstverständlichen menschlichen Umgang zu begrenzen. Der größte Teil des Kollegiums ist nicht besorgt über die Art und Weise, wie der Kollege Hans Zahl sich engagiert, sondern besorgt darüber, daß Sie Beobachtungen und Ereignisse, die Sie nur vom Hörensagen kennen, zum Anlaß nahmen, um auf „angebliche Gefahren" hinzuweisen. Diese Vorgehensweise habe zu einer nachhaltigen Beeinträchtigung des bis dahin außergewöhnlich guten Arbeitsklimas an der Schule geführt. Schließlich werden die von der Schulaufsicht ausgesprochenen Verhaltensregeln als problematisch empfunden, weil sie die Arbeit aller KollegInnen einschränken.

Nur zufällig erfahren Sie, daß dieser Brief von zirka drei Fünfteln des Kollegiums unterschrieben wurde, er wird einem Kassiber ähnlich heimlich weitergereicht. Selbst ehemalige KollegInnen werden zur Unterschrift animiert. Der Brief wird über die Schulleitung an die Schulaufsicht weitergeleitet, die umgehend antwortet. Man sieht sich dort unter Hinweis auf die Amtsverschwiegenheit und den Datenschutz nicht in der Lage, den Inhalt sehr vertraulicher Gespräche vor dem Kollegium auszubreiten, denn diese Gespräche sollten der Wahrnehmungs- und Verhaltenssensibilisierung dienen und zu keiner Zeit pädagogisches oder soziales Engagement in Frage stellen.

Den beiden in engster Weise Betroffenen – Ihnen und Hans Zahl - wird ein gemeinsames Gespräch mit der Schulaufsicht angeboten, um die kollegiale Zusammenarbeit wiederherzustellen. Den unterzeichnenden Kolleginnen und Kollegen wird ein Trainingsprogramm „Kritikfähigkeit und Konfliktlösungsstrategien" auf freiwilliger Basis angeboten und eine kompetente Beraterin benannt. Der Brief schließt mit dem Wunsch, daß das Kollegium zu seinem außergewöhnlich guten Arbeitsklima zurückfinden und sich die Bereitschaft zu vertrauensvoller Kooperation reaktivieren möge.

Auch dieser Brief wird, obwohl er an das gesamte Kollegium gerichtet ist, nicht öffentlich ausgehängt, sondern wandert von Hand zu Hand.

Im Widerspruch zu dem im Brief und auch sonst postulierten besonderen pädagogischen und sozialen Anspruch des Kollegiums steht z.B. die Verteilung der Verwaltungsstunden, wodurch das Stundendeputat für unterrichtsfremde Tätigkeiten reduziert wird. Das bedeutet, daß KollegInnen, die eine oder mehrere Verwaltungsstunden erhalten, entsprechend weniger Unterricht erteilen, wenn sie dafür Tätigkeiten ausüben, die im Interesse der SchülerInnen bzw. der Schule liegen. Die Verwaltungsstunden können entweder von der Schulleitung verteilt werden oder, wie in unserem Falle, per Abstimmung durch das Kollegium. Von elf zur Auswahl stehenden Aktivitäten/Tätigkeiten bekam die Organisation des Getränkeverkaufes an SchülerInnen und die Pflege des Schulaquariums bei einer Wahl durch alle KollegInnen die meisten Stimmen, während die Tätigkeit der Konfliktberatung für SchülerInnen nur auf dem vorletzten Platz vor der SchülerInnenbibliothek landete, und selbst die Funktion des Vertrauenslehrers wurde nur mit dem drittletzten Platz gewürdigt

Perspektive

In Zukunft wird die pädagogische und soziale Arbeit an dieser Schule durch den beschriebenen Konflikt stark beeinflußt und steht im Schnittpunkt folgender Personen und Gruppen:

→ des Täters

→ der täterunterstützenden Fraktion

→ der schweigenden Mehrheit des Kollegiums

→ der Schulleitung

→ einzelner, die aufdeckende Person unterstützender KollegInnen und

→ der aufdeckenden Person.

In der Institution Schule bestehen bezüglich der Zusammenarbeit Sachzwänge, die oft nicht zu umgehen sind. Die Kombination der KollegInnen, die in einer Klasse unterrichten, wird durch den Stundenplan festgelegt. Deshalb kann ein Konflikt, wie er hier beschrieben wurde, weitere Konfrontationen hervorbringen. Das kann zu unterschiedlichen Reaktionen führen:

Die täterunterstützende Fraktion ...

→ ... versucht kleinere Differenzen zuzuspitzen und zu einem Eklat eskalieren zu lassen, um so aufzuzeigen, daß eine Zusammenarbeit mit der aufdeckenden Person nicht möglich ist

→ ... gräbt der aufdeckenden Person systematisch die pädagogischen Möglichkeiten und Handlungsspielräume ab, indem sie diese bei SchülerInnen „schlechtmacht"

→ ... nimmt Einfluß auf die Schulleitung mit dem Ziel, daß diese die aufdeckende Person keine Beratungen von SchülerInnen mehr durchführen läßt, den dafür benötigten Raum nicht mehr zur Verfügung stellt und die dafür benötigte Verwaltungsstunde nicht mehr gewährt. Projekttage der aufdeckenden Person werden torpediert, indem SchülerInnen bestimmter Klassen und deren KlassenlehrerInnen die Teilnahme untersagt wird.

Die schweigende Mehrheit der KollegInnen vermeidet den Kontakt zur aufdeckenden Person, schneidet sie und führt sie damit in die schulische Isolation.

Die Schulleitung beanstandet schon geringe Fehler und Versäumnisse.

Selbst bislang befreundete KollegInnen meiden den Kontakt zur aufdeckenden Person, die künftig zu Geburtstagen und anderen Feierlichkeiten nicht mehr eingeladen wird.

Die Atmosphäre und der Umgang miteinander werden so beeinträchtigt und manipuliert, daß selbst SchülerInnen und Eltern die aufdeckende Person auf den Konflikt ansprechen.

Insgesamt kann die Situation an der Schule dermaßen beschwerlich werden, daß es der aufdeckenden Person in unserem Beispiel im wahrsten Sinne des Wortes die Luft abschnürt und sie sich in die innere Emigration begibt. Sie reduziert ihr Engagement oder stellt es ganz ein. Es verbreitet sich Lustlosigkeit bis hin zur Depression.

Spätestens an diesem Punkt der Entwicklung ist es an der Zeit, sich nach einer Alternative umzuschauen. Diese wäre ein Schulwechsel, vor allem dann, wenn man pädagogisch wieder wirksam, innovativ und sozial engagiert sein will. An der neuen Schule sollten die Themen „Sexueller Mißbrauch" und „Grenzverletzungen" von Anbeginn im Kollegium und im Unterricht Thema sein, und es sollte öffentlich bekannt sein, daß der neue Kollege bzw. die neue Kollegin auf diesem Gebiet präventiv tätig und engagiert ist. Wenn dies nicht der Fall ist, läuft die aufdeckende Person auch nach einem Schulwechsel wieder Gefahr, angesichts mangelnden Problembewußtseins und ängstlichen Schweigens im Kollegium zu scheitern und ins Unrecht gesetzt zu werden.

Nicht immer ist es möglich und sinnvoll, die Schule zu wechseln. Unbedingt nötig ist es dagegen, Nischen zu entdecken, die es erlauben, aus der Arbeit mit den SchülerInnen so viel Kraft und Freude zu schöpfen, daß pädagogische Arbeit weiter möglich ist und Spaß macht. Vielleicht gelingt es auch mit der Zeit, wieder einen kleineren Kreis von KollegInnen zu finden, mit dem man – wenigstens partiell – im Interesse der SchülerInnen zusammenarbeiten kann, ohne daß man gleich miteinander befreundet sein muß. Das ist auch nach einem Konflikt möglich – ein Kollegium ist selten eine homogene Gruppe, und im Grunde gehen die eigenen Interessen in der Regel vor. Die meisten schließen sich nur dann einer Fraktion an, wenn es eigenen Interessen dient oder wenn sie Angst haben, sich gegen die Mehrheit zu stellen.

Reflexion

In jedem Fall ist in einem vergleichbaren Konflikt eine ausführliche kritische und selbstkritische Reflexion der Ereignisse sinnvoll. Der Umgang mit sexuellen Übergriffen in Institutionen – hier am Beispiel eines Kollegiums – hat partiell Ähnlichkeit mit der Dynamik Sexuellen Mißbrauchs in der Familie:

→ Täter-Opfer-Umkehrung: Nicht der grenzverletzende Lehrer wird für Unruhe und Konsequenzen verantwortlich gemacht, sondern die Person, die die Tat benennt. Der Täter erfährt Solidarität und Unterstützung, die aufdeckende Person Ausgrenzung, Isolation und Diskreditierung.

→ Es findet Verdrängung und Verleugnung statt, ebenso wie bei Sexuellem Mißbrauch durch ein Familienmitglied. Wer will sich schon eingestehen, daß er jahrelang mit einem grenzverletzenden Lehrer oder gar einem Mißbraucher zusammengearbeitet hat, vielleicht sogar befreundet war?

→ Auch hier zeigt sich, daß es aussichtslos ist, mit dem Täter über seine Handlungen zu sprechen.

→ Die aufdeckende Person wird ausgegrenzt, weil sie das „Nest" beschmutzt hat. Das „Nest" kann sowohl die Familie als auch das Kollegium oder das Team sein.

→ Die spezifische Schwierigkeit beim Benennen sexueller Übergriffe oder Sexuellen Mißbrauchs liegt auch in der Schule in der sozialen Nähe. Die kollegiale oder freundschaftliche Beziehung besteht oft schon viele Jahre und bleibt durch den äußeren Zwang zur Zusammenarbeit im Kollegium bestehen.

Die hier dargestellte Erfahrung einer aufdeckenden Person, von einem Kollegium verleugnet, beschimpft, ausgegrenzt, isoliert und bekämpft zu werden, läßt erahnen, wie sich Opfer Sexuellen Mißbrauchs fühlen, wenn man ihnen nach der Aufdeckung nicht glaubt, sie der Lüge bezichtigt, sie ausgrenzt und zum Schweigen bringen will. Es ist eine eine schmerzliche, wenn auch wertvolle Erfahrung, die zugleich einschüchternd und demotivierend sein kann.

KONSEQUENZEN

→ Die Themen „Sexueller Mißbrauch" und „grenzverletzendes Verhalten durch LehrerInnen" sollten in einem Kollegium nicht erst dann diskutiert werden, wenn ein „Fall" aktuell ist. Unangemessene Verhaltensweisen lassen sich leichter ansprechen und Unterstützung ist eher zu erwarten, wenn möglichst viele KollegInnen bereits dafür sensibilisiert sind.

→ Eine professionelle Distanz gegenüber KollegInnen zu bewahren hilft, sexuelle Übergriffe wahrzunehmen und zu benennen. Damit ist nicht grundsätzliches Mißtrauen gemeint.

→ Bei bestehendem Verdacht auf sexuelle Übergriffe sollten die Beobachtungen und Verdachtsmomente notiert und mit vertrauensvollen KollegInnen ausgetauscht werden, um die eigene Wahrnehmung zu überprüfen. Dann ist es wichtig, mutige „Verbündete" zu gewinnen. Eigene Beobachtungen und Aussagen von SchülerInnen sollten immer so genau wie möglich dokumentiert werden.

→ Liegen ausreichende Begründungen für einen Verdacht vor, sollte in Absprache mit den ins Vertrauen gezogenen KollegInnen die Schulleitung informiert und zum Handeln aufgefordert werden.

→ Bei ausbleibendem Erfolg sollte wiederum in Absprache mit den unterstützenden KollegInnen die Schulaufsicht informiert und aufgefordert werden, geeignete Maßnahmen zu ergreifen.

→ Die Einschaltung der Frauenvertreterin ist empfehlenswert, weil diese am ehesten angeordnete Maßnahmen kontrollieren kann.

FAZIT

Grenzverletzenden Erwachsenen in Schulen und anderen pädagogischen Einrichtungen muß der "Schutz" entzogen werden, den sie bedauerlicherweise durch falsch verstandene Solidarität und Kumpanei genießen. Diese Haltungen sind unter anderem mit dafür verantwortlich, daß sexuelle Grenzverletzungen und Sexueller Mißbrauch ausgeübt werden können.

Nachtrag

Die geschilderte Erfahrung, die ich selbst gemacht habe, war hart, aber auch gewinnbringend, und ich habe viel daraus gelernt. Da der „Fall" auf tatsächlichen Begebenheiten beruht, wurden Namen und Handlungszusammenhänge so verändert, daß die Identität der involvierten Personen geschützt bleibt.

Hans Zahl geht inzwischen auf eigenen Wunsch seiner Tätigkeit als Lehrer in einem anderen Bundesland nach.

Gisela Braun

„MAN HÖRT HEUTE SOVIEL ...!" –
EIN ELTERNABEND MIT INDIREKTER MEDIENPRÄSENZ

So unterschiedlich Elternabende über die Problematik des sexuellen Mißbrauchs verlaufen können, eines haben sie gemeinsam: Zur Diskussion steht immer auch das, was die Medien gerade zum Thema vermelden. Irgenwann kommt zwangsläufig der Moment, an dem eine Mutter oder ein Vater den Finger hebt und sagt: „Ja, aber in der Zeitung hat gestanden, daß ..." Dabei handelt es sich meist nicht nur um eine reine (falsche oder richtige) Information, die den Medien entnommen wird, sondern häufig geht es um Gefühle, die erzeugt werden: Unsicherheit, Ängste, Betroffenheit, Wut, Unglauben. Besondere Wogen schlugen die Gefühle im Herbst und Winter 1996/97 infolge der tragischen Sexualmorde an mehreren Mädchen. Aus dem Gefühlsaufruhr – kräftig von den Medien geschürt – erwuchsen allzuoft feste Überzeugungen über Ursachen und Reaktionen, die nicht unbedingt mit der Realität übereinstimmten, nichtsdestotrotz aber zuweilen recht lautstark an den Elternabenden vertreten wurden und immer noch werden. Die Referentin sitzt dabei etwas unkomfortabel zwischen ängstlicher Sorge und ignoranter Polemik – aber auch das ist Elternarbeit.

Die Themen der letzten Jahre

Da die Medien sich immer wieder auf neue Aspekte des sexuellen Mißbrauchs an Mädchen und Jungen stürzen, wechseln auch bei den Elternabenden die darauf abzielenden Beiträge. Dabei haben sich die Schwerpunkte verlagert. Vieles, was die Diskussionen in früheren Jahren prägte, hört man

159

heute kaum noch: Zweifel, daß es „so was" überhaupt gibt, Unglauben, daß auch Familienmitglieder oder Autoritätspersonen wie Pfarrer, Ärzte oder Lehrer Mädchen und Jungen sexuell mißbrauchen. Auch daß Fremdtäter die Ausnahme sind, war eigentlich allen klar – bis in der Folge der Kindesmorde nur noch über Fremdtäter berichtet wurde.

Aber der Zuwachs an Wissen hat bei vielen Müttern und Vätern auch eine tiefe persönliche Verunsicherung ausgelöst, die sich in den Fragen bei Elternabenden niederschlägt: Wem kann ich noch vertrauen? Muß ich als Frau meinem Mann auf die Finger gucken? Darf ich als Vater nicht mehr mit meinem Sohn schmusen oder mit meiner Tochter baden? Werden wir vielleicht verdächtigt, wenn unsere Kleine im Kindergarten erzählt, sie habe Papas Penis gesehen?

Nun schadet ja ein wenig Verunsicherung hie und da gar nicht, wenn sie zur Folge hat, daß die Mütter und Väter über ihre Umgehensweise mit Kindern etwas mehr reflektieren und sie vielleicht sorgfältiger, bewußter und mehr nach den Bedürfnissen der Kinder ausrichten. Aber es gibt auch nachteilige Folgen: Väter brechen den liebevollen, zärtlichen und versorgenden Körperkontakt zu ihren Töchtern und Söhnen ab oder schränken ihn ein. Mütter müssen demzufolge wieder allein die emotionale Versorgung in der Familie gewährleisten, während Männer die Mitverantwortung für die Kinderversorgung abgeben – so sie diese denn überhaupt mal wahrgenommen hatten. Damit hätte die Verunsicherung ungewollt einen Beitrag zur Stabilisierung der überkommenen Rollenverteilung in der Familie geleistet.

Ein anderes beliebtes Thema auf Elternveranstaltungen ist der „Mißbrauch mit dem Mißbrauch". Die Fragen der Eltern spiegeln die Berichte in den Medien und Fachpublikationen der letzten Jahre wider: Werde die Häufigkeit sexueller Gewalt nicht sehr übertrieben? Seien Falschaussagen nicht an der Tagesordnung? Seien es nicht die Mütter, die im Zuge von Scheidungsverfahren ihre Ehemänner fälschlicherweise des Mißbrauchs beschuldigten? Erzieherinnen suggerierten den Kindern ja oft einen Übergriff, nicht wahr? Und die Jugendämter!! Sei es nicht so, daß diese ganz häufig Kinder einfach so aus unschuldigen Familien reißen?

In den Fragen und Kommentaren der Mütter und Väter tritt der sexuelle Mißbrauch in den Hintergrund zugunsten der Diskussionen um vorgebliche Denunziationen oder Unterstellungen an die Adresse der Jugendämter.

Das eigentliche Problem – die sexuelle Gewalt – wird wieder einmal verdrängt, abgewehrt oder bagatellisiert. Jugendämter sind als Möglichkeit, um Rat und Hilfe zu erhalten, auch und gerade bei einer Mißbrauchsvermutung, vor diesem Hintergrund der Unterstellungen für die meisten Eltern völlig indiskutabel.

Großen Raum nimmt in den Elterngesprächen auch die Beschäftigung mit dem Täter ein. Sie reicht von aufgebrachter Verdammung und dem Ruf nach der Entfernung lebenswichtiger Körperteile bis zu Mitleid und der Überzeugung, daß diese Menschen doch ganz gewiß reuevoll, schuldbewußt, krank sind, selbst mißbraucht wurden etc. Die Frage: „Warum macht einer so was?" zeigt sicherlich ein fundamentales und auch berechtigtes Bedürfnis nach Erklärung und Verstehen. Mütter und Väter haben ein Recht auf Beantwortung dieser Frage. Allerdings ist Vorsicht geboten, sonst stellt man am Ende eines Elterngespräches fest, daß man zwar zwei Stunden über Täter gesprochen hat, nicht aber über die betroffenen Mädchen und Jungen.

Nach den Morden an den Mädchen in Belgien und Deutschland Ende 1996 sind diese lange das eigentliche Thema bei Elternabenden gewesen, bzw. die Elternabende wurden eigens wegen der Geschehnisse anberaumt. Die Stimmung war oft geprägt von Wut, Angst und Hilflosigkeit. Viele Mütter, aber besonders die Väter hatten keine Fragen mehr, sondern „Lösungen": Eskorten auf dem Weg zur Schule, Selbstverteidigungskurse für alle Mädchen, Todesstrafe oder Strafverschärfungen für die Täter und die Forderung nach dem berühmten „harten Durchgreifen" von Polizei und Justiz. Da waren denn schon mal Eltern so verquer, daß sie ihre Töchter gegen deren Willen zu einem Selbstbehauptungskurs zwingen wollten. Realsatire.

Doch in dem lautstarken Getöse gab es und gibt es auch immer noch leise Töne: Ich habe Angst, aber ich will mein Kind nicht damit anstecken. Mein kleiner Sohn fürchtet sich, draußen zu spielen – wie kann ich ihn beruhigen? Wie gehe ich um mit meiner Unsicherheit? Ich kann doch nicht immer dabei sein – die Kinder brauchen doch ihren Freiraum. Aber wenn dann was passiert ...?

Ein Elternabend ohne Gewähr ...

Ich (als Referentin) möchte meinen Elternabend bedürfnisorientiert gestalten, d.h. die Bedürfnisse der Eltern berücksichtigen, die Bedürfnisse der ErzieherInnen oder LehrerInnen mit einbeziehen und auch meine Bedürfnisse nicht vergessen. Wenn ich nicht genau geklärt habe, was ich möchte, dann besteht die Gefahr, daß ich zum Spielball elterlicher Überzeugungen, Vorurteile und Redebeiträge werde. Dies würde heißen: Wenn Eltern zwei Stunden lang das arme Täterchen bedauern wollen, lasse ich sie. Wenn sie nach dem Strick und dem Fallbeil schreien, lasse ich sie. Wenn sie über ein paar Zahlen streiten wollen, lasse ich sie. Oder was? – Nein, das tue ich nicht. Zum einen habe ich die Verantwortung für den Ablauf und die Gestaltung des Abends, und zum zweiten bin ich von der Wichtigkeit einiger grundlegender Informationen und Sichtweisen überzeugt – und diese möchte ich vermitteln.

Was ich wichtig finde

Die meisten Menschen, also auch Mütter und Väter, brauchen solide, seriöse Tatsacheninformationen. Zwar glauben viele, über sexuellen Mißbrauch mehr oder weniger Bescheid zu wissen, aber oft sind diese Informationen schlichtweg falsch, widersprüchlich, unklar, von Wunschdenken und Presseverlautbarungen beeinflußt usw. Es gilt, Fakten und Hintergründe zu beleuchten, damit die ZuhörerInnen das Thema einordnen und eventuell extreme Auffassungen relativieren können:

→ Was ist sexueller Mißbrauch?
→ Wie verbreitet ist er?
→ Wer ist betroffen oder gefährdet?
→ Wie erleben betroffene Mädchen und Jungen diese Gewalt?
→ Was sind die Ursachen?
→ Was wissen wir über die Täter und Täterinnen?

Meistens folgen anschließend Fragen der Eltern, die diese grundlegenden Informationen ergänzen.

Ein Kommentar zu den Verlautbarungen der Pädosexuellen-Bewegung, die einen „einverständlichen" sexuellen Kontakt zwischen Erwachsenen und Kindern für möglich hält und befürwortet, kann nicht schaden. (Pädosexuell ist m.E. ein treffenderer Begriff als pädophil.) Allerdings ist den meisten Eltern völlig klar, daß dies nur ein Vorwand für die Durchsetzung eigener sexueller Interessen ist. Mädchen und Jungen können kein Einverständnis zu etwas geben, was sie gar nicht einschätzen und dessen Folgen sie nicht absehen können. Zudem gibt es immer ein Machtungleichgewicht, das eine gleichberechtigte Beziehung per se unmöglich macht.

Zu der Diskussion um einen vorgeblichen „Mißbrauch mit dem Mißbrauch" ist schon etwas mehr Information notwendig, und zwar dergestalt, daß sich eine „Gegenbewegung" gebildet hat, die versucht, den sexuellen Mißbrauch zu bagatellisieren. Die Medien nehmen diesen Trend bereitwillig auf, weil sie damit Schlagzeilen machen können. Sexueller Mißbrauch als Thema ist uninteressant geworden. Besser verkaufen sich Horrormeldungen von Falschbeschuldigungen. Von denen gibt es zwar beileibe nicht so viele, wie behauptet wird, aber dann wird eben ein und dieselbe Geschichte so oft wiederholt und aufgebauscht, bis ein völlig verzerrtes Bild der Realität entsteht.

Viele Eltern, die in die Jugendamtsschelte einstimmen, wissen nicht, daß Jugendämter im Normalfall gar nicht aus eigenem Ermessen Kinder aus einer Familie herausholen können, sondern dafür eine richterliche Verfügung brauchen. Plötzlich sind dann nachdenkliche Mienen zu bemerken. Es gibt also eine Kontrolle – das Jugendamt kann nicht „einfach so" Kinder wegnehmen. Die Sache erhält ein anderes Gewicht.

Auch eine angemessene Information – das heißt in Grenzen – über Täter und Täterinnen ist den Eltern wichtig. Es geht hier nicht um Verdammung oder Entschuldigung. Hilfreich ist dagegen, Bescheid zu wissen über Motive und Vorgehensweisen von Tätern, um daraus Schlüsse ziehen zu können für eine effektive Vorbeugung.

Viele Eltern haben das Thema Sexualmorde im Kopf und sind deshalb für andere Aspekte wenig aufnahmebereit. Es gibt eine Menge Ängste und Unsicherheiten, die ich ernstnehmen will. Andererseits möchte ich in erster Linie über den „alltäglichen" sexuellen Mißbrauch sprechen – über die Mädchen und Jungen, die sexuellen Mißbrauch erleiden, ohne daß sich die Öffentlichkeit dafür interessiert. Der angstvoll gebannte Blick auf spektakuläre Fälle und Fremdtäter sorgt dafür, daß die weitaus häufigeren Gefährdungen übersehen werden. Das sage ich den ZuhörerInnen zu Beginn. Auch ein wenig Medienschelte ist in diesem Zusammenhang angebracht. Die Morde an Kindern haben nicht zugenommen, obwohl das fast alle Mütter und Väter glauben. Sie werden nur medial aufbereitet, d.h. sie werden zur

Sensation gemacht, aufdringlich und voyeuristisch ausgeschlachtet, in allen Variationen nahezu pornographisch beleuchtet. Das macht Angst. Ich erzähle den Eltern oft ein Beispiel: *Nachdem der Mörder der kleinen Kim gefaßt war, gab es darüber große Berichte in den Zeitungen. Daneben stand in einem kleinen Absatz, daß Eltern ihre drei Kinder umgebracht hatten.*

Alle ZuhörerInnen haben von dem Mord an Kim gehört, niemand kannte die Geschichte der drei ermordeten Kinder. Ich frage die Eltern: „Ist das weniger schlimm, wenn drei Kinder von den eigenen Eltern umgebracht werden?"

Nach dieser Einführung sind die Eltern meist nachdenklich und bereit, andere Aspekte des Themas anzuhören. Sie können eher ihre Ängste formulieren und zusammen überlegen, wie sie vermeiden, daß diese Ängste sich negativ auf ihre Kinder auswirken.

Aber ein Elternabend sollte nicht bei Betroffenheit, Empörung oder Angst stehenbleiben, sondern Hilfestellung und Ermutigung zur präventiven Erziehung anbieten. Ein guter Ansatzpunkt hier ist der Alltag der Familien: Die Oma kommt zu Besuch und will unsere Tochter küssen. Im Supermarkt wollen alle immer den kleinen blonden Sohn angrapschen. Darf die Tochter denn mit sechs Jahren schon bestimmen, was sie anziehen will? Drei Kinder zu Hause und der Dackel und alle sagen nein – muß das sein? Diese Themenliste ist schier unerschöpflich. Da kommt Bewegung in die Gruppe, und selbst die ganz Stillen haben eine Geschichte zu erzählen, über die man lachen oder sich die Haare raufen kann.

Viele verstehen dann auch, daß hier das Feld ist, auf dem sich Vorbeugung wirklich abspielt. Nicht angst machen, sondern Mut machen – das ist das Thema des Abends. An vielen Beispielen aus dem eigenen Erleben und dem der Kinder, aber auch anhand von Bilderbüchern wird deutlich, daß Prävention lebendig und freudvoll sein sollte, daß es um Lebensfreude, Sinnlichkeit, Energie, Kraft, Selbstbewußtsein und positive Körperlichkeit geht. Deshalb darf es auch ruhig ein „schöner Abend" gewesen sein.

Ursula Schele

ZIELGRUPPE: POLIZEI

Sie war – historisch betrachtet – nicht immer so ganz einfach: die Zusammenarbeit mit „der Polizei". Zunächst war sie sogar gekennzeichnet von unterschiedlichen Demonstrationserfahrungen, von konkreten Mißständen und globalen Mißverständnissen, von Dienstaufsichtsbeschwerden und Unverständnis bis hin zu Diffamierungen auf beiden Seiten.

Um diese beiden Seiten, Kriminalpolizei einerseits und – wie in unserem Fall – „Notruf für vergewaltigte Mädchen und Frauen, Kiel" andererseits nicht zu Fronten werden zu lassen, bedurfte es klärender persönlicher Gespräche, gemeinsamer Veranstaltungen und einiges an Zeit, in der immer positivere Erfahrungen mit der praktischen Arbeit der und des anderen möglich wurden. Ein zentraler Knackpunkt in diesem Diskussionsprozeß war dabei z.B. unsere generelle Forderung nach einer Befragung der Zeugin durch weibliche Kripo-Beamte – ein gut begründbares Ansinnen, welches von den männlichen Beamten jedoch häufig als unbotmäßige Kritik verstanden wurde, sie verletzte oder nicht zuletzt auch narzißtisch kränkte. Weitere Probleme lagen in der Tatsache, daß die Polizei selbstverständlich gleichermaßen von dem gesamten Repertoire an Mythen und Vorurteilen zum Themenkomplex der sogenannten Sexualstraftaten durchdrungen ist wie die Gesellschaft generell und daß nicht zuletzt eine unterschiedliche und stark ausdifferenzierte Fachsprache auf beiden Seiten für Verständigungsschwierigkeiten sorgte. Im Hinblick darauf, daß gerade die Sprache bewußtseinsbildend ist, war es wohl kein Zufall, daß gerade hier der Sand im Getriebe so knirschte.

Termini wie *Erster Angriff, Spurensicherung an der Frau, Vorladung und Belehrung, aber auch autonom, parteilich, feministisch und Patriarchatskritik* haben den Verständigungsprozeß nicht gerade erleichtert. In Fachgesprächen und Fortbildungen mußten sie konkretisiert, hinterfragt und mit Erfahrungen gefüllt werden. So wuchs die Erkenntnis, daß Notrufe und Beratungsstellen einerseits und Schutz- und Kriminalpolizei andererseits klar umrissene und gut abgrenzbare Aufgaben und Interessen haben. Das hat den Zielkonflikt durchschaubar gemacht und dazu geführt, daß die Polizei froh ist, betroffene Mädchen, Jungen und Frauen an Fachberatungsstellen verweisen zu können, und daß die Notrufe die Täterermittlung gerne der Polizei überlassen.

Im Zentrum des gemeinsam definierbaren Interesses liegt ein für die Betroffenen möglichst belastungsarmes Ermittlungsverfahren sowie die Verhinderung weiterer Straftaten. Da sich unserer Überzeugung nach Prävention sexualisierter Gewalt gegen Mädchen und Jungen primär an Erwachsene, also an die Verantwortlichen, richten sollte, wurde im Kieler Notruf ein Schwerpunkt auf Aus- und Fortbildung als Präventionansatz gelegt. Neben der Arbeit der PETZE, die sich spezifisch an LehrerInnen wendet und in unserer Trägerschaft arbeitet (siehe auch Barbara Kavemann, Dorothee Kramer, Ursula Schele in diesem Band), richten sich unsere Angebote an alle, die beruflich mit dem Thema oder den Betroffenen konfrontiert sind.

Die Polizeifortbildungen in Schleswig-Holstein resultieren u.a. aus internen Reflexionen der eigenen Arbeit, der Diskussion mit Fachfrauen und -männern von außen sowie aus der „Lehrgangskonzeption – Männliche Gewalt gegen Frauen". Diese wurde im Auftrag des Bundesministeriums für Frauen durch die Universität Bielefeld initiiert, von Dörte Marth (1995) erarbeitet und in Schleswig-Holstein erprobt. Im folgenden Kapitel beschreibt Jürgen Sievers vom Landeskriminalamt Kiel die weiterentwickelte Fassung. Von besonders positiver Bedeutung ist dabei aus unserer Sicht, daß es sich hier um ein rundes, integriertes und intensives Programm handelt, welches durch Methoden der Selbsterfahrung, Rollenspiele und den Einsatz von externen ReferentInnen angereichert wird.

Hier treffen engagierte Anwältinnen aus der Nebenklagevertretung, kompetente Staatsanwältinnen mit Spezialzuständigkeit für Sexualstraftaten sowie erfahrene MitarbeiterInnen von Fachberatungsstellen auf gut vorbereitete Fortbildungsgruppen. So wird es zunehmend möglich, auch an konkreten Einzelfällen über verbliebene Problemfelder zu reflektieren, weitere Verbesserungen in Ermittlungs- und Strafverfahren zu initiieren und Lösungsansätze zu suchen.

Gestaunt habe ich persönlich immer wieder darüber, wie unterschied-lich identische Inhalte rüberkommen – und zwar jeweils in Abhängigkeit davon, ob sie von einer aktiven Polizistin – also einer Kollegin der Fortbil-dungsteilnehmerInnen - oder von mir vermittelt werden – also von einer von „denen mit den lila Latzhosen", die keine Männer in ihre Räume lassen und ohnehin jeden für einen potentiellen Vergewaltiger und Mißbraucher halten.

Gefreut habe ich mich besonders über die Rückmeldungen von Kri-pobeamtinnen, die mir mitteilten, wie entlastend es sich in der konkreten weiteren Arbeit mit den männlichen Kollegen im K 11 (sog. Sittendezernat) ausgewirkt hat, wenn da endlich mal eine kommt, die in ihren Ansprüchen und Ansichten noch viel radikaler ist als sie selbst.

Vieles, sehr vieles hat sich verbessert in den letzten zehn Jahren. In Schleswig-Holstein gibt es jetzt fast landesweit endlich Videobefragungen, Zeuginnenzimmer, Prozeßvorbereitungs- und Begleitungsprogramme für Mädchen und Jungen, Sonderzuständigkeiten bei den Staatsanwaltschaften, eine entsprechend spezialisierte Kammer beim Lübecker Landgericht, Selbst-behauptungs- und Selbstverteidigungsangebote sowie, last but not least, eine knappe, aber immerhin existente Finanzierung von Beratungs- und Präventionsarbeit.

Dafür, daß auch in den nächsten zehn Jahren noch sehr viel zu tun bleibt, sorgen u.a. Gerichte, Versorgungsämter, Schutzpolizei und so man-ches schwarze Schaf in allen relevanten Institutionen und Behörden. Die internen Fortbildungen des Bundesvereins zur Prävention, die regelmäßigen Vereinswochenenden und nicht zuletzt die dort durchdiskutierten Nächte haben nicht unwesentlich dazu beigetragen, daß bei alledem weder der Wille zur Veränderung noch unser Mut zum Widerstand und schon gar nicht unser Spaß an der Arbeit auf der Strecke geblieben ist.

LITERATUR

Marth, Dörte

1995: *Lehrgangskonzeption für die Polizei zum Thema
„Männliche Gewalt gegen Frauen"*, BMFSFJ (Hg.),
Ref. 123, Rochusstr. 8-10, D-53123 Bonn

Jürgen Sievers

POLIZEILICHE FORTBILDUNGSKONZEPTION –
ERFAHRUNGEN UND METHODEN
IN SCHLESWIG-HOLSTEIN

Zu Beginn soll die Rolle der Polizei nach Bekanntwerden sexuellen Mißbrauchs von Mädchen und Jungen näher erläutert werden, da so die Fortbildung in ihren Inhalten und Abstufungen besser verständlich wird.

1. Die Rolle der Polizei

Nach Bekanntwerden des sexuellen Mißbrauchs eines Mädchens oder Jungen hat die Polizei die Fortsetzung der Straftat zu verhindern[1], den Fall zu untersuchen, insbesondere den Täter zu ermitteln und ggf. festzunehmen[2] sowie schließlich der Staatsanwaltschaft Akten und Beweise vorzulegen. Diese entscheidet spätestens dann über den weiteren Weg der Ermittlungen und die Anklage vor Gericht.

Wird z.B. ein Exhibitionist gemeldet, konzentrieren die eingesetzten Beamtinnen und Beamten der Schutzpolizei sich auf die Erlangung der Täterbeschreibung und die Fahndung. Die Kriminalpolizei wird danach die ZeugInnen vernehmen, um aus Täterbeschreibung und Vorgehensweise („modus operandi") auf den Täter zu schließen.

Hat ein fremder Täter sich z.B. im Gebüsch neben einem Kinderspielplatz an einem Mädchen sexuell vergangen, sind zusätzlich Spuren am Tatort und am Körper oder der Kleidung der Betroffenen zu sichern, um den Täter nach dessen Ermittlung u.U. identifizieren und seine Tat nachweisen zu können.

Bei allen Maßnahmen, die das Mädchen einbeziehen, ist auf ihre körperlich und seelisch erlebte Verletztheit Rücksicht zu nehmen. Es ist Ziel, daß sie durchgängig von einer Beamtin bzw. einem Beamten betreut wird. Die Angehörigen sind auf die möglicherweise tiefgreifende Schädigung ihres Kindes und auf Beratungsmöglichkeiten hinzuweisen. Die Anhörung des Mädchens ist ausführlich und möglichst mit Tonband- oder Videodokumentation so durchzuführen, daß optimale Voraussetzungen für die spätere Fallbeurteilung durch Staatsanwaltschaft, Gutachter, Verteidiger und Gericht möglich werden. Ideal ist es, wenn so weitere Vernehmungen des Mädchens und ihr Erscheinen vor der sehr fremden Kulisse des Gerichtes vermieden werden können[3]. Die Recherchen nach dem Täter und die eventuell erforderliche Öffentlichkeitsfahndung erfolgen sehr intensiv.

In den oben geschilderten Fällen ist der „klassische" Polizeieinsatz durch sofortige, intensive Aktivitäten gekennzeichnet. „Blaulicht und Martinshorn" sind jedoch gänzlich verfehlt, sobald es um MißbraucherInnen aus dem sozialen Nahraum (Verwandte, Nachbarn) geht. Abgesehen davon, daß diese Fälle selten kurz nach einer Tat angezeigt werden, erlauben die Abhängigkeitsverhältnisse der Beteiligten, gepaart mit Schwierigkeiten, den Täter langfristig aus dem Nahraum zu entfernen, in der Regel keine schnellen Einzelaktivitäten der Polizei. Inhaftierungen nach der Strafprozeßordnung wegen Tat- und Fluchtverdachtes scheitern häufig „wegen fehlender Haftgründe" oder werden kurze Zeit später aus juristischen Gründen aufgehoben. Nicht selten wird nur nach geduldiger Kooperation mit Staatsanwaltschaft, Jugendamt, Sozialamt und Hilfeeinrichtungen eine einigermaßen erfolgreiche Intervention möglich sein.

Bis zum Beginn dieser Intervention sind weitere Übergriffe auf das betroffene Mädchen oder den Jungen jedoch nicht auszuschließen, gegen die die Polizei sozusagen wissentlich nicht vorgeht, um auf eine langfristig wirksame Lösung zu warten. Den dadurch möglichen Vorwürfen der Strafvereitelung oder der unterlassenen Hilfeleistung kann u.U. durch Absprachen mit der Staatsanwaltschaft begegnet werden. Das bedeutet nicht nur psychische Belastungen für die Kriminalbeamtinnen und Kriminalbeamten, sondern setzt auch gute Rechts- und Infrastrukturkenntnisse sowie insbesondere eine ausgereifte Zusammenarbeit mit den anderen Institutionen voraus.

2. Der Weg zur aktuellen Fortbildungskonzeption

Die Fortbildungsinhalte und -methoden der Polizei in Schleswig-Holstein zur Verfolgung des sexuellen Mißbrauchs von Mädchen und Jungen sind in der Vergangenheit durch verschiedene Entwicklungen unabhängig voneinander sehr wesentlich geprägt worden. Dabei spielten externe Einflüsse, die sich aus anderen Fachbereichen und den Aktivitäten der Frauenbewegung zum Themenbereich der sexuellen Selbstbestimmung ergaben, eine wesentliche Rolle.

Zum einen wurde in den 80er Jahren insbesondere durch die Zusammenarbeit mit einer Aussagepsychologin der hohe Stellenwert der Vernehmung deutlicher. In diesem Zusammenhang setzte sich auch die Erkenntnis durch, daß das Ziel der verbesserten Verfolgung von Sexualstraftaten nicht durch eine Fortbildung erreicht werden kann, in der lediglich Vorträge aneinandergereiht werden. Dies führte zu einer erheblichen Ausweitung des Fortbildungsinhaltes „Vernehmung" und zur Einführung von verschiedenen Übungen, um die Fertigkeiten der Kriminalbeamtinnen und -beamten zu verbessern[4]. Inhaltlich waren darüber hinaus die Bedürfnisse der von Sexualdelikten Betroffenen und die Anforderungen an eine weiterentwickelte Vorbeugung, wie sie von der Frauenbewegung eingefordert und von der Politik übernommen worden waren, verstärkt zu berücksichtigen.

Zum anderen wurde uns Ende der 80er Jahre durch Informationen und Arbeitstagungen der Beratungs- und Hilfeeinrichtungen[5] deutlich, daß der sexuelle Mißbrauch von Mädchen und Jungen im sozialen Nahraum wesentlich häufiger vorkam, als wir uns bis dahin vorstellen konnten[6]. Damit waren Aufgabenwahrnehmung und Fortbildung der Polizei den neuen Erkenntnissen anzupassen.

Die genannten Themen wurden in interdisziplinär besetzten Arbeitsgruppen des Rates für Kriminalitätsverhütung Schleswig-Holstein[7] vertieft und in Forderungen umgemünzt, die teilweise auch die Fortbildung der Polizei betrafen. Die zuständige Abteilung des Innenministeriums in Kiel setzte diese in Form eines Erlasses um, der alle Dienststellen der Polizei bindet[8].

1995 wurde eine „Lehrgangskonzeption für die Polizei zum Thema *Männliche Gewalt gegen Frauen*" an die Polizeien der Länder übergeben. Diese Lehrgangskonzeption war von einer Projektgruppe für das Bundesministerium für Familie, Senioren, Frauen und Jugend erarbeitet worden[9]. Im

Rahmen der Erstellung dieser Konzeption waren auch aus der polizeilichen Fortbildung in Schleswig-Holstein Inhalte und Übungen eingeflossen. Sie berücksichtigt zwar nicht speziell das Thema des sexuellen Mißbrauchs von Mädchen und Jungen, bietet jedoch für die Fortbildung zu diesem Thema von Inhalt und Didaktik her sehr wesentliche Grundlagen bzw. Anregungen. Wir arbeiteten in Schleswig-Holstein bereits seit 1993 mit einer Vorversion, nachdem wir bei einem Test der Konzeption deren überzeugende Vorteile kennengelernt hatten[10]. Der besondere Gewinn liegt in der sehr gut aufbereiteten Vermittlung von Einstellungen und Hintergrundinformationen zum Thema der sexualisierten Gewalt, wobei die Erkenntnisse nicht verordnet, sondern durch Übungen „erlebbar" gemacht werden. Auf dieser Basis folgen dann Diskussionen und Übungen zur Zusammenarbeit mit anderen Institutionen und zum „polizeilichen Handlungswissen".

In Schleswig-Holstein wurden in den Jahren 1994 bis 1996 insgesamt elf Kriminalpolizeidienststellen mit kindgerechten Warte- und Vernehmungsräumen ausgestattet, die videodokumentierte Anhörungen von Mädchen und Jungen ermöglichen (vgl. nachstehenden Kasten). Auf diese war in der Fortbildung mit besonderer Intensität einzugehen.

SPEZIELLE WARTE- UND VERNEHMUNGSRÄUME BEI DER KRIMINALPOLIZEI

Zweck / Zielgruppen:

→ **Warteraum** für sensible Zeugen (insbesondere Betroffene von Sexualdelikten, ältere Geschädigte von Gewalttaten) und Kinder vorgeladener Zeugen

→ **Anhörungszimmer** für Zeugen im Kindesalter

→ **Vernehmungszimmer** für sensible jugendliche und erwachsene Zeugen.

Ziele:

→ verringerte Ängste und Vorbehalte sensibler Zeugen,
kindgerechtes Warten

→ entspannte Anhörungs- und Vernehmungssituation für sensible Zeugen und Vernehmer

→ optimierte Zeugen- und Vernehmungsleistungen

→ optimierte Dokumentation der authentischen Aussagen durch Tonband- oder Videoaufnahme für Kriminalpolizei, Staatsanwaltschaft, Gutachter, Verteidiger und das Gericht.

Die derzeit in Schleswig-Holstein realisierte Fortbildung für eine wirksame Verfolgung von Straftaten gegen die sexuelle Selbstbestimmung stellt den Versuch dar, allen vorgenannten Aspekten, Konzeptionen und Vorgaben gerecht zu werden. In Zeiten knapper Haushaltsmittel und in Anbetracht hoher Belastungen der Polizeidienststellen kann die Fortbildung nur noch streng zielgruppenorientiert gewährleistet und müssen Kompromisse gefunden und Themenschwerpunkte abwechselnd behandelt werden. Wichtig erscheint mir, daß die Themen „Vergewaltigung" und „sexueller Mißbrauch" gleichrangig gesehen und behandelt werden. Dazu sollten, nebenbei gesagt, auch Hilfeorganisationen beitragen, selbst wenn sie sich mit nur einem der beiden Themen beschäftigen.

Zu bedenken ist ferner, daß selbst die beste Fortbildung wenig Erfolg hat, wenn die Teilnehmerinnen und Teilnehmer auf ihren Dienststellen Bedingungen vorfinden, die die Umsetzung der Fortbildungsinhalte erschweren oder nahezu ausschließen[11].

3. Fortbildungskonzeption zur Verfolgung von Straftaten gegen die sexuelle Selbstbestimmung in Schleswig-Holstein

Die Auswirkungen der in Abschnitt 1 beschriebenen Veränderungen der Fortbildung für die SachbearbeiterInnen von Sexualdelikten auf die zeitliche Dauer und den Anteil der Übungen zeigen nachfolgende Grafiken:

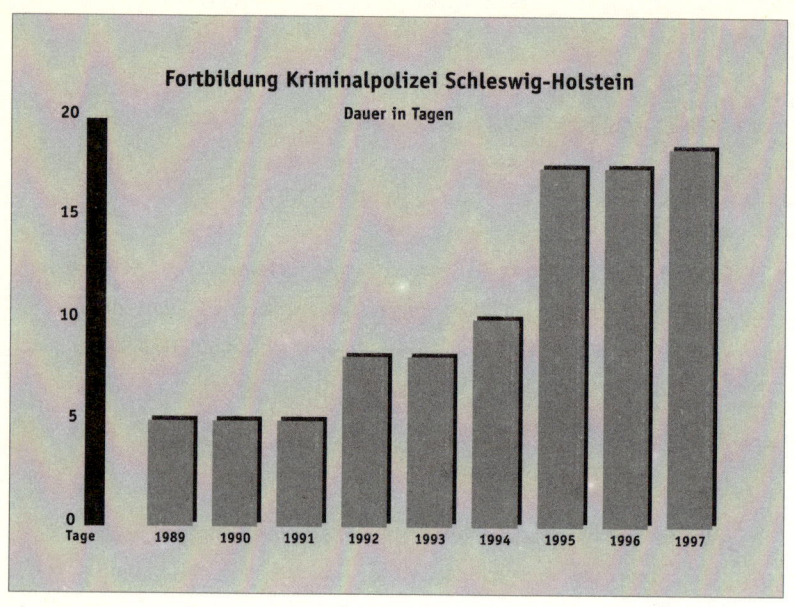

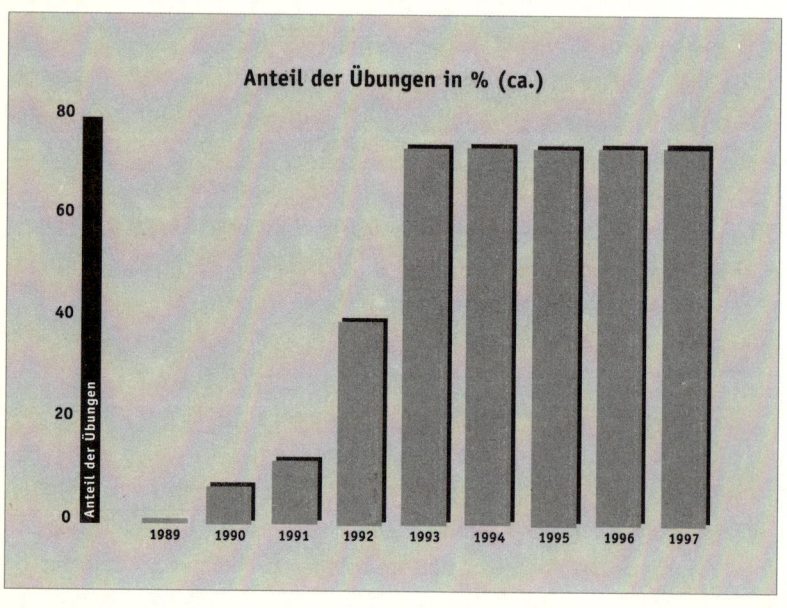

174

Die früher auf eine Woche angelegte Fortbildung findet nunmehr im Rahmen von zweiwöchigen Grund- und einwöchigen Weiterbildungsseminaren statt, die seit 1995 durch Workshops bzw. Arbeitstagungen zu speziellen Themen ergänzt werden. Die Dauer wurde kontinuierlich verlängert, um den besonderen Lehrinhalten und Übungen sowohl für die Verfolgung von Vergewaltigungen als auch von sexuellem Mißbrauch Rechnung tragen zu können. Zielgruppe sind spezialisierte SachbearbeiterInnen von Sexualdelikten. Nachdem schon in den Vorjahren der Anteil der Übungen kontinuierlich vergrößert worden war, brachte die oben beschriebene Lehrgangskonzeption 1993 den Anstieg auf zirka 75 Prozent.

Die Fortbildungskonzeption der Polizei wird den eingangs erläuterten unterschiedlichen Anforderungen an die Polizeibeamten durch folgende Differenzierung gerecht:

STUFE A

Zielgruppe
Schutzpolizeibeamte im Revierdienst; Kriminalbeamte, die nicht durch Stufen B oder C erfaßt werden.

Aufgabe
Erste Maßnahmen nach Bekanntwerden einer Sexualstraftat. Dazu gehören nur sehr selten sexuelle Mißbräuche mit Täterschaft im sozialen Nahraum.

Inhalte
Einstellungen und Hintergrundinformationen zum Thema, Behandlung der Betroffenen, erste Maßnahmen.

Methode
Vier Stunden Dienstunterricht mit einer Mischung aus Übung, Diskussion und Wissensvermittlung nach einer Konzeption der Landespolizeischule. Ferner vier Stunden Unterricht im Rahmen allgemeinpolizeilicher Fortbildungsseminare an der Landespolizeischule mit Wissensvermittlung und Diskussion.

Stufe B

Zielgruppe

Kriminalbeamte, die als **Bereitschaftsbeamte** usw. außerhalb der
Bürodienstzeit als erste mit den Fällen befaßt sind.

Aufgabe

Alle Maßnahmen nach Bekanntwerden einer Sexualstraftat im Anschluß an die ersten Maßnahmen (vgl. Stufe A), tonbanddokumentierte Zeugenvernehmungen, Unterstützung bei der Fallbearbeitung.

Inhalte

Einstellungen und Hintergrundinformationen zu Deliktsfeld, Handlungswissen und Fertigkeiten mit Schwergewicht auf kurz nach der
Tat zu treffende Maßnahmen (insbesondere Vernehmung).

Methode

Einwöchiges Seminar nach der erwähnten „Lehrgangskonzeption für
die Polizei zum Thema *Männliche Gewalt gegen Frauen*", die um fachliche Informationen und Übungen aus den Bereichen Kriminaltech-
nik und -taktik ergänzt wird.
(Vgl. untenstehende Lehrgangsübersicht, 1. Woche)

Stufe C

Zielgruppe

Auf diesen Deliktsbereich **spezialisierte SachbearbeiterInnen** von
Fachkommissariaten und Kriminalpolizeistellen; ausgewählte
SachbearbeiterInnen von Mordkommissionen.

Aufgabe

Alle Maßnahmen nach Bekanntwerden von Sexualstraftaten (wie
Stufe B), tonbanddokumentierte Vernehmung von Jugendlichen
und Frauen, alle Maßnahmen nach Bekanntwerden des sexuellen

Mißbrauchs von Mädchen und Jungen, auch bei Täterschaft aus dem sozialen Nahraum, videodokumentierte Vernehmung von Kindern, weitere Fallbearbeitung.

Inhalte

Einstellungen und Hintergrundinformationen zum Deliktsfeld, umfassendes Handlungswissen und Fertigkeiten für alle zu treffenden Maßnahmen, insbesondere tonbanddokumentierte Vernehmung nach Vergewaltigung und videodokumentierte Anhörung von Mädchen und Jungen nach sexuellem Mißbrauch, Zusammenarbeit mit Hilfeeinrichtungen, Vorbeugung, Öffentlichkeitsarbeit u.a.m.

Methode

Zweiwöchiges Grundseminar, einwöchiges Weiterbildungsseminar. Jährlich Workshops mit speziellen Themen, bedarfsorientiert einmal oder mehrfach jährlich.
(Vgl. untenstehende Lehrgangsübersicht.)

Diese Aufstellung macht deutlich, daß es nicht *eine* Fortbildung für *alle* Polizeibeamten geben kann und daß der Deliktsbereich des sexuellen Mißbrauchs von Mädchen und Jungen nicht exklusiv mit einer allein auf dieses Thema ausgerichteten Konzeption berücksichtigt wird, sondern im Verbund mit den Themen der anderen Straftaten gegen die sexuelle Selbstbestimmung. Letzteres ist auch deshalb sinnvoll, weil viele Inhalte übertragbar sind. So unterscheiden sich die opfergerechte Behandlung, die Sicherung von z.B. Sekretspuren und die Vernehmung von kindlichen, jugendlichen oder erwachsenen Geschädigten oft nur graduell. In der Stufe C werden in der zweiten Woche des Grundseminars, im Weiterbildungsseminar und in den Workshops ganz überwiegend Themen des sexuellen Mißbrauchs von Mädchen und Jungen behandelt.

Die Inhalte des in den Lehrgängen vermittelten „Polizeilichen Handlungswissens" für die Bearbeitung von Sexualstraftaten wurden durch das Landeskriminalamt Schleswig-Holstein in einer speziellen Leitlinie zusammengefaßt. Damit steht allen TeilnehmerInnen dieser Fortbildung ein fachliches Nachschlagewerk zur Verfügung, das darüber hinaus die Dienststellen in deren Aufgabenwahrnehmung leitet.

Beispiel Lehrgangsübersicht für Stufe C aus der Fortbildung 1996:

GRUNDSEMINAR
„Straftaten gegen die sexuelle Selbstbestimmung"
11. bis 22.3.96 in Kiebitzhörn / SH

Moderatorenteam:
Kriminaldirektor Jürgen Sievers,
Landeskriminalamt (LKA) Kiel
Kriminaloberkommissarin Heide von Petersdorff,
Kriminalpolizeistelle Kiel

ERSTE WOCHE

Montag
10:00   Begrüßung, Einführung, Vorstellung der Teilnehmer
12:00   „Typisch männlich – typisch weiblich", *Übung**
14:00   Exkurs „Anmache im Büro", *Diskussion*
14:30   (eigene) Sexualität, *Gruppenarbeit**

Dienstag
08:00   Vorurteile und Mythen über sexualisierte Gewalt
        gegen Frauen, *Gruppenarbeit**
10:00   Erscheinungsformen, *Gruppenarbeit und Information**
10:55   Ausmaß, Charakteristik, *Gruppenarbeit und Info**
11:50   Strafrecht, Strafprozeßrecht, *Info und Diskussion**
14:00   Ursachen, *Gruppenarbeit und Info**

178

15:30   Rolle und Situation der von sexualisierter Gewalt
        betroffenen Frauen, *Erarbeitung und Diskussion in
        der Gruppe nach Ansehen eines Videofilms**
        Diplompsychologin/Diplomkriminologin Dörthe Marth, Kiel
bis ca. 19:00

Mittwoch

08:00   Regeln für den Umgang mit von sexualisierter
        Gewalt betroffenen Frauen, *Gruppenarbeit**
08:50   Kriminaltaktik I, *Information und Diskussion*
10:00   Vergewaltigung aus der Sicht der Staatsanwaltschaft,
        Info,Übungen,Diskussion
        Staatsanwältin Christine Goedelt, Kiel
13:30   Textilspuren, *Info, Diskussion*
        Textilingenieurin Annette Kühl, LKA Kiel
15:00   Materialspuren, *Info, Diskussion*
        wissenschaftlicher Rat Dr. Norbert Buchholz, LKA Kiel

Donnerstag

08:00   Erkennungsdienst nach Sexualstraftaten,
        Information und Diskussion,
        Kriminalhauptkommissar Thomas Koop,
        Bezirkskriminalinspektion Lübeck
09:50   Kriminaltaktik II, *Info, Fallübung*
13:30   Opferhilfe/Zusammenarbeit, *Info, Diskussion**
        Ursula Schele, Notrufgruppe Kiel

Freitag

08:00   Prävention / Ratschläge,
        incl. Öffentlichkeitsarbeit, *Gruppenarbeit**
08:50   Primärprävention, *Gruppenarbeit**
10:00   Präventionsprojekt „Frauen und Polizei gegen Gewalt",
        Info, Polizeidirektor Jörg Neufeldt, Innenministerium Kiel
11:00   Rückblick, Planung 2. Woche

ZWEITE WOCHE

Schwerpunktthema
sexueller Mißbrauch von Kindern

Montag

09:00 Sexueller Mißbrauch von Kindern, Erfahrungen
Kinderschutzzentrum, Erkenntnisse aus Tätertherapie,
Info, Diskussion
Dipl.Soz. Klaus-Peter David,
Beratungsstelle Packhaus, Kiel

11:50 Fallschilderung, *Info, Diskussion*

13:30 Ermittlungen nach sexuellem Mißbrauch von Kindern,
Info, Erarbeitung, Diskussion

15:10 Vernehmung von Zeugen, *Info, Übungen*

Dienstag

08:00 Fortsetzung Vernehmung wie Vortag

08:30 Theorie der Anhörung sensibler Zeugen;
Tonbandanhörung mit jungen Polizeibeamtinnen
als Darstellerinnen, Aufnahme auf Video;
Info, Übungen, Gruppendiskussion
Diplompsychologin Petra Hänert, Kiel

bis 16:00

Mittwoch

08:00 Anhörung und Vernehmung, Fortsetzung vom Vortag

10:00 Sexueller Mißbrauch aus der Sicht einer Therapeutin,
Erfahrungen, Arbeitskreise, *Info, Diskussion*
Diplompsychologin Margret Erichsen-Frank,
Beratungsstelle Rendsburg

13:30 Serologie und DNA-Analyse, *Info, Diskussion*
Dr. Petra Niemann-Hessler, LKA Kiel

Donnerstag

08:00 Sexueller Mißbrauch aus der Sicht der
        Staatsanwaltschaft, *Info, Diskussion*
        Staatsanwältin Barbara Gradl-Matusek, Kiel
10:50 Fallübung
14:20 Videodokumentierte Anhörung von Kindern,
        Info und Übung

Freitag

08:00 Fortsetzung *Übung* vom Vortag
10:30 Aussprache, Bewertung des Seminars
11:30 Planung des Weiterbildungsseminars,
        Verabschiedung

*) Bausteine aus der oben beschriebenen Lehrgangskonzeption
    Männliche Gewalt gegen Frauen

Das einige Monate später durchgeführte einwöchige Weiterbildungsseminar folgte dieser Konzeption. Das Thema Aussagepsychologie wurde
vertieft, die videodokumentierte Anhörung von Mädchen und Jungen in
umfangreichen Übungen behandelt und durch den Vortrag eines dänischen
Kriminalbeamten abgerundet. Eine Dolmetscherin berichtete von den Tradi-
tionen in moslemischen Familien, ein Rechtsanwalt diskutierte seinen Ansatz
der Verteidigung von Angeklagten, eine Staatsanwältin informierte über das
Zeugenbegleitprogramm für Kinder, Spezialthemen wie Wahlgegenüber-
stellung und Kinderpornographie im Internet kamen hinzu. Die Themen für
die Weiterbildungsseminare werden von den TeilnehmerInnen des Grundseminars mitgestaltet und können sich daher verändern.

Nach drei Wochen Fortbildung sind die TeilnehmerInnen trotz der
enormen Komplexität der Anforderungen mental gut vorbereitet auf die Fallbearbeitung von gravierenden Sexualstraftaten. Die Praxis auf der Dienst-
stelle, „Auffrischungen" und Ergänzungen durch Workshops vervollständigen
die Fähigkeiten.

Die Rückmeldungen der TeilnehmerInnen zum Seminar sind durchweg sehr positiv. Während dieser Lehrgänge „wachsen" die TeilnehmerInnen zu einer Gruppe zusammen und können das Wiedersehen bei der nächsten Gelegenheit z.T. kaum erwarten. Sie gewinnen damit Ansprechpartner über die Dienststellen hinweg und haben so die Möglichkeit, sich aus konkretem Anlaß gegenseitig optimal zu unterstützen. Ein Effekt, der den Beamtinnen und Beamten den Beruf erleichtert und den betroffenen Mädchen und Jungen eine hoffentlich optimale Behandlung ihrer Fälle sichert.

Insgesamt betrachtet kann diese Fortbildungsmaßnahme ohne Übertreibung als „voller Erfolg" bezeichnet werden.

Die Teilnahme einer engagierten Staatsanwältin am Weiterbildungsseminar war für alle Beteiligten ein Gewinn. Schade, daß es aus Zeitgründen wohl nicht zu einer Wiederholung kommen wird. Richterinnen und Richter dürften im Interesse ihrer richterlichen Unabhängigkeit als „Zaungäste" wohl vollständig ausscheiden. Bleibt zu hoffen, daß der Richterschaft entsprechende Fortbildungsmaßnahmen zur Verfügung stehen werden, wenn in der Folge der zu erwartenden Rechtsänderung die Vernehmung von Mädchen und Jungen verstärkt zu ihren Aufgaben gehören wird[12].

FUSSNOTEN

[1] Dazu kann auch die „Ingewahrsamnahme" des Täters gehören, „um die unmittelbar bevorstehende Begehung einer Straftat von erheblicher Bedeutung für die Allgemeinheit zu verhindern" (§ 204, Absatz 1 Landesverwaltungsgesetz Schleswig-Holstein).

[2] Im Juristendeutsch: Die Polizei hat „alle keinen Aufschub gestattenden Anordnungen (sprich: Maßnahmen /d.Verf.) zu treffen, um die Verdunkelung der Sache zu verhüten" (§ 163 Strafprozeßordnung).

[3] Und wenn das nicht klappt, sorgt in Schleswig-Holstein das ZeugInnenprogramm der Staatsanwaltschaft für eine „Einstimmung" und Begleitung der Kinder und ihrer BegleiterInnen durch geschulte BetreuerInnen.

[4] Beispiele: eine tonbanddokumentierte Vernehmung eines Kindes oder einer Frau wird per Video aufgezeichnet und anschließend besprochen; die TeilnehmerInnen erleben als Zeugen einer „Tat" die Probleme Wahrnehmung, Erinnerung und Wiedergabe der eigenen Aussage durch einen Dritten usf.

[5] Fachtagung „Sexuelle Mißhandlung von Kindern", Kinderschutz-Zentrum Kiel 9./10.11.1989

[6] Die der Polizei bekanntgewordenen Fälle waren zahlenmäßig gering. Der Vater, der seine Tochter sexuell mißbrauchte, galt bis dahin als exotischer Einzelfall, eine Frau als Täterin war kaum vorstellbar.

[7] Arbeitsgruppe 4 „Gewaltkriminalität" mit Unterarbeitsgruppen; Informationen durch Geschäftsführung des Rates für Kriminalitätsverhütung im Innenministerium Kiel, Referat IV 411, Postfach 1133, 24100 Kiel.

[8] Erlaß Innenministerium Kiel, Referat IV 410, -30.04/31.16 – vom 26.07.1996

[9] Bestelladresse: BMFSFJ, Referat 123, Rochusstr. 8-10, 53123 Bonn

[10] Ausführlich vgl. Marth, Dörthe: Konsequenzen für die polizeiliche und die instanzenübergreifende Fortbildung, und Sievers, Jürgen: Praktische Umsetzung neuer Fortbildungsinhalte ..., im Seminarbericht der Polizeiführungsakademie Münster: Das Verbrechensopfer. Schwerpunkt: Opfer von Gewalt, insbesondere sexueller Gewalt, 1995

[11] Besonders deutlich wird dies bei der tonband- und videodokumentierten Vernehmung: Sie unterbleibt u.U., weil kein geeignetes Gerät vorhanden oder die aufwendige Abschrift der Bandaufzeichnungen nicht gewährleistet ist!

[12] Gesetzesinitiative mehrerer Bundesländer im Bundesrat vom 07.03.1996, Drucksache 175/96 (u.a. neu § 168e StPO), die durch richterliche Vernehmung von Kindern die Wahrscheinlichkeit erhöhen will, daß diese nicht vor Gericht aussagen müssen.

Teil 4

Prävention

Männer

machen

sich rar ...

Eine Investition
in die Zukunft

Torsten Kruse

PRÄVENTIVE ARBEIT MIT JUNGEN IM SPANNUNGSFELD ZWISCHEN POTENTIELLER OPFER- UND TÄTERSCHAFT

Geschlechtsspezifische Arbeit mit Jungen ist in den letzten Jahren immer mehr in den Blickpunkt des pädagogischen Interesses gerückt. Verschiedene Ansätze und Konzepte für die Arbeit mit Jungen wurden entwickelt. Dennoch gibt es bisher relativ wenig Ansätze und Ideen zu der Arbeit mit Jungen in dem Bereich der Prävention von sexualisierter Gewalt. Es lassen sich nur Spekulationen darüber anstellen, warum dies so ist. Vermutlich liegt es zum einen daran, daß nach wie vor wenige Männer bereit sind, mit Jungen reflektiert und emanzipatorisch zu arbeiten. Zum anderen ist der Einzug der Thematik der sexualisierten Gewalt von und gegen Jungen in die Jungenarbeit von einer, wenn auch kurzen, Geschichte geprägt, die eine Schwierigkeit mit sich bringt.

So wurden zu Beginn die Jungen in der Regel als diejenigen angesehen, die (potentiell) Ausübende sexualisierter Gewalt sind und mit denen man arbeiten muß, um ihre (spätere) Täterschaft zu verhindern. Im Laufe der Zeit kam der Blick auf Jungen als (potentiell) Betroffene von sexualisierter Gewalt hinzu. Ein scheinbares Spannungsfeld tat sich auf: die Arbeit mit Jungen als (potentiellen) Opfern bzw. (potentiellen) Tätern.

Präventiv mit Jungen arbeitende Männer[1] hatten und haben das Gefühl, einen Spagat vollziehen zu müssen. Auf der einen Seite ging und geht es um Jungen als Betroffene, auf der anderen um Jungen als Ausübende. Beides gleichzeitig im Blick zu haben erscheint schwer und mühevoll, zumal häufig eher die gewalttätige Seite von Jungen im Vordergrund steht.

So werden die Jungen dann in Täter und Opfer eingeteilt. Sie sind aber mehr als nur Täter oder nur Opfer, und eine einseitige Sichtweise geht an der Realität vorbei.

An dieser Stelle soll es nicht darum gehen, das Verhalten von Jungen, insbesondere wenn es übergriffig und/oder gewalttätig ist, zu bagatellisieren oder gar unter den Tisch zu kehren. Viele Jungen verhalten sich sozialschädigend – in der Hauptsache Mädchen, aber auch anderen Jungen gegenüber. Das ist nicht hinnehmbar, und gerade Pädagogen kommt hier die wichtige Funktion zu, den Jungen eindeutige und klare Grenzen aufzuzeigen.

Zugleich sollten sie sehen, daß sich dieses Verhalten herleitet aus Erfahrungen, die die Jungen gemacht haben, oder aus den sozialisationsbedingten, sprich patriarchalen, Einflüssen, die auf sie wirken. Bausteine der Sozialisation wie die häusliche Situation, das Verhalten der Eltern, die Strukturen in Kindertagestätten, Kindergärten, Schule oder Peergruppen müssen daher den Pädagogen bekannt sein. Das Verhalten der Jungen muß verstanden werden, ohne daß übergriffiges und gewalttätiges Verhalten entschuldigt wird oder daß ihnen die Verantwortung dafür genommen wird.

Der Schlüssel zum Verhalten der Jungen liegt in der Regel in ihrer Lebensgeschichte und in der patriarchalen Struktur, die diese Geschichte hervorbringt. Nur selten ist er lediglich in der konkreten Situation zu finden.[2] So kann eine gewalttätige Handlung eines Jungen gegen ein Mädchen im Kindergarten Ausdruck einer erlernten Bewältigungsstrategie sein. Zum Beispiel dann, wenn es um ein Gefühl der Ohnmacht dieses Jungen gegenüber dem Mädchen geht. Er erlebt sich in der Situation vielleicht tatsächlich ohne Macht und unterlegen und greift dann auf eine erlernte Strategie zurück, die ihm das Gefühl der Überlegenheit über gewalttätiges Handeln wiedergibt. Zwei Fragen tauchen hier auf, die sich voraussichtlich nicht aus der Situation erklären lassen: Warum fühlt er sich ohnmächtig und unterlegen, und warum versucht er diese Gefühle über Gewalt zu kompensieren? Die Antworten darauf liegen in den Verhaltensweisen, die der Junge bereits erlernt und übernommen hat.

Einzelne Situationen lassen sich dennoch aufgreifen, um Themen einzuführen und zu bearbeiten. Dies sollte allerdings in einem Gesamtkontext, sprich Gesamtkonzept geschehen. Dieses muß die Bearbeitung herkömmlicher männlicher Identitäten beinhalten, zu denen sowohl die Ausübung von Macht und Hierarchie über eine sexualisierte Ebene als auch die Abspaltung und das Nicht-Zulassen der eigenen Betroffenheit von sexualisierter Gewalt gehört. Beide Themenbereiche sind aber jedes für sich zu behandeln. Das Opfersein und die Täterschaft von Jungen bedürfen einer gesonderten Zuwendung. Die Vermischung kann sonst Kompensationsstrategien bestätigen, die die Jungen schon kennen, wie zum Beispiel Gewalterfahrungen mit Gewalt zu verarbeiten.

Somit verlagert sich innerhalb dieses Spannungsfeldes die pädagogische Konzeptentwicklung in der präventiven Arbeit mit Jungen. Sie geht weg von der Konzentration auf die Kritik am Verhalten der Jungen und wendet sich stärker dem Umgang der pädagogischen Kräfte mit diesem Verhalten zu. Das Spannungsfeld befindet sich im Kopf des Pädagogen, in seiner Vermischung von Täterschaft und Opfersein der Jungen. Es ist zwar seine Aufgabe in der Prävention, (potentielles) Opfersein und (potentielle) Täterschaft gleichzeitig zu sehen oder möglicherweise auch die Täterschaft als Ausdruck eines nicht bearbeiteten Opferseins zu begreifen.[3] Konzeptionell ist aber in der Reflexion eine klare Trennung zwischen Jungen als potentiell Betroffenen und potentiell Ausübenden von sexualisierter Gewalt geboten. So ist es notwendig, in einem längerfristig angelegten Konzept zunächst mit den Jungen zu Gewalterlebnissen von Jungen allgemein und speziell zu ihren eigenen zu arbeiten, um danach zu ihren gewalttätigen Handlungen und Verhaltensweisen zu kommen. Beides hat möglicherweise miteinander zu tun, nur darf den Jungen nicht das Gefühl vermittelt werden, daß man sich dem Opfersein von Jungen zuwendet, weil man ihre (zukünftige) Täterschaft verhindern will. Denn Jungen benötigen für das (Weiter-)Entwickeln von Opferempathie das Zugeständnis und Zulassenkönnen ihres eigenen (potentiellen) Opferstatus'.

Dieses Kapitel geht daher auf beide Bereiche in zwei getrennten Abschnitten ein, nachdem dargelegt wurde, wie Prävention zu verstehen ist und welche Funktion Männer in der präventiven Arbeit mit Jungen haben.

Grundsätze für die präventive Arbeit

Allgemein versteht die Pädagogik unter Prävention heute überwiegend eine Art „Kompetenz- und Angebotsstrategie" als Lebenshilfe für alle

Kinder und Jugendlichen, insbesondere jedoch für die jeweils gefährdeten Personengruppen. Über den Erwerb bzw. die Stärkung von Handlungskompetenzen wird angestrebt, zur gelingenden Bewältigung entwicklungsspezifischer Anforderungen, potentieller Gefährdungsmomente oder auch aktueller Konfliktsituationen beizutragen." (Uwe Sielert 1994, S. 11.)

Für die Prävention sexualisierter Gewalt gehören ferner die gelingende Bewältigung von geschlechtsspezifischen Anforderungen, Erwartungen und Sozialisationsvorgaben im Sinne nicht gewalttätigen Verhaltens dazu. Prävention ist hier also in erster Linie die kritische Reflexion über die herkömmlichen Geschlechtsidentitäten und deren Veränderung sowie das Bereitstellen und Vorleben von Alternativen.

Gerade für diese Arbeit ist die Trennung der Geschlechter, also die Schaffung geschlechtshomogener Räume, unabdingbar. Jungen müssen zunächst unter sich über ihre Geschlechtsidentität reflektieren, sie gegebenenfalls verändern oder sie überhaupt erst einmal herstellen. Und dies sollte ohne den von vielen Jungen verspürten Druck des Sich-darstellen- oder -beweisen-Müssens gegenüber den Mädchen geschehen. Außerdem sollte eines der Ziele in der präventiven Arbeit der Abbau von Gruppendruck und männerbündischem Verhalten in den Jungengruppen sein.

Wichtig ist noch zu erwähnen, daß im Rahmen der Prävention von sexualisierter Gewalt auch immer die Intervention eine Rolle spielen kann. Das gilt für Jungen genauso wie für Mädchen. Intervention bedeutet hierbei die möglichst frühzeitige Aufdeckung eines bereits bestehenden sexuellen Mißbrauchsverhältnisses oder das Beenden von sexualisierter Gewalt (z.B. eingreifen, wenn Jungen Mädchen die Röcke hochziehen oder wenn Jungen sich gegenseitig „an den Sack greifen").

Wenn es um die Aufdeckung eines Mißbrauchsverhältnisses geht, ist es dringend erforderlich, ein HelferInnennetz zur Verfügung zu haben. Hierfür ist es ratsam, vor dem Beginn der präventiven Arbeit Kontakte mit Ansprechpersonen der verschiedenen Institutionen zu knüpfen. Im Falle einer Intervention lassen sich dann Gespräche leichter führen. Außerdem bekommen die einzelnen Institutionen so ganz konkrete Gesichter und erscheinen nicht mehr so fremd.

Grundsätzlich gilt für Jungenarbeit und damit auch für die Prävention, daß den Jungen ein positiver Zugang zu den einzelnen Themenbereichen, wie z.B. Sexualität, ermöglicht werden sollte. Arbeit mit Jungen, die eine „Feuerwehrfunktion" hat, ist auf Dauer sowohl für die Jungen als auch für den Pädagogen zutiefst unbefriedigend. So ein Ansatz wirkt zudem kaum im Sinne einer positiven Veränderung, weil er ausschließlich defizitär arbeitet.

Ein positiver Zugang steht nicht im Gegensatz zu dem Anspruch an den Pädagogen, klare Grenzen den Jungen gegenüber zu setzen, insbesondere wenn sie gewalttätig werden. Denn erst im Rahmen eines positiven Zuganges wird es Jungen möglich gemacht, eigenes grenzverletzendes und gewalttätiges Verhalten zuzugestehen und zu bearbeiten. Wer läßt sich schon von einem Angebot ansprechen, daß einen von vornherein als „Problemwesen" begreift und einem ausschließlich Defizite unterstellt?

Das Thema sexueller Mißbrauch sollte in einer Jungengruppe erst nach einem sexualpädagogischen Abschnitt behandelt werden, in dem die positiven Aspekte der Sexualität zum Tragen kommen. Auch wenn sexueller Mißbrauch erst in zweiter Linie etwas mit Sexualität zu tun hat[4], so wird er doch automatisch damit in Verbindung gesetzt. Die Gefahr ist groß, Sexualität zu sehr mit negativen Gesichtspunkten zu belasten, zumal auch die Prävention von Aids heutzutage in der Sexualpädagogik eine wichtige Rolle spielt.

Männer in der präventiven Arbeit

Männer, die mit Jungen arbeiten, sind – ob sie wollen oder nicht – immer Vorbilder für die Jungen. Sie können abschreckend auf die Jungen wirken oder anziehend. Wie es sich auch darstellt, sie haben eine Wirkung auf die Jungen, und zwar als Männer.

Deswegen ist es unerläßlich, daß Männer besonders in der Arbeit mit Jungen ihr eigenes Verhalten immer wieder überprüfen und hinterfragen. Wie gibt sich der Mann den Jungen gegenüber? Als der Coole, Alles-Wissende, als einer, der „klarkommt"? Oder zeigt er auch weiche Seiten, zeigt er, daß auch er Probleme hat? Wie geht er mit seinen Gefühlen und denen der Jungen um? Läßt er sie zu, wertet er sie ab? Wie ist sein Verhältnis zu den anderen Männern und Frauen im Team, wie geht er mit ihnen um? Um Mißverständnissen vorzubeugen, sei hier ausdrücklich erwähnt, daß es nicht darum geht, die Probleme des Pädagogen den Jungen aufzubürden. Aber zu zeigen, daß man(n) auch Probleme hat, daß es einem auch einmal schlechtgeht und daß man auch in der pädagogischen Arbeit nicht derjenige ist, der permanent „alles im Griff hat", zeugt von notwendigem, authentischem Verhalten des Pädagogen. Zudem bringt es den Jungen die Erfahrung näher: Männliche Identität kann, darf und ist auch durch das Erleben von Problemen und besonders durch die Schwierigkeit der Problembewältigung geprägt.

Ein reflektiertes Vorbildsein ist in der Arbeit unbedingt notwendig, zumal viele Jungen auf der Suche nach männlichen Vorbildern sind, die ihnen räumlich, zeitlich und besonders auch emotional zur Verfügung stehen. Denn solche Vorbilder gibt es in der Regel im herkömmlichen Sozialisationsprozeß der Jungen nicht, und sie sind daher sehr begehrt. „Ob Trainer im Sport, Pädagogen, Gruppenleiter – ihre Chance, den Jungen antipatriarchale Verhaltensmuster zu vermitteln, wäre nicht gering" (Anita Heiliger, Constanze Engelfried 1995, S. 200).

„Jungenarbeiter" müssen ferner ihre eigenen Bilder und Vorstellungen von männlicher und weiblicher Identität überprüfen. Sind sie emanzipatorisch im Sinne der Gleichberechtigung und Gleichbehandlung von Mädchen/Frauen und Jungen/Männern, oder welche patriarchialen Muster beinhalten sie? In der Begegnung mit Jungen sind sie wichtig, da sie von den Pädagogen bewußt oder unbewußt transportiert und weitergereicht werden. Zudem bilden sie die Grundlage bestimmter geschlechtsspezifischer Verhaltensweisen, und ihre Bearbeitung im Sinne der Erkenntnisförderung und kritischen Reflexion ist ein wesentliches Element in der (präventiven) Jungenarbeit.

Sozialisationen und ihre Bedingungen sind immer Ausdruck einer bestimmten Gesellschaftsstruktur. In unserer Gesellschaft handelt es sich um eine patriarchale Struktur. Will man nun bestimmte Verhaltensweisen von Männern und Jungen verändern oder Alternativen mit ihnen erarbeiten, ist es unerläßlich, neben einer persönlichen Auseinandersetzung mit eigenen Verhaltensmustern auch zu einer politischen Auseinandersetzung zu kommen. Gerade Männer müssen hier noch viel mehr als bisher die bestehenden gesellschaftlichen Zwänge und Anforderungen an Männer und Jungen auf der einen Seite und Frauen und Mädchen auf der anderen Seite öffentlich kritisieren und ächten.

Außerdem müssen sie die Geschlechterhierarchie thematisieren und für ihre Abschaffung eintreten, bedingt sie doch die Ungleichbehandlung und Abwertung von Mädchen und Frauen und die einseitige gesellschaftliche Orientierung an männlichen Normen und Privilegien.

Die Arbeit gegen sexualisierte Gewalt ist daher neben der Personen-
zentrierung in den (pädagogischen) Beziehungen eine Arbeit gegen die herkömmlichen patriarchalen Strukturen und deren Auswirkungen.

Präventive Arbeit mit Jungen als (potentiell) Betroffene von sexualisierter Gewalt und sexuellem Mißbrauch

Daß auch Jungen von sexualisierter Gewalt und sexuellem Mißbrauch
betroffen sind, ist keine neue Erkenntnis. Dennoch gibt es dieser Tatsache
gegenüber immer noch eine Reihe von Vorurteilen, Abwehrhaltungen und
falschen Bildern. Wollen Männer mit Jungen präventiv arbeiten, ist es wichtig,
sich diese Klischees vor Augen zu führen, um selber Projektionen auf die
Jungen oder unangemessenes, vielleicht schädliches Verhalten ihnen gegenüber zu vermeiden. Die Klischees lauten stichwortartig:

→ Jungen sind keine Opfer.

→ Jungen können sich wehren.

→ Sind Jungen doch zu Opfern geworden, waren sie selber schuld, weil
  sie sich nicht richtig gewehrt haben.

→ Sexuell mißbrauchte Jungen wissen sich selbst zu helfen.

→ Jungen verarbeiten sexuellen Mißbrauch leichter als Mädchen.

→ Jungen wissen früh über Sexualität Bescheid und können deswegen
  sexuellen Mißbrauch auch als solchen einordnen.

→ Jungen wollen den Sexualkontakt und empfinden ihn als angenehm,
  insbesondere dann, wenn sie von einer Frau mißbraucht werden.

→ Männliche Täter, die Jungen mißbrauchen, sind schwul.

→ Frauen mißbrauchen Jungen nicht, sondern führen sie in die Sexualität ein.

→ Männliche Sexualität und damit auch die Sexualität von Jungen ist
  rein genital ausgeprägt. Sexueller Mißbrauch ist aus diesem Grund
  nur Mißbrauch, wenn er genital ausgerichtet ist.

→ Mißbrauchte Jungen werden später zu Tätern.

Diese Vorstellungen entspringen zum größten Teil einem Bild von
herkömmlicher männlicher Identität. Dieses beinhaltet Normen wie:
Männer sind stark und können sich wehren; Männer sind keine Opfer von

Gewalthandlungen, sondern nur Täter; mit Verletzungen – physischen wie psychischen – werden sie leicht fertig; Männer haben immer und überall Lust auf Geschlechtsverkehr; eine Erektion zu haben bedeutet, sexuell erregt zu sein; Männer wissen alles über Sexualität, und Männer haben ihre Gefühle immer unter Kontrolle.

Solche Normen und Erwartungen führen zu den oben erwähnten Klischees und blockieren damit häufig den notwendigen Schritt von dem kognitiven Wissen über sexuellen Mißbrauch an Jungen zu der tatsächlichen Verinnerlichung dieser Tatsache. Leidtragende sind die betroffenen Jungen, die in doppelter Hinsicht um eine Anerkennung als Opfer von sexuellem Mißbrauch kämpfen müssen: eimal in bezug auf die Tatsache, daß sie mißbraucht werden oder wurden – weil der sexuelle Mißbrauch verleugnet wird – und zum anderen bezüglich der Tatsche, daß sie als Jungen betroffen sind – weil verleugnet wird, daß Jungen Opfer werden.

Da präventive Arbeit mit Jungen immer auch Arbeit an und mit ihren erlebten sexuellen Gewalterfahrungen bedeutet, ist es für Pädagogen unerläßlich, die eigenen Normen und Bilder männlicher Identität zu überprüfen. Sind sie nicht imstande für sich selber und mit anderen Männern eine Kultur des Opferseins[5] zu tragen, so werden sie in der Regel auch Jungen nicht in ihrer Betroffenheit akzeptieren können.

Ein Grundsatz in der präventiven Arbeit lautet, daß die Pädagogen eigene Gewalterfahrungen im Bereich sexualisierter Gewalt oder des sexuellen Mißbrauchs reflektiert haben müssen. Die Gefahr von Projektionen, hier auf die Jungen, ist sonst sehr groß, und möglicherweise geht es dann in der Arbeit weniger um den oder die betroffenen Jungen als vielmehr um den Pädagogen selber. Hier sei nur die Tendenz, alle betroffenen Jungen retten zu wollen, als Beispiel genannt, die aus der Nichtakzeptanz der eigenen Betroffenheit entspringen kann.

Sexuell mißbrauchte Jungen wehren teilweise noch massiver als ihre übrigen Geschlechtsgenossen Zugänge zu ihrem eigenen Körper ab, weil sie sich schmutzig und benutzt fühlen. Körperübungen sind aber für Jungen sehr wichtig, da Jungen grundsätzlich häufig ohne Wahrnehmung des eigenen Körpers agieren. Pädagogen müssen deswegen sehr vorsichtig und behutsam Körperarbeit einführen und sensibel begleiten. Es darf kein Junge überfordert oder zu etwas gezwungen werden.

Die Wahrnehmung des eigenen Körpers und körperliche Nähe zu anderen Jungen spielt auch in einen anderen Bereich hinein. Einige sexuell mißbrauchte Jungen glauben, daß sie etwas „Schwulenhaftes" an sich haben müssen, das den Täter gereizt hat. Dies ist eine unsinnige Annahme, da es sich bei dem sexuellen Mißbrauch an Jungen seltener um schwule Täter handelt, sondern eher um heterosexuelle, und der sexuelle Mißbrauch von Jungen nicht Ausdruck von Homosexualität ist. Dennoch gibt es mißbrauchte Jungen, die dies glauben und die alles tun, um nur nicht als schwul angesehen zu werden, die sich also noch homophober als andere Jungen verhalten. Hier ist vom Pädagogen eine Gratwanderung gefordert: Auf der einen Seite ist das homophobe Verhalten dieser Jungen und eine Diskriminierung von Homosexuellen nicht zu akzeptieren, auf der anderen ist dies als Ausdruck für ein bestimmtes Gefühl, das mit dem Mißbrauch zu tun hat, ernst zu nehmen. Hilfreich kann es dabei sein, dem Jungen zu signalisieren, daß er sich nicht als Heterosexueller beweisen muß.

Präventive Arbeit mit Jungen als (potentiell) Ausübende von sexualisierter Gewalt

Jungen erfahren nach wie vor relativ selten eine eindeutige und klare Grenzziehung durch Männer, wenn es um sexualisierte Gewalt und/oder sexistische Verhaltensweisen geht. Männer hören oder sehen weg, sagen nichts dazu oder klopfen den Jungen sogar anerkennend auf die Schultern, wenn sie sich gegenüber den Mädchen „mal wieder richtig durchgesetzt haben". Dies ist männerbündisches Verhalten in Reinkultur, wie es immer noch häufig zu beobachten ist.

Hier haben die männlichen Pädagogen nicht nur eine Vorbildfunktion, die sie im Sinne einer klaren Benennung und Ächtung dieser Verhaltensweisen ausüben sollten, sondern auch die Chance, den Jungen als ein Mann zu begegnen, der zwar ihr Verhalten, aber nicht die gesamte Person kritisiert und deshalb von den Jungen auch akzeptiert werden kann. Denn Grenzziehung und Kritik durch Männer ohne gleichzeitige Abwertung der eigenen Person ist für viele Jungen eine ungewohnte, weil neue Erfahrung. Sie ermöglicht es ihnen eher, die Kritik auch anzunehmen und die Grenze zu akzeptieren.

Allerdings muß man deutlich sagen, daß die Arbeit mit Jungen zum Teil sehr stark mit Grenzverletzungen durch Verhaltensweisen oder Sprüche belastet ist. Manch einem kommt es als Sisyphusarbeit vor, immer dagegen anzugehen. Dennoch ist es notwendig. Es kann helfen, nicht gegen, sondern mit den Jungen Grenzen deutlich werden zu lassen, indem man z.B. mit ihnen eine Art Katalog nicht akzeptierter Verhaltensweisen aufstellt, der immer erweitert werden kann.

Eine Reihe von Jungen tragen ein Gefühl der Schwäche und Unsicherheit mit sich herum. Dieses Gefühl kompensieren sie oft auf dem gesellschaftlich vorgezeichneten Weg der Abwertung von Frauen und Mädchen. Macht auszuüben über Mädchen und Frauen, aber auch über andere, kleinere, schwächere oder auch „weichere" Jungen gibt ihnen das Gefühl der Stärke und Sicherheit. Hier liegt es nahe, diese Macht auf der sexualisierten Ebene auszuleben. So paradox es klingen mag, aber gerade mit diesen Jungen ist die Arbeit an ihrer Selbstwahrnehmung und an ihrem Selbstwertgefühl sehr wichtig. Denn zum einen kompensieren sie möglicherweise selbst erlebte Ohnmachts- und Erniedrigungssituationen (insbesondere durch Gewalterfahrungen), und zum anderen kann es der Versuch sein, über die soziale Kategorie des Geschlechtes Mann und die gesellschaftlich formulierte Überlegenheit des Mannes das eigene Selbst zu entwerfen (andere Kategorien können die Zugehörigkeit zu einer ethnischen Gruppe oder zu einer bestimmten Nationalität sein). Dieses Selbst ist aber sehr brüchig, denn Jungen erleben real Mädchen und Frauen längst nicht mehr als schwächer, hilfloser oder erfolgloser. Im Gegenteil, gerade in der Schule sind es die Mädchen, die bessere Leistungen erbringen oder sich mehr zutrauen und sich zudem für die gleichaltrigen Jungen oft nicht interessieren.

Das Arbeiten an den Unsicherheiten der Jungen, an ihren eigenen Ohnmachtsgefühlen, das Zulassenkönnen dieser Gefühle und der Aufbau eines Selbstwertes, der sich nicht aus der Abwehr von Mädchen und Frauen und der Machtausübung über sie speist, ist daher geboten.

Die Peergruppe vieler Jungen spielt in diesem Zusammenhang eine wichtige Rolle. Sie stellt oft einen Raum dar, in dem Unsicherheiten und Ängste nicht zugelassen werden dürfen, in dem sogenannte weibliche Eigenschaften massiv abgewertet werden und gewalttätiges Verhalten aus der Gruppe heraus eine große Bedeutung für das Gruppengefühl hat. Die Gruppe fungiert als Motor des Gefühls von Stärke und Macht. Diesen für die meisten Jungen sehr hohen Symbolgehalt der Gruppe gilt es zu entlarven, denn er ist auch mit Konkurrenz und Hierarchie unter den Jungen verbunden. Außerdem bietet die Gruppe den Jungen zwar eine rituelle, aber keine emotionale Sicherheit.

Genau an diesem Punkt läßt sich in der Arbeit mit den Jungen ansetzen. Was sie sich wünschen und was sie voneinander erwarten, sind Fragen, die die Jungen mit sich herumtragen, aber nie formulieren dürfen. Baut man einen geschützten Rahmen für die Bearbeitung dieser Fragen auf, ergeben sich zum Teil erstaunliche, weil nicht erwartete Antworten, die ausdrücken, wieviel Nähe sich die Jungen untereinander wünschen.

Damit wird erneut der Bereich der Homophobie berührt. Sie ist unter Jungen und Männern sehr weit verbreitet, erzeugt Druck, sich besonders in der Gruppe heterosexuell zu verhalten, und äußert sich teilweise gewalttätig.

Ihrem Abbau kommt daher eine wichtige Bedeutung in der Arbeit mit Jungen, besonders in der präventiven, zu. Einen guten Ansatz dazu bietet das Fußballspiel. Auf dem Fußballfeld ist es für Jungen meistens kein Problem, sich gegenseitig anzufassen, sich nach einem Tor zu umarmen oder sich im Vorbeigehen auf den Hintern zu klopfen. Indem man der Frage nachgeht, warum sie körperliche Nähe auf dem Fußballfeld zulassen können, warum dies aber ein absolutes Tabu ist, sobald sie das Feld verlassen, ist das Thema mit den Jungen ansprechbar. Oder man zählt mit den Jungen während einer Fußballübertragung im Fernsehen gemeinsam aus, wie oft und wo sich die Spieler einer Mannschaft anfassen und berühren, ohne daß sie deshalb als schwul gelten. Auch das ist ein guter Anlaß, um mit den Jungen über Nähe und Intimität zu anderen Jungen zu sprechen, ohne sie dabei vorzuführen.

Zentral in der präventiven Arbeit ist die Auseinandersetzung mit den Jungen über ihre Bilder, Vorstellungen und Erwartungen in bezug auf männliche Identität und die darin enthaltenen Normen.

Alternativen, die auch weiche, fürsorgliche Anteile enthalten, müssen den Jungen angeboten und/oder mit ihnen erarbeitet werden. Hier den Umkehrschluß zu ziehen, daß eine Art „Softie" für die Jungen das männliche Identifikationsbild werden sollte, ist allerdings in der pädagogischen Praxis nicht umzusetzen und auch nicht erstrebenswert. Denn dieses Bild ist bei den Jungen völlig verpönt und wird sofort von ihnen demontiert.

Es gilt vielmehr zu einem Bild zu kommen, das Stärke, Weichheit, Kraft und Empathiefähigkeit beinhaltet und gewalttätiges Handeln gegen Mädchen und Frauen und andere Jungen ächtet. Nicht die Gewalttätigkeit sollte als männlich gelten, sondern der Einsatz für ihre Beendigung und Verhinderung. Dafür lassen sich auch Jungen gewinnen.

In Verbindung mit diesem anzustrebenden Bild von männlicher Identität sollte mit den Jungen eine Vorstellung von Mädchen und Frauen, von weiblicher Identität und Sexualität entwickelt werden, die nicht auf Unterlegenheit, Schwäche, Benutz- und Verfügbarkeit der Frauen und Mädchen basiert. Dies soll nicht nur im Interesse von Frauen oder Mädchen geschehen, sondern auch im Interesse der Jungen, denn man nimmt ihnen damit den Zwang zur Demonstration scheinbarer Stärke, den Zwang zur ständigen Überlegenheit als Beweis männlicher Identität. Die Jungen können dann ruhiger, gelassener und sozial verträglicher miteinander und mit den Mädchen umgehen.

LITERATUR

Heiliger, Anita und Constanze Engelfried
    1995: *Sexuelle Gewalt: Männliche Sozialisation und potentielle Täterschaft*, Frankfurt/M. und New York

Sielert, Uwe
    1994: „Prävention: Erfahrungen, Mythen und Möglichkeiten",
    in: *ProJugend, Ausgabe Schleswig-Holstein Nr. 4*

Anmerkung: Der vorangegangene Text enthält Passagen aus der Broschüre
    „Die herkömmliche Sozialisation von Jungen und die Konsequenzen
    daraus für die Prävention sexualisierter Gewalt" (Thorsten Kruse 1996).
    Diese Broschüre ist zu beziehen über:

Widerspruch. Kritisch-solidarische Jungen- und Männerarbeit
    Königsweg 9 · D-24103 Kiel
    Telefon: (04 31) 67 82 58 · Fax: (04 31) 67 49 43.

FUSSNOTEN

[1] Der Text bezieht sich in erster Linie auf männliche Pädagogen, weil sie sich in der präventiven Arbeit der Jungen annehmen sollten. Die Jungen brauchen sie aufgrund sozialisationsbedingter Defizite, auf die hier nicht näher eingegangen werden kann. Zugleich versucht der Text direkt Männer anzusprechen, um an ihre Verantwortlichkeit zu appellieren.

Der Rahmen dieser Veröffentlichung läßt eine Beschreibung der Sozialisations-
bausteine nicht zu. Hier sei auf die entsprechende Literatur verwiesen.

³⁾ Einige Täter sind selber Opfer sexualisierter Gewalt gewesen. Dies ist bei der
Arbeit zu berücksichtigen. Allerdings trifft dies nicht auf alle Täter zu. Gewarnt werden muß
auch vor dem Bild, daß von sexualisierter Gewalt betroffene Jungen quasi zwangsläufig später zu Tätern werden. Damit wird ihnen ein parteilicher Blick auf ihr Opfersein nicht zuge-
standen.

⁴⁾ Sexualisierte Gewalt stellt im übrigen nicht die Schattenseite der Sexualität dar,
wie einige SexualpädagogInnen behaupten.

⁵⁾ Unter „Kultur des Opferseins" wird eine Kultur verstanden, die dort, wo Männer
Opfer gewalttätiger Handlungen sind oder waren, diese Betroffenheit auch trägt und aus-
hält. Gemeint ist nicht, daß Männer grundsätzlich als Opfer zu sehen sind.

Norbert Remus

Keine Lust auf Jungenarbeit? –
Erfahrungen und Widerstände

Was ist Jungenarbeit? Ich mache keine spezielle „Jungenarbeit", denn ich kann es mir nicht aussuchen, wie sich meine Unterrichtsgruppen in der Schule zusammensetzen. Feststellen kann ich jedoch, daß in den 25 Jahren meiner Unterrichtstätigkeit, vor allem in den 9. und 10. Klassen, überwiegend Mädchen meinen Unterricht besuchen. Dazu muß ich anmerken, daß ich an einer Berliner Gesamtschule Evangelische Religion unterrichte und die Teilnahme daran freiwillig erfolgt. In den 7. und 8. Klassen nehmen die SchülerInnen allerdings nur bedingt freiwillig teil, weil viele sich konfirmieren lassen und die Teilnahme am Religionsunterricht eine Bedingung dafür ist. Nur die SchülerInnen, die nach der Konfirmation (in der Regel in der 8. Klasse) weiter in meinen Unterricht kommen, besuchen diesen dann tatsächlich aus freien Stücken. So kommt es regelmäßig vor, daß ich dann reine Mädchengruppen habe, selten oder nie sind es reine Jungengruppen. Immer wieder erlebe ich, daß ein Junge „übrigbleibt". Wenn dieser dann für die Mädchen attraktiv und/oder sympathisch ist, kommt es häufig zu erheblichen Störungen in der Gruppendynamik und im Unterrichtsablauf. Diese Störungen lassen plötzlich spürbar nach oder unterbleiben gänzlich, wenn der Junge z.B. wegen Krankheit fehlt. Sofort entwickeln sich sehr persönliche und vertrauliche Gespräche zwischen den Mädchen und mir. Diese Feststellung habe ich häufiger gemacht und mich gefragt, woran das liegt. Ich fing an, die alltäglichen Interaktionprozesse zwischen Mädchen und Jungen genauer zu beobachten. Dabei fiel mir folgendes auf: Ein einzelner Junge in einer

199

Mädchengruppe fühlt sich häufig als „Hahn im Korb". Die wenigsten Jungen vertragen es, in dieser Situation, nicht beachtet zu werden. Sie haben keine Konkurrenz, müssen sich nicht mit anderen vergleichen und können dadurch ungestört ihr „Balzverhalten" zeigen. Viele Mädchen reagieren auf das „coole, männliche" Verhalten positiv und buhlen dann ihrerseits um den Jungen. Zeigen die Mädchen kein oder nur wenig Interesse an dem Jungen, stört dieser den Unterricht, um weiter im Mittelpunkt zu stehen. Gerade in Kleingruppen verhindern diese Prozesse eine vertrauensvolle Umgangsweise, weil ich den Jungen dann ständig disziplinieren muß und mich damit scheinbar in Konkurrenz um die Aufmerksamkeit mit ihm begebe. Ich will nicht leugnen, daß diese Beobachtungen Aggressionen in mir auslösen, sowohl auf den Jungen gerichtet, als auch auf die Mädchen, wenn diese dann wieder die typische „Weibchenrolle" bedienen.

Bei Schulprojekten kann ich auf die Zusammensetzung der Projektgruppe direkt Einfluß nehmen: Für ein Projekt, „Probleme – was tun?", das für fünf Tage angesetzt war, hatten sich zwanzig Mädchen und vier Jungen angemeldet. Die Jungen waren nicht nur unsensibel den Problemen der Mädchen gegenüber (einige haben Sexuellen Mißbrauch erlebt) und brachten sich selbst nicht wirklich ein, sondern sie störten massiv, wenn ihnen Übungen nicht gefielen oder ihnen „langweilig" war. Die Folge dieser Erfahrung war, daß das nächste Projekt nur für Mädchen ausgeschrieben wurde. Was hinderte mich daran, ein Projekt nur für Jungen anzubieten?

Ich bin mir bewußt darüber, daß es viel mit mir zu tun hat, wenn überwiegend Mädchen meinen Unterricht besuchen. Offenbar gelingt es mir eher, bestimmte Interessen von Mädchen aufzugreifen und anzusprechen. Jungen können mit meinen Angeboten offensichtlich weniger anfangen, und sie spüren vermutlich meine ablehnende Haltung ihrem „Mackergehabe" gegenüber. Es gelingt mir leichter, Mädchen für Unterrichtsinhalte zu interessieren, die mir persönlich wichtig sind. So habe ich z.B. während einer Unterrichtseinheit über die Indianer Nordamerikas erlebt, daß einige Mädchen in Tränen ausbrachen, weil sie die schreiende Ungerechtigkeit, die diesen Völkern angetan wurde und wird, nicht begreifen und ertragen konnten. Bei Jungen habe ich eine solche Reaktion in meiner langjährigen Schulpraxis noch nicht beobachtet, obwohl es diese Gefühle sicher auch bei ihnen gibt – nur werden sie in der „Öffentlichkeit" nicht gezeigt. Ein wichtiges Schlüsselwort für die Arbeit zur Prävention und Prophylaxe sexuellen Mißbrauchs ist Empathiefähigkeit, die ich bei Jungen häufig vermisse. Auch wenn das wieder ein typisch weibliches Klischee bedient – für meine Arbeit ist es wichtig zu erleben, daß Menschen mit anderen mitfühlen und ihr Leid erahnen. Wenn aber die negativ konnotierten Gefühle wie Trauer über Ungerechtigkeit und Gewalt von Jungen weggeschoben oder gar lächerlich gemacht werden, stoße ich an die Grenzen meiner Toleranz.

Natürlich kommt es auch ab und zu vor, daß ich reine Jungengruppen unterrichte. Die Themenfindung gestaltet sich fast immer schwieriger als mit Mädchen, denn auch die Jungen, die „weicher", sensibler, nicht so makerhaft sind, interessieren sich meiner Erfahrung nach eher für Sport und Computerspiele, aber meine Interessen liegen mehr bei sozialen Themenstellungen und dem Sprechen über uns und unsere Gefühle, Wünsche und Visionen. Unlängst wurde eine besonders schwierige, mackerhafte und ordinär sprechende Jungengruppe plötzlich aufgeschlossen, hilfsbereit und freundlich, als es um das Transportieren von Schulmöbeln ging und das Entsorgen einer alten Couch beim Sperrmüll. Ich war überrascht, wie sich die aggressive Spannung plötzlich gelöst hatte. Eine ähnliche Erfahrung konnte ich schon einmal machen. Zusammen mit einer Kollegin bot ich Jungen an, einmal in der Woche nach dem Unterricht mit ihnen zu kochen. Der Hintergrund war der, daß wir festgestellt hatten, daß viele unserer Schüler nur unregelmäßig eine warme Mahlzeit bekamen. Der Vorschlag wurde begeistert aufgenommen und für einige Zeit kochten wir einmal wöchentlich gemeinsam. Ich denke, das gemeinsame Handeln des Einkaufens, Kochens, Essens und Abwaschens hat den Schülern viel gebracht. Dennoch ist Möbeltragen oder Spaghettikochen für mich noch keine kritische Jungenarbeit. Der mackerhafte, kumpelhafte, distanzierte Umgang mit Jungen macht mir aber auf Dauer keinen Spaß, und ich frage mich, ob er zum Ziel führt.

Was beinhaltet Jungenarbeit? Jungenarbeit gibt es meiner Meinung nach seit Jahrhunderten: beim Militär, in Burschenschaften, bei den Pfadfindern, in Kampf- und Sportvereinen usw. Sie ist dort so erfolgreich, weil sie Frauen und Mädchen bewußt ausschließt. Denn diese könnten die emotionalen Seiten und Beziehungsaspekte in die Jungen- und Männergruppe hineinbringen, die dort sonst nicht aufrichtig, sondern meist in funktionalisierter und ritualisierter Form besprochen werden. Die gegenseitige Aufwertung, das Herausstellen von Männerfreundschaft und Teamgeist sowie die idealisierte Kumpanei dienen vor allem Zielen wie Konkurrenz und Sieg, Macht und Abgrenzung. Sie verhindern gleichzeitig das Zulassen von Schwäche, das Zeigen negativ besetzter Emotionen (Trauer, Enttäuschung etc.) und das Beisammensein aus reiner Lust und Freude ohne funktionalisierte (Konkurrenz, Machtstreben etc.) Zielsetzung.

Arbeit ausschließlich mit Jungen ist noch keine kritische Jungenarbeit. Es geht vor allem um inhaltliche Aspekte, um bestimmte Inhalte. Aber um welche? Vereine und Pfadfinderorganisationen haben auch Ziele und Inhalte, sie liegen aber häufig fern dessen, was durch Prophylaxe sexuellen Mißbrauchs erreicht werden soll. So verhindert das Durchsetzen eigener Interessen das Lernen von Empathie (der Sieg zählt, nicht der Weg), und Konkurrenz ist wichtiger als Hilfe und Unterstützung für andere. Das gegenseitige „Kräftemessen" verhindert gemeinsame Erlebnisse und tritt die sozialen Belange anderer mit Füßen. Grenzenlosigkeit gilt als erstrebenswerte Fähigkeit, die die Rechte des anderen bewußt mißachtet. Die Unfähigkeit, die Grenzen anderer zu akzeptieren, führt auch dazu, die eigenen Grenzen zu überschreiten und diese bis ins Extreme zu testen. Beispiele dafür sind Saufen, Bungee-Jumping, Free-Climbing oder Power-Surfing. So verwundert es auch nicht, daß in der Schule gerade diejenigen Lehrer für Schüler Vorbilder sind, die sich als „Machos" geben, und weniger diejenigen, die Empathie, soziales Verhalten und Verantwortungsgefühl fördern und vermitteln wollen.

Ich verbinde mit dem Begriff Jungenarbeit die Arbeit mit Jungen, die dazu dient, die geschlechtstypischen Rollenklischees unserer patriarchalen Gesellschaft aufzuzeigen und durch Reflexion zu verändern. Deshalb denke ich, daß es wichtig ist, Jungenarbeit mit einem Attribut zu versehen, welches diese Arbeit genauer beschreibt: *kritische, reflektierte* oder *antipatriarchalische* Jungenarbeit. Bei Uwe Sielert fand ich einen zutreffenden Satz, der die Arbeit mit Jungen etwas genauer beschreibt: *"Jungenarbeit ist (...) eine notwendige Anstrengung auf dem Weg zu einem gewandelten Geschlechterverhältnis"* (Uwe Sielert, 1989, S. 37). Genau hier liegt das Problem der Jungenarbeit. Die Konsequenz ist die Aufgabe von vermeintlichen Privilegien: Jungen und Männer nehmen für sich in Anspruch, „cool", überlegen und erfolgreich zu sein, aber die Wirklichkeit sieht anders aus.

Bei Mißerfolgen, Frustrationen oder überwältigenden Gefühlen üben sie Gewalt gegenüber anderen aus, um sich selbst wieder aufzuwerten und den eigenen Frust zu kompensieren. Jungenarbeit bedeutet, diesen Mechanismus aufzuzeigen. Wenn sie die Erfahrung machen, daß Mißerfolge und heftige Emotionen wie Angst, Trauer und Wut nicht zur Abwertung ihrer Person führen, sondern dazu beitragen, daß sie als „ganzer" Mensch angenommen werden, könnten sie diese vermeintlichen Privilegien vielleicht aufgeben. Qualitäten wie: Empathie, Gefühle und Schwäche zeigen, das Bitten um Hilfe, der bewußte Umgang mit dem Körper usw., stehen gesellschaftlich jedoch für weibliches Verhalten und sind deshalb für Jungen offenbar zu unattraktiv.

Jungenarbeit will das männliche Spektrum erweitern. Aber was geschieht, wenn das nicht gewünscht wird? Es bedeutet eine verdammt harte, zeitintensive und kurzfristig nicht erfolgreiche Anstrengung, bei der ein Gebirge von Widerständen zu überwinden ist!

Schule orientiert sich weitestgehend kognitiv und funktional: Rationale Inhalte werden vermittelt, kontrolliert, abgefragt und schließlich beurteilt. Das kommt Jungen in ihrem Rollenverständnis entgegen. Neben diesen Anforderungen haben Mädchen auch Fähigkeiten und Bedürfnisse, die in der Schule oft zu kurz kommen. Vielleicht nehmen sie ja gerade deshalb meine Angebote so gerne an, denn in meinem Unterricht sind Interaktion und prozeßhaftes Lernen vorrangiger als abfragbares Wissen. Es ist nicht schwer, sich auszumalen, welche Arbeit für mich motivierender und aus meiner Sicht erfolgreicher sein wird.

Das allein kann und soll jedoch keine Begründung dafür sein, warum ich, abgesehen von den organisatorischen Vorgaben der Schule, keine reflektierte Jungenarbeit mache. Mir liegt jedoch daran, deutlich zu machen, vor welchen großen Schwierigkeiten die Jungenarbeit aus meiner Sicht steht. Es sind nicht nur die fehlenden „alternativen" Identifikationsfiguren, sondern auch hemmende Strukturen in Schule und Gesellschaft, die die Jungenarbeit erschweren.

Ein anderer Aspekt ist für mich aber wesentlicher und entscheidender: die Selbstreflexion. In Fortbildungsveranstaltungen zum Sexuellen Mißbrauch lege ich großen Wert darauf, daß sich die TeilnehmerInnen mit ihren eigenen Vorerfahrungen, Haltungen und Einstellungen auseinandersetzen und sich darüber klarwerden, warum gerade sie Präventions- und Prophylaxearbeit realisieren wollen. Impulsfragen können dabei wichtige Anstöße geben. In bezug auf kritische Jungenarbeit könnten sie z.B. lauten:

→ Was ist mein persönliches Interesse und meine Motivation für kritische Jungenarbeit?

→ Welche Ziele verfolge ich?

→ Welchen Gewinn ziehe ich selbst aus der Arbeit?

→ Wo sind meine persönlichen Grenzen (Zeit, Nähe, Emotionen ...)?

→ Wie sehe ich die Geschlechterrollen, und was kritisiere ich daran?

→ Wie bin ich als Mann sozialisiert worden, und welche Vorteile und Beschränkungen erkenne ich darin?

Bei der Beantwortung dieser und weiterer Fragen bin ich für mich zu dem Schluß gekommen, daß spezielle und kritische Jungenarbeit, zur Zeit jedenfalls, noch nicht mein Arbeitsfeld ist. Arbeit mit Jungen, deren Rollenverhalten ich ablehne – auch wenn ich mir darüber im klaren bin, daß es sich dabei um Kinder bzw. Jugendliche handelt, die sich in einer schwierigen Entwicklungsphase mit gesellschaftlichen Normen und Rollenklischees auseinandersetzen müssen und dabei eigentlich jeder erdenklichen Hilfe bedürfen –, verhindert Vertrauensbildung, überfordert mich und ist somit von vornherein zum Scheitern verurteilt. Arbeit, egal auf welchem Gebiet, muß ich überzeugend, freiwillig und mit ganzem Herzen tun, sonst bleibt sie wirkungslos. Leider gibt es zuwenig Männer, die reflektierte Jungenarbeit machen, aber es gibt auch zuwenig Männer, die präventiv/prophylaktisch gegen Sexuellen Mißbrauch arbeiten. Über die wenigen sollten wir uns trotzdem freuen und sie nicht mit weiteren Ansprüchen überfordern. Vieles bewegt sich, aber langsam: Ich habe auch mehr als 35 Jahre alt werden müssen, bevor ich mich für die Präventions- und Prophylaxearbeit entschied. Habt Geduld!

LITERATUR

Uwe Sielert

1989, *Jungenarbeit*, Weinheim/München

Konrad Lappe

(FAST) ALLEIN UNTER FRAUEN –
ALS MANN IM ARBEITSBEREICH PRÄVENTION
VON SEXUELLEM MISSBRAUCH

Im Bundesverein zur Prävention von
sexuellem Mißbrauch von Mädchen und Jungen

Im Sommer 1988 rief ich zusammen mit anderen an meinem dama-
ligen Arbeitsort Wolfsburg nach einer Aktionswoche zum Thema sexueller
Mißbrauch eine Berufsgruppe ins Leben. Anfangs war ich dort die einzige
Person aus dem schulischen Bereich. Mir war wichtig, Präventionsideen für den
Unterrichtsalltag zu entwickeln. Durch einen Artikel in der Zeitschrift *Eltern*
erfuhr ich dann zum ersten Mal etwas über das Präventionsprogramm CAPP.
Ich fragte mich über das Gütersloher Kinderschutzzentrum zum Präventions-
verein durch und nahm im Herbst 1988 erstmals an einem Vereinstreffen teil.

Dort fand ich eine tolle Atmosphäre vor: Überall ging es um das Thema, das mich auch gerade in meiner eigenen Therapie so beschäftigte. An
den Wänden hingen Poster dazu. Musik und Filme gab es. Alles drehte sich,
alle drehten sich um das Thema. Mir summte die ganze Zeit über der Kopf,
ich bekam kaum Schlaf, wurde aber vom Tagen auch nicht müde. Ich empfand die Intensität ganz stark als positive Gegenkraft gegen sexuellen Mißbrauch. Wir dichteten in einer kleinen Gruppe das Lied vom „Cowboy Jim
aus Texas" um in das Präventions-Power-Lied (abgedruckt in Gisela Braun,
1989, S. 47). Die Refrain-Zeile „Ich ruf' NEIN! Laß es sein. Ich ruf' nein,
nein, nein, nein, nein!" habe ich damals auch ganz stark als Ansporn für
das Kind in meiner Erwachsenenseele empfunden.

Das Lied vom NEIN sagen

(nach der Melodie: „Der Cowboy Jim aus Texas")

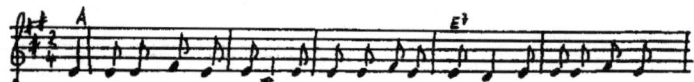

Will ei – ner mich an – fas-sen und ich sag, er soll's las – sen, ja, wenn er dann nicht

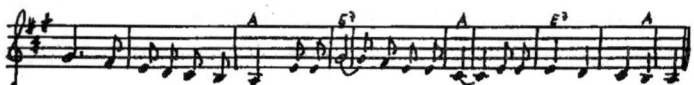

hört, dann bin ich ganz em-pört. Ich ruf Nein! Lass das sein! Ich ruf Nein! Nein! Nein! Nein! Nein!

1) Will einer mich anfassen
und ich sag, er soll's lassen,
ja, wenn er dann nicht hört,
dann bin ich ganz empört.

Refrain:
Ich ruf NEIN! Lass das sein!
Ich ruf NEIN! NEIN! NEIN! NEIN!

2) Will einer mit mir schmusen
und ich kann's nicht verknusen,
dann behalt ich's nicht für mich
und schreie fürchterlich.

Refrain: Ich ruf ...

3) Will einer mich bestechen,
ich dürft nicht darüber sprechen,
dann bin ich nicht mehr heiter,
erzähl es trotzdem weiter.

Refrain: Ich ruf ...

4) Will einer mich mal küssen
und ich will davon nichts wissen
behalt ich's nicht für mich
und schreie fürchterlich.

Refrain: Ich ruf ...

Etwas zwiespältig war für mich die Situation als einziger Mann unter fast 80 Frauen: Einerseits spürte ich viel Freundlichkeit und Wohlwollen mir gegenüber. Anderseits tat es mir weh, wenn Diskussionsbeiträge, die sich auf das bewußte Zurückdrängen männlicher Einflußnahme in diesem Verein bezogen, von einigen Frauen mit lautem Beifallsgejohle kommentiert wurden. Ich fragte mich: Warum muß gerade ich das abbekommen? Das weibliche Geschlecht ist doch nicht nur von Engeln besetzt, hat doch auch ein Gewaltpotential, z.B. für körperliche Kindesmißhandlung! – Aus Tagebucheintragungen rekonstruiere ich, daß ich mich bei den ersten Vereinstreffen in Diskussionen eher zurückgenommen habe, um ja keinen Verdacht auf Dominanzstreben aufkommen zu lassen und dafür angegriffen zu werden.

Bei den folgenden Treffen 1990/91 kamen einige Männer dazu, so daß wir eine kleine Arbeitsgruppe bilden konnten. Einmal trafen wir uns auch außerhalb der regelmäßigen Vereinswochenenden, um Ideen zur Jungenprävention zu sammeln bzw. auszutauschen. Bei den darauffolgenden Vereinstreffen blieben die meisten Männer allerdings wieder weg. Lediglich mit einem Mann hatte ich noch eine Zeitlang Kontakt, um einige Arbeitsblätter des amerikanischen Präventionsprogrammes für Jungen *So What's it to Me* (Gayla Stringer und Deanna Rants-Rodriguez 1987) zu übersetzen.

Gemessen daran, was Frauen an Kinderbüchern und Arbeitsmaterialien übertragen und entwickelt haben, kommen mir heute unsere zehn Seiten Rohübersetzung ziemlich unbedeutend vor.

Ich glaube, für die meisten Männer, die sich von Berufs wegen damit beschäftigen, ist Prävention sexuellen Mißbrauchs ein Thema unter vielen. Eine kontinuierliche Beschäftigung damit habe ich selten erlebt, eher eine Auseinandersetzung in Wellen: In einer Saison war sexueller Mißbrauch als Thema von Interesse, im nächsten Jahr war dann vielleicht Drogenprophylaxe oder Gemeinwesenarbeit aktuell.

Eine Abkehr vom Thema sexueller Mißbrauch habe ich zuweilen auch bei Frauen beobachtet, aber selten nach so kurzer Zeit, sondern eher als eine Art „Urlaub vom Thema", weil eine dauernde Beschäftigung mit Gewalt über Jahre hinweg so viel Energie kostet und die eigene Lebensfreude angreifen kann.

Nur wenige Männer habe ich getroffen, die sich über Jahre hinweg mit diesem Thema beschäftigen.

Eine mögliche Ursache für das geringere Engagement der Männer könnte hierin liegen: Wir Männer sind, auch dann, wenn wir selber als Kinder Gewalterfahrungen hatten, als Erwachsene kaum von sexueller Gewalt direkt bedroht. Wir müssen uns wohl damit beschäftigen, wie wir einer Gruppe

Baseballschläger schwingender Jugendlicher ausweichen können. Wir sind aber kaum in Gefahr, sexuelle Gewalt zu erleiden. Mögliche Ausnahmen sehe ich in Gefängnissen oder innerhalb gewalttätiger homosexueller Beziehungen. Für Frauen dagegen ist nach dem Erwachsenwerden diese Gefährdungssituation nicht vorüber.

Mögliche weitere Gründe, weshalb sich im Laufe der Jahre nur einige wenige Männer im Verein engagiert haben, sind: Der Verein setzt sich die Förderung der präventiven Arbeit mit möglichen Opfern, also mit Mädchen und Jungen zum Ziel, eingebettet in Elternabende und in die Zusammenarbeit mit PädagogInnen. Mit diesen Zielgruppen sind im familiären Alltag, im Kindergarten und in der Grundschule auch wieder selten Männer befaßt, ähnlich, wie mit Kindertherapie überwiegend Frauen beschäftigt sind.

Dafür, daß ich selber über die Jahre – von einigen „Auszeiten" abgesehen – an den Vereinstreffen teilgenommen habe, sehe ich mehrere Gründe:

→ Trotz verschiedener Suchanzeigen in pädagogischen Zeitschriften fand ich Anfang der neunziger Jahre kaum Kontakt zu Lehrkräften, die sich intensiver mit Präventionskonzepten für den Unterrichtsalltag beschäftigten. Im Verein konnte ich dagegen immer wieder inhaltlich auftanken, auch wenn unmittelbar unterrichtspraktische Fragen nur selten im Zentrum der Diskussionen standen.

→ Als „seltenes Exemplar Mann" konnte ich mich in diesem Verein als etwas Besonderes fühlen, ohne daß ich nun „Hahn im Korbe" war. Das tat mir gut.

→ Daß Männer im Verein laut Satzung keine Vorstandsposten übernehmen dürfen, hat mich nie gestört; an einer solchen Arbeit habe ich auch in anderen Zusammenhängen wenig Interesse. Wichtiger war und ist mir, daß ich inhaltliche und organisatorische Vorschläge einbringen konnte, die von den Vereinsfrauen positiv aufgenommen wurden. Dazu gehörten z.B. der regelmäßige Versand eines Rundbriefes oder bestimmte Themen, die für mich besonders interessant waren.

→ Im Lauf der Jahre konnte ich patriarchatskritische Argumente und Kritik an meiner Mann-Person besser auseinanderhalten. Wenn ich auch Teil des Patriarchats bin, so fühle ich mich nicht (mehr) verantwortlich für jedes Unrecht, das von Männern ausgeht.

→ In den letzten Jahren hat sich der Verein von den Diskussionsinhalten und der -atmosphäre her geöffnet: Die Beschäftigung mit Jungen als Opfern und die sehr intensive Auseinandersetzung mit Frauen als Täterinnen stehen dafür.

Als Mann sexuellen Mißbrauch thematisieren

Eine Zeitlang habe ich dieses Thema bei jeder Gelegenheit angesprochen: auf Festen, Dienstbesprechungen in der Schule, LehrerInnenfortbildungen, Seminaren. Anfangs recht vorsichtig, manchmal auch verschämt, später offensiver. Dabei habe ich meist Frauen angesprochen und bekam von ihnen auch fast immer interessierte Resonanz sowie ein freundliches Feedback bezogen darauf, daß und wie ich mich für dieses Thema engagiere.

Auf einem mehrtägigen Fortbildungstreffen hatte ich per Anschlag eine Gruppe zur Prävention von sexuellem Mißbrauch angeboten. Eine der drei Frauen, die sich daran beteiligten, erzählte, sie habe mich vorher beim Volleyballspielen beobachtet, um zu gucken, was das für ein Typ sei, der so ein Thema ansprechen wolle, und ob sie dem wohl vertrauen könne. Ich denke, diese Vorsicht war auch gut, denn in dieser Gruppe kamen wir schnell vom Thema Prävention ab zu eigenen Gewalterfahrungen und den Möglichkeiten, sie mit therapeutischer Hilfe aufzuarbeiten.

In diesem „Frauenthema" wurde ich also sehr freundlich aufgenommen. Ich habe allerdings auch nie Zugang gesucht zu Gruppen, wo Frauen unter sich bleiben wollten. Und ich finde es ausgesprochen albern, wenn Männer z.B. versuchen, ausgerechnet an den für Frauen und Mädchen reservierten Tagen eine Ausstellung zum Thema „Gewalterfahrungen" zu besuchen.

Mit Männern habe ich dieses Thema einige Male in offenen Situationen angesprochen, z.B. wenn wir bei Fortbildungen nach der Arbeit in der Gruppe zusammensaßen. Ich bekam dann meist keine Resonanz und habe es daraufhin bald gelassen. Ob ich auch abschätzige Reaktionen direkt erlebt habe, kann ich im Rückblick gar nicht sagen; ich habe sie jedenfalls oft befürchtet oder vorweggenommen. Gespräche in eher „fachlichen" Zusammenhängen oder (natürlich) im Selbsthilfebereich waren ergiebiger und ermutigender.

Auf den Elternabenden meiner jeweiligen Schulklassen zum Thema Prävention sexuellen Mißbrauchs erschienen überwiegend Mütter. Vereinzelt anwesende Väter schwiegen entweder stille oder produzierten sich mit Statistikfragen. Letzteren gegenüber sah ich es eher als meine Aufgabe zu intervenieren, um den Inhalten mehr Raum zu geben. Erst in letzter Zeit habe ich anwesende Väter bewußter in bezug auf ihr Selbstverständnis als gut fürsorgende Väter angesprochen, und weniger als potentielle Täter. Und ich habe hervorgehoben, wie wichtig doch unser Anteil als Väter daran ist, Mädchen und Jungen in ihrem Selbstbewußtsein zu stärken.

Diese Akzentverlagerung hängt sicher auch damit zusammen, dass mit unserer fünfjährigen Tochter jetzt auch Präventionsgespräche „anstanden": Die Nachrichten aus Belgien im Herbst 1996 und der Sexualmord an einem Mädchen im Nachbardorf waren bei uns in Friesland unter Erwachsenen und auch unter Kindern Thema. Diese Gespräche mit unserer Tochter fielen mir, der ich auf Fachtagungen kaum Redehemmungen habe, so schwer! Ich mußte mich sehr anstrengen, um über das Niveau „Geh nie mit einem Fremden mit!" hinauszugehen. Es widerstrebte mir, jetzt noch mal die Präventionsprinzipien besonders zu betonen, weil ich doch seit langem versuche, sie im Alltag umzusetzen. Und ich merkte, wie bedrückend es ist, bei einem so kleinen und offenen Menschen auch Mißtrauen anzusprechen.

Soweit der Hintergrund für mein Bemühen, auf Elternabenden auch Vätern im Hinblick auf die Prävention sexuellen Mißbrauchs etwas zuzutrauen. Gezielt Männer in der Öffentlichkeit anzusprechen, daran habe ich bisher nur einmal mitgewirkt: 1990 haben wir in Hamburg von einer Männerselbsthilfegruppe und der Beratungsstelle „Opferhilfe" aus auf der Haupteinkaufsstraße Infostände aufgebaut und Flugblätter verteilt. Das Info-Blatt sprach Männer jeweils als potentielle frühere Opfer sexueller Gewalt und als Täter an. Gespräche haben sich allerdings mit Männern, denen wir die Flugblätter in die Hände drückten, nicht ergeben.

Im schulischen Bereich

Mich an der Grundschule alleine oder mit wenigen Männern inmitten von vielen Frauen zu bewegen, ist mir von früheren Erfahrungen her eine vertraute Situation. Schon als Jugendlicher ging ich bei Familienfeiern nach dem Essen lieber in die gesellige „Frauenwelt" des Spülens und Abtrocknens in die Küche. Die eher männliche Welt der Schnäpse und Verdauungszigaretten fand ich öd. Später, als Lehrer in der Hauptschule, interessierte mich besonders das Fach Arbeitslehre, dazu gehörten auch Werken und Hauswirtschaft. Einige weitere Jahre später in einer Grundschule übernahm ich bald die Kochen-AG. (Meine Eindrücke bei gemischtgeschlechtlichen und reinen Mädchen- oder Jungen-Kochgruppen habe ich an anderer Stelle aufgeschrieben, 1997.) An beiden Schulen ist es mir allerdings mehrmals passiert, daß ich im Zusammenhang mit dem Kochunterricht von Kolleginnen mit „Frau" Lappe angesprochen wurde. Und zwar von Frauen, die mir von Angesicht zu Angesicht gegenüberstanden und sich danach für diesen Versprecher entschuldigten. Im ersten Moment war ich sprachlos, mußte dann aber schmunzeln. Männer im Küchenbereich waren in ihrer Wahrnehmung wohl nicht vorstellbar.

Als ich 1984 nach zehn Jahren Hauptschule in die Grundschule wechselte (eher unfreiwillig, weil die Hauptschule Lehrkräfte an die Grundschule abgeben mußte), wurde ich dort mit offenen Armen empfangen: „Schön, daß wieder mal ein Mann kommt." Bei meinen ersten Unsicherheiten im pädagogischen Umgang mit dieser jüngeren Altersgruppe von Kindern stieß ich bei den Kolleginnen auf viel Verständnis und Unterstützung.

Diese überwiegend wohlwollende und akzeptierende Atmosphäre habe ich später im Präventionsverein auch erfahren. Als ich mich mit Vereinsfrauen über den Arbeitstitel dieses Artikels, „Allein unter Frauen", unterhielt, kam mir gleich die sprachliche Assoziation mit dem Romantitel „Allein unter Wölfen" in den Sinn. Wie unter Wölfen habe ich mich in den beschriebenen, von Frauen dominierten Welten nicht gefühlt. Auch wenn mich früher einmal bei einer Podiumsdiskussion ein bissig-provokativer Gesprächseinstieg – „Sie sind doch auch ein potentieller Vergewaltiger, oder!" – nach Luft schnappen ließ. Das Gefühl, unter Wölfen zu sein, überkommt mich eher, wenn ich in überwiegend männlich geprägter Dorfkrug-Atmosphäre mit Zoten und Verharmlosungen sexueller Gewalt konfrontiert bin. Der dann notwendige Biß, dagegen anzugehen, fehlt mir noch oft.

Da bleibt viel zu tun.

LITERATUR

Braun, Gisela
    1989, *Ich sag NEIN*, Mühlheim

Lappe, Konrad mit Irmgard Schaffrin, Evelyn Timmermann
    1993: *Prävention von sexuellem Mißbrauch*, Ruhnmark

Lappe, Konrad
    1997: „Soziale Jungenförderung - Versuche in einer ostfriesischen Grundschule",
    in: *Astrid Kaiser (Hg.), Koedukation und Jungen – Soziale Jungenförderung*,
    Weinheim

Stringer, Gayla M. und Deanna Rants-Rodriguez
    1987: *So What's it to Me? Sexual Assault Information for Guys*,
    Washington

Teil 5

Prävention

Eine Investition in die Zukunft

SEXUALISIERTE GEWALT KOMMT UNS TEUER ZU STEHEN!

OFFENER BRIEF

Liebe Politikerinnen und Politiker,

Sie und ich, wir wissen, es ist eine schwere Zeit. Sie haben kein Geld – und ich auch nicht. (Ich erzähl's bloß nicht dauernd rum.)

Wenn Sie kein Geld haben – wie Sie sagen –, können Sie natürlich auch keines abgeben: den Beratungsstellen, Mädchenhäusern, Kontakt- und Informationsstellen, den Projekten und anderen handaufhaltenden Helfenden. Nur: Helfen kostet! Kinderretten gibt's nicht im Sonderangebot.

Da haben Sie nun ein Dilemma. Denn allein die Vorstellung, daß Mädchen und Jungen weiter sexuell mißbraucht werden, weil Ebbe in der Kasse ist, – allein schon diese Vorstellung ist Ihnen unerträglich. (Ist doch so?) Mir auch.

Also, was tun wir?

Ich plädiere für Investitionen. Kennen Sie doch, den Begriff, oder? Das mit den Investitionen habe ich so verstanden, daß man irgendwo Geld reinsteckt, weil man später einen dicken Gewinn einstreichen kann. Wenn man im Moment keine Knete hat, macht man welche locker, weil man sich den Gewinn nicht durch die Lappen gehen lassen will.

Sehen Sie's doch mal aus diesem Blickwinkel, vielleicht hilft das: Sexueller Mißbrauch ist teuer – jedenfalls die Folgekosten. Therapien körperlicher Beschwerden und psychischer und psychosomatischer Krankheiten, Drogen- und Suchtprobleme aller Art, Suizidprobleme, Kinderheime, verhinderte Genies, Gerichtsverfahren, Täter im Knast, Sittendezernate und so weiter und so fort – das will doch alles bezahlt sein. Was man da sparen kann, wenn man jetzt in Vorbeugung und Hilfe investiert. Ja, das kommt Sie doch langfristig gesehen (und so sehen Sie doch auch sonst alles?) viel billiger.

Also noch mal zum Nachrechnen: Sie haben kein Geld, machen aber welches locker und streichen später einen satten Gewinn ein. Nebenbei: Die Investition ist ethisch einwandfrei, da kann Ihnen hinterher keiner was vorwerfen. Und mit dem Gemeckere, durch Ihre Kürzungen müßten Kinder leiden, wäre dann auch Schluß. Na, klingt doch gut, oder?

Mit freundlichen Grüßen!

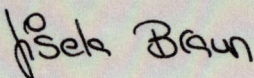

Barbara Kavemann

GESELLSCHAFTLICHE FOLGEKOSTEN
SEXUALISIERTER GEWALT GEGEN MÄDCHEN UND JUNGEN

1. Was spricht dafür, die Auswirkungen sexualisierter Gewalt in einen ökonomischen Rahmen zu übersetzen?

Daß Gewalt gegen Mädchen und Jungen Kosten verursacht, ist eine Überlegung, die in der Regel dann Bedeutung erlangt, wenn Schutz- und Unterstützungsangebote finanziert werden sollen. Diese Angebote – in guten Zeiten ein Schmuck für PolitikerInnen unterschiedlicher Richtung – geraten schnell in die Diskussion, wenn die Ressourcen knapp werden. Zur Zeit wird in allen gesellschaftlichen Bereichen eingespart, sehr stark wie immer im sozialen Bereich. Das Spektrum an spezifischer und qualifizierter Beratung, Unterbringung und Begleitung von Frauen und Kindern, mit dessen Aufbau Mitte der 80er Jahre begonnen wurde, steht teilweise zur Disposition. Es wird deutlich, daß diese Unterstützung keineswegs als genuine staatliche Aufgabe betrachtet wurde, obwohl der Schutz von Kindern und Jugendlichen vor Gewalt im KJHG als Pflichtaufgabe verankert wurde und auch das Grundgesetz die körperliche Unversehrtheit und die sexuelle Selbstbestimmung als Rechte jeder Person garantiert. In Nichtachtung dieser Verpflichtung wird von politischer Seite auf Gewalt gegen Frauen und Kinder nur dann reagiert, wenn Druck ausgeübt wird, und häufig genug wird diese Reaktion nur als eine Form des Entgegenkommens, der Mildtätigkeit angesehen. Der traditionelle Rahmen für Mildtätigkeit ist aber das private Engagement, an das auch heute wieder appelliert wird, wenn Projektleitungen aufgefordert werden, nach Sponsoren zu suchen.

In Zeiten finanzieller Knappheit werden auch Maßnahmen zur Prävention reduziert. Die Politik der Krankenkassen und die Gesundheitspolitik zeigen dies deutlich. Wurden präventive Angebote erst kürzlich als sinnvoll und kostenreduzierend zur Pflichtaufgabe der Krankenkassen erklärt, so sind sie jetzt schon wieder im Rahmen der „Gesundheitsreform" aus diesem Katalog genommen worden.

Daß nicht nur die Maßnahmen zur Unterstützung derjenigen, die sexuellen Mißbrauch erleben mußten, Kosten verursachen, sondern daß die Gewalt selbst – genauer gesagt deren Verursacher – Kosten produzieren, die der Gesellschaft als ganzer und den Opfern als einzelnen aufgebürdet werden, ist in diesem Zusammenhang eine vernachlässigte Überlegung. Durch sexualisierte Gewalt verursachte Kosten, die im Gesundheitsbereich, im juristischen Bereich, im sozialen Bereich und im Bildungsbereich entstehen, und Verluste, die im Bereich der Produktivität und bei Steuereinnahmen hingenommen werden müssen, sind nie errechnet worden. Dies soll hier angeregt werden.

Es ruft in vielen LeserInnen sicherlich ein eher unbehagliches Gefühl hervor, Auswirkungen und Folgeschäden von sexuellem Mißbrauch an Mädchen und Jungen in Mark und Pfennig errechnen zu wollen. Die ökonomische Sicht auf ein solches Erleben erscheint nicht angemessen, und manche sehen die Gefahr, die individuelle und gesellschaftliche Bedeutung der Problematik durch eine solche monetäre Perspektive zu entwerten. Allerdings wird in diesem Bereich schon immer gerechnet. Die Kämpfe der Projektinitiativen um Haushaltsmittel für ausreichende Personalstellen, Miete für akzeptable Beratungsräume, Ausstattung mit altersgemäßen therapeutischen Materialien usw. zeigen dies überdeutlich. Für die Kolleginnen und Kollegen, die im Amt arbeiten, stellt sich die Frage erst gar nicht, ob sie im Zusammenhang mit den von ihnen betreuten Mädchen und Jungen über Geld reden wollen, denn Jugendhilfe ist ein Kostenfaktor und z.B. die Unterbringung in Heim oder Wohngruppe wird mehr und mehr nach ökonomischen Kriterien entschieden statt nach pädagogischen.

Wenn wir über Argumente verfügen, die die Kosten der Gewalt von der Verursacherseite her betrachten und nicht immer nur von der Seite einer sozialen Intervention, die sich der Staat nur noch eingeschränkt leisten will, dann könnte dies eine Stärkung bedeuten.

Beim Versuch der Berechnung muß jedoch einiges beachtet werden: Ökonomische Einschätzungen der Auswirkungen sexualisierter Gewalt gegen Mädchen und Jungen dürfen nicht isoliert betrieben werden. Es ist unabdingbar, die persönlichen, menschlichen Kosten zu berücksichtigen, die sich nicht in DM-Beträge fassen lassen: Leid und Schmerz, verlorene Chancen und verpaßter Erfolg, gestohlene Lebenszeit, verletzte Sexualität, reduzierte Lebensfreude.

Ebenso wie eine Schadensersatzzahlung das verursachte Leiden nicht ungeschehen und auch nicht „wiedergutmachen" kann, so kann eine Rechnung der ökonomischen Bedeutung sexualisierter Gewalt die Problematik niemals angemessen umreißen. Aber Schmerzensgeld kann dazu beitragen, die aktuelle Lebenssituation zu erleichtern und damit die entstandenen Belastungen anzuerkennen. Eine Rechnung kann ebenfalls einen Beitrag zur Anerkennung der Problematik und zum Erhalt wichtiger Unterstützungsangebote leisten.

Das ökonomische Argument verstärkt eine politische Perspektive, die sexualisierte Gewalt in bestehenden Normen und Werten dieser Gesellschaft verortet. Sexualisierte Gewalt in Kindheit und Jugend ist nicht nur eine Erfahrung, die die einzelnen Betroffenen auf vielfältige Weise schädigen, beeinträchtigen, einschränken kann, sondern ein Problem, das eine erhebliche soziale und auch ökonomische Belastung für die Gesellschaft darstellt.

Erfahrungsgemäß ist nur gedämpfter Optimismus angebracht, wenn neue Argumente angeführt werden. Wenn es auch für PolitikerInnen interessant ist zu hören, wie und wo sinnvoll eingespart werden kann, so wird der Rahmen politischer Planung doch durch Überlegungen gesprengt, die das kurzfristige Denken in Haushaltsjahren, Legislaturperioden oder in bezug auf die vermutete Dauer einer Amtszeit überschreiten. Prävention ist aber ein Vorhaben, das sich kurzfristiger Logik entzieht. Ein Nachdenken, wie die gesellschaftlichen Kosten der sexualisierten Gewalt reduziert werden können, muß sich einerseits darauf richten, wie den unmittelbaren Auswirkungen der Gewalt begegnet werden kann, um langfristige Folgeschäden zu verhüten und einer Chronifizierung von Problemen vorzubeugen. Und es muß darauf gerichtet sein, das Ausmaß der Gewalttätigkeit zu reduzieren, damit die beklagten und kostenintensiven Probleme nicht entstehen.

An dieser Stelle wäre es gut, eine sorgfältig belegte Rechnung vorstellen zu können, wie hoch die ökonomische Belastung der einzelnen gesellschaftlichen Bereiche einzuschätzen ist. Dazu ist allerdings eine intensive Forschungsarbeit erforderlich, die in der Bundesrepublik für dieses Thema noch nicht geleistet wurde. Viele Statistiken sind nicht detailliert genug nach Delikt, Erfahrung, Anlaß, Alter und Geschlecht aufgeschlüsselt, um den Anteil der Kosten herauszuziehen, den sexualisierte Gewalt im Kindes- und Jugendalter z.B. an den Gesamtkosten von ärztlicher und therapeutischer Versorgung, Heimunterbringung, Strafverfolgung, Frühberentung, Arbeitsausfall darstellt.

Daß es aber möglich ist, die Kosten sexualiserter Gewalt gegen Mädchen und Jungen annähernd zu errechnen, belegen Studien aus anderen Ländern, die am Beispiel der Gewalt gegen Frauen Wege hierfür erprobt haben.

→ So schätzt eine kanadische Studie die jährlichen Kosten der Gewalt gegen Frauen in Kanada – so begrenzt es möglich war, diese zu erfassen – auf 4,2 Milliarden Dollar. Die Autorinnen plädieren dafür, Konzepte der Arbeit gegen Gewalt gegen Frauen kontinuierlich zu evaluieren und weiterzuentwickeln, und sehen keinen Mangel an Argumenten für eine verbindliche Finanzierung dieser Angebote: „Kürzungen bei der Förderung von Intervention und Prävention dürfte keine sinnvolle Einsparung für Provinz- und Bundesregierungen erbringen. Im Gegenteil könnten Kürzungen bei Angeboten und Programmen einen enormen ökonomischen Welleneffekt auslösen, der zu steigenden Kosten in anderen öffentlich finanzierten Bereichen führt" (Lorraine Greaves, Olena Hankivsky u.a., 1995, S. 4). Darüber hinaus habe ein Verzicht auf adäquate Krisenintervention zur Folge, daß für die Hälfte der Bevölkerung elementare Sicherheit und Lebensqualität gefährdet seien.

→ Eine andere kanadische Studie summierte die geschätzten, meßbaren Kosten der Gewalt gegen Frauen allein für den Bereich der Gesundheit und des Wohlergehens auf 1,5 Milliarden Dollar jährlich und kommt zu dem Schluß: "Es ist an der Zeit, über eine effektivere Nutzung existierender Ressourcen nachzudenken. Geld, das für Prävention und für schnelle Intervention ausgegeben wird, könnte langfristig enorme Kosten einsparen" (Tanis Day 1995, S. 18).

→ Eine Studie aus New South Wales, Australien (NSW Women

Coordination Unit, 1991) berechnet jährliche Kosten der häuslichen Gewalt, worunter sie vorwiegend die Mißhandlung von Frauen faßt. Die Autorinnen kommen auf eine Summe von 1,5 Mrd. Dollar (S. 6), wobei sie auf viele kostenverursachende Bereiche hinweisen, für die die Mißhandlung ursächlich verantwortlich ist, die aber noch nicht berechenbar waren. Sie zeigen auf, daß alle Einsparungen in diesem Bereich automatisch höhere Kosten für die öffentliche Hand nach sich ziehen. Außerdem weisen sie darauf hin, daß der Löwenanteil der gesellschaftlichen Folgekosten von den betroffenen Frauen selbst getragen wird und die staatlichen Aufwendungen zum Schutz und zur Unterstützung gemessen an der Dimension der Problematik gering sind (S. 30).

→ Die Problematik der Gewalt gegen Frauen wird inzwischen von unterschiedlichen Institutionen als wichtiger Faktor bei der politischen Planung erkannt. Die Bürde, die diese Gewalt für die Gesundheitsversorgung bedeutet, und ihre Auswirkungen auf Arbeitsfähigkeit und Lebensqualität sowie Lebensdauer war der Weltbank eine internationale Studie wert, die auch auf die ökonomische Belastung hinweist (Lori L. Heise, Jacqueline Pitanguy u.a. 1994). Die Autorinnen stellten fest, daß Gewalt gegen Frauen ein globales Gesundheitsproblem für Frauen zwischen 15 und 44 Jahren darstelle, das in seiner Dimension mit den durch andere Risikofaktoren – wie HIV, Tuberkulose, Sepsis bei Geburten, Krebs und Herzkreislaufkrankheiten – verursachten Gesundheitsschäden zu vergleichen sei (S. 17).

Das zentrale ökonomische Problem besteht also darin, die Ausübung von Gewalt zu verhindern, die die hohen Folgekosten verursacht, und frühzeitige Intervention zu fördern. Ein Teil der gesellschaftlichen Kosten entsteht durch Versäumnisse bei der Intervention.

2. Auf welche Hindernisse stoßen wir beim Errechnen der gesellschaftlichen Kosten sexuellen Mißbrauchs?

Auch wenn relativ sicher feststellbar ist, in welchen Bereichen Kosten durch sexualisierte Gewalt in Kindheit und Jugend verursacht werden, steht der Versuch der Berechnung dieser Kosten vor vielfältigen Hindernissen.

Neben ethischen und methodischen Fragen stellt sich das zentrale Problem jeder Forschung zu diesem Thema: Das Ausmaß sexualisierter Gewalt gegen Mädchen und Jungen ist aus mehreren Gründen nicht exakt festzustellen (Alberto Godenzi 1993, Barbara Kavemann 1996). Die Überlebenden werden angesichts der persönlichen und gesellschaftlichen Schwierigkeiten immer viele berechtigte Gründe sehen, sich nicht mitzuteilen. Dunkelfeldrechnungen können der Orientierung dienen, erbringen aber nur ungesicherte Daten, die sich allenfalls für Schätzungen eignen. Diesem Dilemma kann sich bislang niemand entziehen.

Gefahr der Stigmatisierung der Überlebenden

Ein grundsätzliches Problem stellt sich denjenigen, die die schädigenden Auswirkungen sexuellen Mißbrauchs nachweisen wollen, weil diese den Großteil der Folgekosten erzeugen. Untrennbar verbunden mit den Folgen der Gewalttaten sind die Überlebenden der Gewalt – sie verkörpern die Folgen der Tat im wahren Sinne des Begriffs, denn es war ihr Körper, der angegriffen, funktionalisiert, objektiviert wurde, und es ist ihr Körper, der mit Symptombildungen und Störungen auf das Unzumutbare reagiert. Auch psychische Reaktionen und Belastungen finden in der Regel ihren körperlichen Ausdruck. Alle Aussagen, die über die Folgen der Gewalt getroffen werden, sind somit gleichzeitig Aussagen über Mädchen und Jungen, Frauen und Männer, die sexuell mißbraucht worden sind, also ist Sorgfalt oberstes Gebot.

Im Laufe der öffentlichen Thematisierung sexuellen Mißbrauchs wurde in dem Bemühen, auf die zerstörerischen Auswirkungen hinzuweisen, sexualisierte Gewalt in Kindheit und Jugend oft zur „schlimmsten" oder „schwersten" Gewalt stilisiert. Dies war ein legitimes Ziel, das ungewollte Nebeneffekte hatte, denn damit wurden die von dieser Gewalt Getroffenen pauschal als „fürs Leben geschädigt" stigmatisiert. Die politischen Aktivitäten der Frauen, die die „Wildwasser"-Bewegung initiiert haben und z.T. heute noch tragen, sind der beste Beleg dafür, daß Opfer geworden zu sein anderen nicht das Recht gibt, ein Opferklischee oder den Patientinnenstatus zur Identifikation und damit zur Ausgrenzung zu verwenden (Tanja Schmidt, 1995). Gewalt kann schwer traumatisieren, aber ein Trauma zu erleiden heißt nicht automatisch, Kompetenzen zu verlieren (Beate Merkel 1991; Roswitha Günther, Barbara Kavemann u.a. 1995).

Im Zusammenhang mit ökonomischen Überlegungen ist auch deshalb jede unzulässige Verallgemeinerung zu vermeiden, weil zur Stigmatisierung durch eine pauschale Annahme von körperlichen oder seelischen Störungen noch erschwerend der Vorwurf hinzukäme, alle Opfer sexualisierter Gewalt lägen der Allgemeinheit auf der Tasche.

Folgen sind nicht linear auf einzelne Gewalterfahrungen zurückzuführen

Eine weitere Einschränkung beim Errechnen der Kosten der Auswirkungen sexuellen Mißbrauchs stellt die Schwierigkeit dar, Probleme, die Erwachsene fühlen und benennen, auf ein spezifisches Erlebnis in Kindheit und Jugend zurückzuführen. Auch bei Kindern ist dies nicht ohne weiteres möglich, wie weiter unten ausgeführt wird.

Die meisten Angaben, welches Ausmaß an Leid und Beeinträchtigung die sexualisierte Gewalt mit sich gebracht und wie sie sich auf das weitere Leben ausgewirkt hat, müssen retrospektiven Befragungen entnommen werden. Quellen sind also die Erinnerungen Erwachsener, überwiegend Frauen, die von teilweise länger zurückliegenden Erfahrungen sprechen. In der Zwischenzeit kann sich vieles ereignet haben – nicht nur Gewalt –, das ebenso Probleme, Leid oder Krankheit ausgelöst haben kann. Die Lebenssituation einer Person ist durch die Bündelung von Erfahrung und nicht durch einzelne Erfahrungen bestimmt. KritikerInnen retrospektiver Studien würden hier anmerken, daß nicht einmal feststeht, ob die betreffende Person nicht auch dann unter den beschriebenen Beschwerden leiden würde, wenn sie nicht sexuell mißbraucht worden wäre. Die Gründe dafür lägen u.U. in noch früheren Lebensphasen, in anderen Beeinträchtigungen oder in einer Veranlagung der Person.

Jörg Fegert (1997) sieht die Frage nach einem quantifizierbaren Ausmaß der Schädigung als eine schwierig zu beantwortende, „da einerseits im Kindes- und Jugendalter den Betroffenen noch eine Entwicklung und sogenannte ‚spezifische Entwicklungsaufgaben' wie z.B. Pubertät, Adoleszenz mit Ablösung aus dem Elternhaus, Familiengründung etc. bevorstehen und da in jeder dieser Situationen neue Probleme, die letztendlich auf den sexuellen Mißbrauch zurückzuführen sind, hinzukommen können. Deshalb ist es nahezu unmöglich, im Kindes- und Jugendalter ein abschließendes Urteil über die psychischen Folgen der Mißbrauchstat zu fällen" (S. 43).

Wie Frauen selbst die zurückliegenden Erfahrungen einschätzen und welche aktuellen Probleme sie in Verbindung dazu sehen, hängt auch davon ab, auf welche Weise sie sich damit auseinandergesetzt haben und welche Bedeutung sie der Vergangenheit heute einräumen wollen. Diejenigen, die sich nicht als „Geschädigte" definieren wollen, geben u.U. an, daß sie keinerlei negative Auswirkungen spüren, wohingegen andere, für die das Gewalterleben einen zentralen Stellenwert hat, sich viele aktuelle Probleme im Zusammenhang mit den damaligen Ereignissen erklären.

Die Traumaforschung hat herausgearbeitet, auf welche Weise Menschen auf traumatische Erlebnisse reagieren (Judith L. Herman 1993). Diese Erkenntnisse lassen sich allerdings nur auf diejenigen Überlebenden sexuellen Mißbrauchs übertragen, von denen gesagt werden kann, daß sie die Gewalt als traumatisch erlebt haben. Das muß nicht zwangsläufig der Fall sein, da es eine ganze Reihe Umstände gibt, die eine positive Verarbeitung der Gewalterfahrung ermöglichen, z.b. Unterstützung durch Eltern und im sozialen Umfeld, keine Wiederholung der Gewalttat, frühzeitige respektvolle Intervention, keine Sekundärtraumatisierung. Auch hier gilt wieder, daß Verallgemeinerungen vermieden werden müssen. Mädchen und Jungen, die sexuell mißbraucht werden, entwickeln zudem unterschiedliche, teilweise sehr wirksame Bewältigungsstrategien, die nicht geleugnet oder entwertet werden sollten.

Wenn auch nicht in Zweifel gezogen wird, daß sexualisierte Gewalt massive kurz- und langfristige Auswirkungen haben kann, so kann Forschung doch bislang noch keine Aussagen über die Gesamtheit der Betroffenen machen. Die Kosten, die als Konsequenz der Folgen und durch ihre Behandlung entstehen, sind somit schwer zu schätzen. Zuverlässige Daten lassen auf sich warten, bis ausreichend langfristige, systematische Forschungsarbeiten durchgeführt werden können (Godenzi 1993, S. 217, Arthur H. Green 1993, Cathy Spatz Widom u.a. 1995).

Genauere Daten liegen beispielhaft in einer neuseeländischen Studie vor (David M. Fergusson, John Horwood u.a. 1996), die den langwierigen Weg gegangen ist, eine Gruppe von 1 000 Kindern von der Geburt bis zum Alter von 16 Jahren im Rahmen einer Gesundheits- und Entwicklungsstudie durch jährliche Untersuchungen zu begleiten. Im Alter von 18 Jahren wurden in persönlichen Interviews Fragen nach der psychischen Gesundheit und nach Erfahrungen von sexuellem Mißbrauch gestellt. Diese Langzeituntersuchung konnte die Einflußnahme möglicher anderer Faktoren, wie z.B. Familienverhältnisse, Lebensbedingungen, weitgehend ausschließen und legt als Ergebnis vor, daß zehn bis zwanzig Prozent des Risikos psychischer Störungen bei jungen Erwachsenen auf sexuelle Mißbrauchserfahrungen zurückzuführen sind (S. 1373). Diejenigen der Mädchen und Jungen, die aussagten, daß sie sexuell mißbraucht worden waren, litten signifikant häufiger unter schweren Depressionen, Ängsten, Verhaltensstörungen, Suchtmittelproblemen oder Suizidgefährdung.

Auch andere, sowohl klinische als auch nicht-klinische Untersuchungen (Diana Russel 1986, David Finkelhor 1990, A. Browne und David Finkelhor 1986, Grace Jennings 1992, Harold Leitenberg 1992, Joseph H. Beitchman 1992) haben belegt, daß viele Überlebende sexuellen Mißbrauchs langfristig unter zahlreichen Problemen zu leiden haben, die teilweise identisch mit denjenigen sind, welche unmittelbar in den Gewaltsituationen auftraten, wie Angst, Depression, Schwierigkeiten im Kontakt mit anderen, Schlaflosigkeit, Streßsymptome usw. (vgl. auch Günther, Kavemann u.a. 1993, S. 106 ff.). Diese Probleme sind eindeutig belastend und krankmachend und bedeuten sowohl persönliche als auch gesellschaftliche Kosten, die für den Kreis der Befragten errechenbar sein könnten.

Multiple Gewalterfahrungen

Sexueller Mißbrauch ist meist kein isoliertes Kindheitserlebnis. Häufig wird ein Mädchen oder ein Junge nicht nur sexuell mißbraucht, sondern auch körperlich mißhandelt oder unzureichend versorgt und emotional ausgehungert (Günther, Kavemann u.a. 1993, S. 36 und S. 79). Sexualisierte Gewalt ist zudem in einigen Formen ein körperlich schmerzhaft erfahrener Gewaltakt, der oft mit Todesängsten verbunden ist. Keine körperliche Gewalt ist von der gleichzeitigen emotionalen Verletzung zu trennen. Andere Kinder werden ohne körperliche Berührung sexuell mißbraucht – z.B. gefilmt oder fotografiert –, emotional ausgebeutet und für Bedürfnisse der Erwachsenen funktionalisiert. Viele Mädchen und Jungen werden nicht nur einmal sexuell mißbraucht, sondern wiederholt über lange Zeiträume hinweg, viele werden im Laufe der Zeit von mehr als einer Person mißbraucht.

Die Erfahrung von sexualisierter Gewalt in Verbindung mit Kindesmißhandlung bzw. körperlicher oder seelischer Vernachlässigung scheint
diejenige zu sein, die für die Überlebenden die größte Ballung von Beschwerden und Problemen erzeugt (Hertha Richter-Appelt, 1994).

Manche Mädchen und Frauen gehen infolge der frühen Gewalterleb-
nisse Beziehungen zu Männern ein, die sie mißhandeln und vor deren Gewalt
und Übergriffen sie sich nicht schützen können (Beitchman 1992, S. 108).
Hier besteht eine direkte Verbindung zu den oben zitierten Forschungsergebnissen über Frauenmißhandlung, ohne daß diese Verbindung bereits in
repräsentative Zahlen gefaßt werden könnte. Ein weiterer Zusammenhang
zwischen Frauenmißhandlung und körperlicher bzw. sexueller Gewalt gegen
Kinder besteht dahingehend, daß Mädchen und Jungen ZeugInnen der Gewalt
gegen die Mutter werden – auch der Vergewaltigungen – und daß sie häufig
selbst mißhandelt und/oder sexuell mißbraucht werden, wie die Arbeit der
Frauenhäuser dokumentiert (Hilfen für mißhandelte Frauen 1981, S. 175 ff.).

Sehr eindrücklich und detailliert beschreibt Nel Draijer (1990) in ihrer repräsentativen Studie über die Auswirkungen sexuellen Mißbrauchs, wie
Erfahrungen intrafamilialer sexualisierter Gewalt in der Kindheit in Verbindung mit „anderen Formen elterlichen Versagens (emotionaler Vernachlässigung und Ablehnung, körperlicher Mißhandlung usw.) und später erfahrener körperlicher und sexueller Gewalt durch andere Personen" zu langfristigen, erheblichen psychischen und psychosomatischen Störungen führen
können.

Folgeprobleme nach Gewalterfahrungen in der Kindheit sind somit
in vielen Fällen nicht auf eine spezifische Form der Gewalt oder einzelne
Gewalterfahrungen zurückzuführen, da die Gewalt vielfältig erlebt wird. Dies
erschwert eine Berechnung der Folgekosten sexuellen Mißbrauchs. Es könnte bedeuten, daß für volkswirtschaftliche Überlegungen ein leichterer
Zugang zu Erfahrungskomplexen besteht, die alle Gewalttaten in unterschiedlichen Lebensphasen umfassen, wie „Gewalt in Kindheit und Jugend" oder
„Gewalt gegen Frauen".

Forschungsprobleme

Ein methodisches Problem bei der Erfassung von Auswirkungen sexuellen Mißbrauchs liegt, wie bereits ausgeführt, in der Schwierigkeit bzw.

Unmöglichkeit, die Gesamtheit aller Betroffenen zu befragen. Sie ist unbekannt und wird es bleiben. Die meisten der vorliegenden Untersuchungen beziehen sich zwangsläufig auf selektive Stichproben, also auf Frauen oder Männer, die bereit waren, sich zu ihren Kindheitserfahrungen zu äußern, die Unterstützung in Institutionen gesucht haben, wegen spezifischer Probleme in Behandlung waren usw. Über all diejenigen, die diese Bereitschaft nicht haben, wissen wir nichts. Auch repräsentative Befragungen stoßen hier an Grenzen. Jegliche Berechnung der Belastung von Personen und Gesellschaft durch die Folgekosten der Gewalt wird daher nur eine Annäherung an die Wirklichkeit sein. Die vorliegenden Studien über die Kosten der Gewalt gegen Frauen verdeutlichen dies, indem sie auf vielfältige Datenlücken und Datenunsicherheiten hinweisen.

Probleme bei der Übertragung der Rechnungen zu „Gewalt gegen Frauen" auf die Problematik sexuellen Mißbrauchs an Mädchen und Jungen

Auch wenn die folgenden Beispiele ein methodisches Vorbild sind, so werfen die beiden Themenstellungen doch Probleme mit unterschiedlichem Schwierigkeitsgrad auf: Sexualisierte Gewalt wird oft in einem Alter erlebt, in dem eine kritische Auseinandersetzung damit noch kaum möglich ist, häufig in einem so jungen Alter, daß bewußte Erinnerung später schwerfällt. Zusätzlich erschwert es die (erzwungene) Geheimhaltung, Auswirkungen im Zusammenhang mit den Ursachen zu sehen. Dies trifft vor allem bei intrafamilialem und chronischem sexuellem Mißbrauch innerhalb enger Abhängigkeitsverhältnisse zu. Judith Lewis Herman (1993, S. 135) weist darauf hin, daß traumatische Erlebnisse auf Kinder eine andere Wirkung haben als auf Erwachsene: „Bei Erwachsenen greift wiederholtes Trauma eine bereits geformte Persönlichkeit an, bei Kindern dagegen prägt und deformiert wiederholtes Trauma die Persönlichkeit."

Die Auswirkungen von Frauenmißhandlung erlauben oft direktere Rückschlüsse auf die Ursachen – z.B. bei Brüchen, Verletzungen, Schmerzen, Ängsten. Auch bei Frauen greifen starke Mechanismen der Verleugnung und des Uminterpretierens dieser Gewalt, aber sie befinden sich als Erwachsene in einer anderen Form der Abhängigkeit von den Mißhandlern, haben andere Entscheidungsspielräume und Alternativen. Sie haben – wenn sie im Besitz der erforderlichen Papiere und entsprechenden Bürgerrechte sind – im Unterschied zu Kindern zumindest das uneingeschränkte Recht zu fliehen.

Diese Annahme läßt die These zu, daß sexualisierte Gewalt in der Kindheit wahrscheinlich noch mehr unkalkulierbare Kosten zur Folge hat als Frauenmißhandlung und Vergewaltigung.

3. Beispiel einer Rechnung gesellschaftlicher Folgekosten: Gewalt gegen Frauen

Am Beispiel zweier Studien, die Rechnungen zu Gewalt gegen Frauen in Kanada erstellt haben, soll vorgestellt werden, wie eine Berechnung der gesellschaftlichen Folgekosten sexuellen Mißbrauchs erfolgen könnte.

Lorraine Greaves und ihre Mitarbeiterinnen (1995) teilten die Kosten der Gewalt gegen Frauen zum einen in drei Gruppen, je nachdem, wem diese Kosten entstanden sind: staatliche Kosten, persönliche Kosten und Kosten Dritter. „Staatliche Kosten z.B. schließen Ausgaben im Zusammenhang mit der Inhaftierung von Mißbrauchern, Vergewaltigern und Mißhandlern ein. Persönliche Kosten könnten die Gehaltseinbußen von Überlebenden sein, die wegen Verletzungen durch eine Vergewaltigung im Krankenhaus liegen müssen. Beispiele für die Kosten Dritter sind die Ausgaben, die denen entstehen, die eine mißhandelte Freundin bei sich aufnehmen, oder Entschädigungen bzw. Ansprüche, die die Versicherungsgesellschaft einer Frau auszahlt, der Gewalt angetan wurde" (Greaves 1995, S. 10).

Die Autorinnen unterschieden darüber hinaus vier Bereiche, in denen Kosten für die obengenannten drei Gruppen entstehen:

1. Soziale Dienste/Bildung
2. Strafjustiz
3. Gesundheit/Medizin
4. Arbeit/Beschäftigung.

Dabei bezogen sie sich auf repräsentative kanadische Untersuchungen über Gewalt gegen Frauen (Health and Welfare Canada Violence Against Women Survey, 1993), die detailliert die Situation mißhandelter oder vergewaltigter Frauen erfaßt hatte. Vergleichbare Daten liegen für die Bundesrepublik nicht vor. Zusätzlich werteten die Kanadierinnen die Sozial- und die Kriminalstatistik des Landes aus sowie eine Vielzahl empirischer Untersuchungen speziell zu Mißhandlung, Mord an Ehefrauen, Polizeiberichte usw. Sie nutzten die Erfahrungen australischer und US-amerikanischer Feministinnen und deren Berechnungen, sowie eine Studie zu den Kosten, die durch Gewalt gegen Frauen für den Gesundheitsbereich entstehen (Day 1995). Sie zogen die Haushalte von Städten und Provinzen hinzu, Abrechnungen der Rechtsschutz- und der Opferhilfeorganisationen, Statistiken der Provinzen und der Gewerkschaften über Fehltage am Arbeitsplatz. Sie holten die Meinung vieler ExpertInnen aus Institutionen und der Wissenschaft ein und führten selbst eine intensive telefonische Befragung aller Frauenhäuser und Notrufzentren gegen sexualisierte Gewalt durch (Greaves 1995, S. 9).

Als Resultat dieser ganzen Arbeit errechneten sie konservative Schätzwerte für die Kosten in den vier Bereichen, die sich zu 87,5 Prozent auf den Staat, zu 11,5 Prozent auf die Betroffenen und zu 9 Prozent auf Dritte verteilten, wobei wieder daran erinnert werden muß, daß diejenigen, die die Gewalt erleben müssen, und ihre Freundinnen und Freunde sowie unterstützenden Angehörigen ein großes Maß an persönlichen Kosten tragen, die nicht in Geld zu berechnen sind.

So sieht nun das Ergebnis der Rechnung aus:

Teilweise geschätzte jährliche Kosten der Gewalt gegen Frauen in vier Politikbereichen

Soziale Dienste / Bildung:	$ 2 368 924 297
Strafrecht	$ 871 908 583
Arbeit / Beschäftigung	$ 576 764 400
Gesundheit / Medizin	$ 408 357 042
Gesamtschätzung:	$ 4 225 954 322

(Greaves 1995, S. 2)

Eine parallele Berechnung der gesellschaftlichen Folgekosten von sexualisierter Gewalt gegen Mädchen und Jungen erscheint als durchaus möglich, steht aber, wie erwähnt, wahrscheinlich vor noch größeren Problemen aufgrund der Unterschiede zwischen den Gewaltformen, aber auch aufgrund der hierzulande sehr spärlichen Datenbasis.

Doch bereits eine Schätzung – auch wenn sie nicht versucht, das Problem hochzurechnen, sondern ganz konservativ darum bemüht ist, das zu erfassen, was bereits empirisch dokumentiert ist, und dieses in Durchschnittswerten zu berechnen – könnte das fehlende Argument erbringen: Sexueller Mißbrauch ist nicht nur ungemein destruktiv für die Opfer und von daher sozial schädlich, sondern auch ein Kostenfaktor, den sich diese Gesellschaft nicht leisten kann.

4. Beispiel eines anderen Zugangs zur Einschätzung gesellschaftlicher Kosten: Belastung des Gesundheitsytems durch Gewalt gegen Frauen

„Die Ungleichheit der Geschlechter ist eine epidemiologische Tatsache" (WHO 1994). Der epidemische Charakter und die oft schwerwiegenden Auswirkungen machen Gewalt im Geschlechterverhältnis zu einem spezifischen, sich häufig lebensgeschichtlich wiederholenden und sehr verbreiteten Gesundheitsrisiko für Frauen und Mädchen.

Die Auswirkungen von sexuellem Mißbrauch, Mißhandlung, Vergewaltigung und sexistischer Belästigung beeinträchtigen die physische und psychische Gesundheit von Frauen: Sie beeinträchtigen das persönliche Gesundheitskonzept und schränken die Sorge für den Schutz der eigenen Gesundheit und teilweise der Gesundheit der Kinder ein.

Die Förderung der Gesundheit von Frauen ist Thema der WHO, die in ihrer Wiener Erklärung von 1994 die Bekämpfung von Gewalt gegen Frauen in ihre Liste von Handlungsprioritäten aufnimmt und ausführt, wie dringend Gesundheitsvorsorge und Gewaltprävention miteinander verbunden werden müssen:

„Die Bekämpfung von Gewalt gegen Frauen setzt voraus, daß

→ häusliche Gewalt und Vergewaltigung als Probleme der öffentlichen Gesundheit erkannt werden

→ Gesetze gegen Mißhandlung und Vergewaltigung verabschiedet und vollstreckt werden

→ gegen Zwangsprostitution und Frauenhandel vorgegangen wird und

→ Frauen in Not Beratung und Schutz finden."

Die WHO erkennt die Tatsache an, daß der Gesundheit von Frauen ein „Höchstmaß an Aufmerksamkeit und Dringlichkeit zugemessen" werden muß. Gesundheit wird von dieser Organisation als „eines der Grundrechte jedes Menschen" definiert. Kritisiert wird, daß dieser Grundsatz für Frauen und ihre gesundheitlichen Bedürfnisse noch nicht ausreichend gewürdigt wird. Die sozialen Realitäten weiblichen Lebens werden noch nicht genügend berücksichtigt. Zu diesen sozialen Realitäten ist (sexualisierte) Gewalt in ihren vielfältigen Äußerungsformen zu zählen. Ihre physisch, psychisch und sozial schädigende Wirkung ist erwiesen. Die gesundheitspolitischen Aussagen der WHO sind gleichzeitig eine Aussage über die Struktur des Geschlechterverhältnisses. Die Zugehörigkeit zur Klasse weiblicher Menschen kennzeichnet bereits die Lebenssituation von Mädchen. Hier müßte sexueller Mißbrauch an Mädchen ergänzt werden, um der spezifischen gesundheitlichen Gefährdung durch sexualisierte Gewalt in jungem Alter und deren teilweise langfristigen bzw. chronischen Folgeproblemen gerecht zu werden.

Eine klare Sprache spricht die Studie, die die Weltbank zur Erhebung der Belastungen des Gesundheitssystems durch Gewalt gegen Frauen in Auftrag gab (Heise, Pitanguy u.a. 1994).

Sexualisierte Gewalt und häusliche Gewalt werden global als eine signifikante Ursache für Invalidität und Tod von Frauen gesehen (S. 17). „Neuere Schätzungen der Weltbank bezüglich der globalen Belastung durch Krankheiten weisen darauf hin, daß in den etablierten Industriestaaten Gewalt im Geschlechterverhältnis für einen von fünf gesunden Tagen, die dem Leben von Frauen im reproduktiven Alter verlorengehen, verantwortlich ist. Pro Kopf gerechnet ist die gesundheitliche Belastung durch Vergewaltigung und häusliche Gewalt in den Industriestaaten und den Entwicklungsländern ungefähr gleich" (S. IX).

Der Unterschied liegt im prozentualen Anteil von Gewalt im Geschlechterverhältnis an der Gesamtbelastung. Da die Entwicklungsländer eine große Bürde an Krankheiten zu tragen haben, ist der relative Anteil der Gewalt gegen Frauen an der Belastung des Gesundheitssystems geringer. Die Autorinnen beklagen, daß Gewalt im Geschlechterverhältnis bislang fast kein Interesse von seiten der Politik findet und deshalb nicht als ein Thema der öffentlichen Gesundheit anerkannt ist. Noch weniger finde eine Auseinandersetzung mit den Hintergründen statt (S. 1).

Diese Gewalt ist eben kein Problem, das typisch für sogenannte Entwicklungsländer ist. Die Mißhandlung durch den Ehemann ist in einem Land wie den USA die häufigste Verletzungsursache bei Frauen (Faludi 1993, S. 16).

Lori Heise und ihre Mitautorinnen sehen Gewalt – auch sexualisierte Gewalt – als eine kontinuierliche Gefährdung im Lebenszyklus von Mädchen und Frauen. Sie erkennen neben sexistischen Praktiken wie Klitorisbeschneidung in Afrika oder Mädchenmord in Indien und China den sexuellen Mißbrauch in der Kindheit als ebenfalls maßgeblich beeinträchtigend für das weitere Leben. Zwischen der Gewalt in der Kindheit und der Gewalt im Erwachsenenleben bestehen enge Verbindungen. Sie weisen darauf hin, daß, wie Befragungen von Studentinnen belegten, frühe traumatische sexuelle Erfahrungen zu einem höheren Risiko von Vergewaltigung führten bzw. daß laut einer Studie von Diana Russel 68 Prozent der ehemals sexuell mißbrauchten Frauen später vergewaltigt wurden oder einen Vergewaltigungsversuch erlitten im Vergleich zu 17 Prozent in der Vergleichsgruppe. Zu ähnlichen Ergebnissen kamen auch andere Untersuchungen: 49 Prozent der Frauen, die in einer Befragung angaben, als Kind sexuell mißbraucht worden zu sein, wurden als Erwachsene von Partnern mißhandelt, im Unterschied zu nur 18 Prozent in der Vergleichsgruppe (S. 21).

Ausgehend von diesen Erkenntnissen kann die These aufgestellt werden, daß die bereits errechneten gesellschaftlichen Belastungen durch Gewalt gegen Frauen zumindest in erheblichen Teilen eine Auswirkung von früherer Gewalt – auch sexualisierter Gewalt – in der Kindheit von Mädchen sind.

Wie können diese Erkenntnisse auf sexualisierte Gewalt in Kindheit und Jugend übertragen werden? Direkte Zusammenhänge zwischen spezifischen einzelnen Folgen oder Beschwerden und sexuellen Gewalterfahrungen in der Kindheit sind nur schwer zu belegen. Es scheint vor allem so zu sein, daß das junge Alter, in dem die sexualisierte Gewalt erlebt wurde, die Dauer der Gewalthandlungen, der Vertrauensbruch und die gesellschaftliche Tabuisierung, die bislang in sehr vielen Ländern das Aussprechen dieser Gewalterfahrungen unterbindet, eine ganz spezifische Langzeitschädigung bewirken.

Die Forschung gibt aber sehr wohl deutliche Hinweise darauf, daß eine enge Verbindung zwischen sexuellem Mißbrauch und z.B. Suchtmittelabhängigkeit, Suizidalität, Prostitution, ungewollter Schwangerschaft, ungeschützter Sexualität, Mißhandlungen und Vergewaltigungen durch den Partner sowie Depressivität und Selbstwertverlust besteht (Heise, Pitanguy 1994, S. 20).

230

Auf einige dieser Folgen soll hier eingegangen werden.

Prostitution als eine mögliche Reaktion auf sexuelle Mißbrauchserfahrungen und ihre gesundheitlichen Konsequenzen

Interessante, aber bedrückende Erkenntnisse legt eine neue Studie vor, deren erste Ergebnisse vom SPI-Berlin veröffentlicht wurden (Beate Leopold, Elfriede Steffan 1997). Nach einer Warnung vor kurzgegriffenen Verknüpfungen zwischen der Erwerbstätigkeit als Prostituierte und sexualisierter Gewalt in der Kindheit (S.2; vgl. auch Wiltrud Schenk 1996) stellen die Autorinnen die Ergebnisse ihrer Befragung (mittels Fragebogen und Interviews) vor.

50 Prozent der befragten Frauen wurden bis zum 18. Lebensjahr mindestens einmal Opfer eines oder mehrerer strafrechtlich relevanter Sexualdelikte durch inner- und/oder außerfamiliäre Täter. 12 Prozent erlebten exhibitionistische Handlungen und nur 38 Prozent können sich an keines der abgefragten Delikte erinnern (S. 8). Insgesamt begann für 16 Prozent der Frauen ein penetrativer Mißbrauch im Alter zwischen sieben und 12 Jahren. 25 Prozent erlebten in diesem Alter zum erstenmal nicht-penetrative sexuelle Übergriffe (S. 8). Diese Gewalthandlungen – teilweise durch mehrere Täter und im Einzelfall durch Täterinnen verübt – dauerten in der Regel über Jahre an und waren oft mit Erfahrungen körperlicher Mißhandlung verbunden.

Das Einstiegsalter in die professionelle Arbeit der Prostitution lag überwiegend im Jugendlichen- und jungen Erwachsenenalter (45 bzw. 42 Prozent begannen im Alter von 17 bis 21 Jahren). Aber 12 bzw. 15 Prozent waren 16 Jahre und jünger, als sie einstiegen, die Jüngste war elf Jahre alt. (S. 10). Über die Hälfte der befragten Frauen hatte mindestens einmal Gewalt durch Freier oder Zuhälter erfahren, jede vierte (26 Prozent) durch beide Tätergruppen. Hoch liegt auch die Anzahl der Frauen, die sexuell genötigt oder vergewaltigt wurden (35 Prozent). Je jünger die Prostituierten mit dieser Arbeit begannen, desto öfter wurden sie Opfer gewalttätiger Zuhälter. Diejenigen, die unter 21 Jahre alt waren, als sie in die Prostitution einstiegen, wurden deutlich häufiger (mehrfach) Opfer physischer und sexualisierter Gewalt durch Freier und/oder Zuhälter oder Betreiber von Etablissements als Frauen, die beim Einstieg 22 Jahre und älter waren (S. 11). Diese Studie beschreibt die Arbeit in der Prostitution als einen extrem ressourcenbeanspruchenden, harten Alltag, der vielfältige psychische und gesundheitliche Beeinträchtigungen mit sich bringt und ein Burnout-Syndrom zur Folge haben kann.

Darüber hinaus ist diese Arbeit durch vielfältige Bedrohungen wie Angstzustände, Zwang und Gewalt sowie Zumutungen wie die Gefahr einer HIV-Infektion und die Forderungen der Freier nach unangenehmen Sexualpraktiken oder ungeschütztem Sexualkontakt gekennzeichnet.

Die Belastung durch Gewalt und die gesundheitlichen und psychischen Probleme waren dann auch die Hauptgründe für den Wunsch, mit der Prostitution aufzuhören (S. VIII).

Psychische Störungen und Erkrankungen als eine mögliche Folge sexueller Mißbrauchserfahrungen und die dadurch entstehende Belastung des Gesundheitssystems

Von der Autobiographie über das Resümee von Praxiserfahrungen bis zur wissenschaftlichen Untersuchung bestätigt sich die Annahme, daß sexueller Mißbrauch kurz- und langfristige Auswirkungen in Form von psychischen Störungen haben kann.

In einer repräsentativen Befragung von 1 054 holländischen Frauen kam Nel Draijer (1990) zu dem Ergebnis, daß 15,5 Prozent der Frauen vor ihrem 16. Lebensjahr von männlichen Familienmitgliedern oder nahen Verwandten sexuell mißbraucht worden waren. „Mehr als die Hälfte der ehemals mißbrauchten Frauen (54 Prozent) zeigten langfristig erhebliche psychische und psychosomatische Störungen wie z.b. Alpträume, Eß- und Schlafstörungen und schwere Depressionen mit suizidalen Tendenzen" (S. 59).

Im Vergleich zwischen Frauen, die angaben, durch Familienangehörige und Verwandte sexuell mißbraucht worden zu sein, und Frauen, die keine Mißbrauchserfahrungen nannten, hebt Nel Draijer hervor, daß die Gruppe der ehemals sexuell mißbrauchten Frauen in der Pubertät mit psychosomatischen Beschwerden zu kämpfen hatten (Menstruationsprobleme, Bauch- und Kopfschmerzen, Übelkeit/Erbrechen, Eßstörungen, Konzentrationsprobleme, Schlafstörungen) und dies meist mehr als doppelt so oft wie die Frauen der

Vergleichsgruppe (Draijer 1988, S. 52). Im Erwachsenenalter liegen die Nennungen für psychische Probleme, die im Zusammenhang mit der Mißbrauchserfahrung gesehen werden, in der Relation noch um einiges höher (Ängste, Konzentrationsprobleme, Probleme mit Aggression, Depressivität, Mißtrauen in Beziehungen). Diejenigen, die Gewalterfahrungen hatten, beschrieben darüber hinaus einen sehr viel ungesünderen Lebensstil. Sie hatten doppelt so oft Probleme mit dem Essen, sagten öfter, daß sie zuviel rauchten, haben doppelt so oft Alkoholprobleme und nehmen mehr als doppelt so oft Schlaf- oder Beruhigungsmittel. Auffallend war auch die Häufigkeit von gynäkologischen Beschwerden oder Beschwerden, für die keine medizinische Diagnose gefunden werden konnte. Um ein Vielfaches öfter als diejenigen, die keine Mißbrauchserfahrungen nannten, hatten sie Suizidversuche und Selbstverletzungen hinter sich (S. 53/54). Diese Vielzahl an Problemen legt nahe, daß die Frauen sehr oft ärztliche und klinische Hilfe und medikamentöse oder psychologische Behandlung in Anspruch nehmen mußten.

Ein sehr ähnliches Spektrum an Folgeproblemen im psychischen Bereich weist die Begleituntersuchung einer Beratungsstelle für sexuell mißbrauchte Mädchen aus (Roswitha Günther, Barbara Kavemann u.a. 1993, S. 127). Auch die hier befragten jugendlichen Mädchen klagten zu 86,2 Prozent über psychische Beschwerden wie Ängste und Panikattacken, Depressivität, Konzentrationsstörungen und Suizidversuche. Mehr als die Hälfte (59,3 Prozent) nannten psychosomatische Reaktionen in Form von Schlafstörungen, Erkrankungen oder Eßstörungen. Die Erfahrungen der Berliner Zufluchtswohnung für sexuell mißbrauchte jugendliche Mädchen zeigen, daß die überwiegende Mehrzahl aller hier untergebrachten Mädchen unter gynäkologischen Beschwerden und psychosomatischen Erkrankungen leiden und daß intensiv mit Ärztinnen und Therapeutinnen kooperiert werden muß. Die Auswirkungen auf das subjektive Gesundheitsverständnis der Mädchen und auf ihre psychische Verfassung sind erheblich.

Für eine Jahrestagung des „Netzwerks Frauen/Mädchen und Gesundheit in Niedersachsen" hat Gabriele Tergeist (1996) existierende Ergebnisse empirischer Forschung über die psychische Gesundheit von Frauen zusammengetragen. Hinter diesen Zahlen scheint nicht nur das Bild einer sehr oft deprimierenden Lebenssituation und institutionellen Desinteresses, sondern auch eine Vorstellung vom Umfang der Arzt- und Klinikrechnungen auf.

„In jeder Altersstufe werden Frauen mehr Medikamente verschrieben als Männern. Das Verhältnis der psychiatrischen Diagnosen bei Frauen und Männern ist hierzulande – wie auch in den USA – mehr als 2 zu 1. Phobien sind zu 86 % weiblich. Bei psychosomatischen Störungen beträgt das Verhältnis 1,6 (weiblich) zu 1 (männlich). Bei der (im DSM IV schon wieder abgeschafften) Diagnose der multiplen Persönlichkeit geht man in den USA bei 100 diagnostizierten Fällen von mehr als 90 % Frauen aus" (S. 5).

Der Anteil der Frauen, die den sozialpsychiatrischen Dienst in Anspruch nehmen, ist erheblich höher als der der Männer, auch die Anzahl ihrer Krankenhausaufenthalte, bevor sie in ein sozialpsychiatrisches Übergangswohnheim kommen, ist deutlich höher (S. 6).

„Frauen kommen mit Depressionen fünfmal häufiger selbst zur Aufnahme in die Psychiatrie als Männer. Anderthalbmal mehr Frauen gehen in ambulante Behandlung. 50 % der Frauen im Maßregelvollzug wurden als Kind sexuell mißbraucht. 75 % der Frauen mit Eßstörungen und 80 % der Fixerinnen wurden als Kind sexuell mißbraucht. 50 % der Frauen auf psychiatrischen Akutstationen wurden als Kind sexuell mißbraucht. Doppelt so viele Frauen wie Männer nehmen Tranquilizer, und im Alter zwischen 20 und 30 Jahren nehmen achtmal so viele Frauen wie Männer Antidepressiva" (S. 6).

Die Zahl der Krankheitstage beträgt bei den psychischen Erkrankungen bei Frauen im Durchschnitt 124 Tage, bei Männern 73 Tage (S. 8).

Laut Aussage der Bundesgesundheitszentrale nehmen 10 bis 15 Prozent der weiblichen Bevölkerung in der Bundesrepublik Schmerz- und Beruhigungsmittel. Gabriele Tergeist bezieht sich auf Untersuchungen, die sich zum Thema setzen, welche Funktion der Konsum von Medikamenten für Frauen hat, und kommt zu dem Schluß, daß es darum geht, die Überlastung durch deprimierende Lebensbedingungen und Überforderungen durch die emotionalen Ansprüche anderer zu dämpfen (S. 7). Erkenntnisse über die Situation sexuell mißbrauchter Mädchen und Frauen lassen den Schluß zu, daß das Problem, Grenzen zu den Bedürfnissen anderer zu ziehen und sich nicht ausbeuten zu lassen, für diese Frauen besonders groß ist.

Der gesamte Bereich der psychischen und psychosomatischen Beschwerden von Frauen ist ganz offenbar stark durch die Verbreitung von (sexualisierter) Gewalt gegen Mädchen und Frauen bestimmt, und entsprechend profitiert der pharmazeutische Markt von diesem Problem.

5. Beispiel eines anderen Zugangs: Die Dimension gesellschaftlicher Folgekosten von Drogenabhängigkeit – Drogentherapie

Zu den in der Literatur häufig beschriebenen Reaktionen auf die Traumatisierung durch sexualisierte Gewalt in Kindheit und Jugend gehört die Drogenabhängigkeit (John Briere 1988; Judith Lewis Herman 1993; Günther, Kavemann u.a. 1993; Heise, Pitanguy u.a. 1994). Sie stellt aber keineswegs eine einfache Folgeerscheinung dar, sondern ist selbst ein komplexes Problem: Besonders für Mädchen und Frauen ist sie mit erheblicher Stigmatisierung, Prostitution, Reviktimisierung durch Mißhandlung und sexuelle Ausbeutung und generell mit großen Gesundheitsrisiken verbunden.

Obwohl auch hier – wie zu vielen Aspekten der Problematik sexuellen Mißbrauchs – die Forschung mehr Fragen aufwirft, als sie beantworten kann (Cathy Spatz Widom, Timothy Ireland u.a. 1995; Arthur H. Green 1993), so zeigen doch die Erfahrungen in der Drogentherapie, daß hier überwiegend mit Mädchen und Frauen gearbeitet wird, die in der Kindheit bereits sexualisierte Gewalt erlebt haben.

In der öffentlichen Diskussion wird Alkohol- oder Drogenabhängigkeit oft ganz selbstverständlich im Kontext von Gewalterleben – vor allem sexuellem Mißbrauch – genannt. Obwohl dieser Zusammenhang weitaus komplizierter ist, als es bislang schien (Spatz Widom, Timothy Ireland u.a. 1995), gehen verschiedene Studien der Verbindung von Gewalterfahrungen und langfristigen Folgeschäden in Form von Abhängigkeitserkrankungen nach und stellen einen Zusammenhang sowohl mit Mißhandlung, als auch mit sexualisierter Gewalt oder Kindesvernachlässigung her (Brenda A. Miller, William R. Downs u.a. 1993, David Finkelhor 1984). Als gut belegt wird die Verbindung zwischen Gewalt in der Kindheit und den Suchtproblemen von Frauen angesehen. Daß der geschlechtsspezifische Blick hier konkrete Ergebnisse erbringt, führen Brenda A. Miller und ihre MitautorInnen darauf zurück, daß die Auswirkungen auf Selbstwertgefühl und Selbstverständnis von Frauen und Mädchen durch sexuelle Mißbrauchserfahrungen und die Stigmatisierung, die Frauen anders als Männer trifft, wenn sie stark trinken, ineinandergreifen.

„Zwei mögliche theoretische Verbindungen wurden postuliert: Erstens könnten die Gewalterfahrungen in der Kindheit zu einer Vielfalt von Gefühlen geringen Selbstwerts führen. Unsere vorläufige Analyse der stigmatiserenden Aspekte legt nahe, daß Frauen mit Alkoholproblemen sehr viel häufiger mit Schimpfworten etikettiert wurden oder sich selbst etikettierten, die spezifisch Frauen zugeordnet sind. Dieses geringere Selbstwertgefühl kann zu einem Verhaltensmuster von Alkohol- und/oder Drogenkonsum führen, um mit diesen negativen Gefühlen zurechtzukommen. Darüber hinaus erzeugt der Konsum dieser Suchtstoffe zusätzliche negative Etikettierung, die das Selbstwertgefühl und das Selbstbewußtsein dieser Frauen weiter reduziert. Eine zweite mögliche Verbindung zwischen Gewalterfahrungen in der Kindheit und den Alkoholproblemen von Frauen ist, daß die Gewalterfahrungen häufig das Gefühl bei Frauen hervorrufen, daß diese Erfahrungen (besonders die sexualisierten) sie völlig von gleichaltrigen Mädchen unterscheiden. Dies kann zur Folge haben, daß jugendliche Mädchen sich von den angepaßteren Freundeskreisen zurückziehen und Kontakt zu Randgruppen suchen, weil sie annehmen, daß sie dort weniger streng beurteilt werden oder nicht scheitern, akzeptiert zu werden. Diese Randgruppen kultivieren wahrscheinlich starken Alkohol- oder Drogenkonsum. So können junge Frauen ein exzessives Trinkverhalten lernen. Später führt dieses Verhalten zu Problemen. Zusätzlich werden diese jungen Frauen erneut negativ etikettiert, was sie noch stärker von anderen, eher normativen Jugendgruppen entfernt" (S. 115).

Alkohol gilt als die „Volksdroge" (Stern, Mai 1997). Obwohl weder die gesundheitsschädigenden Auswirkungen von Alkoholmißbrauch in Frage stehen, noch angezweifelt wird, daß diese Folgen einen ökonomischen Kostenfaktor darstellen, ist Alkohol eine legale Droge. Die Tatsache, daß Alkoholabhängigkeit häufig ist, hat dazu geführt, daß sie als Krankheit anerkannt und relativ gut erforscht ist. Martina Rummel und ihre Mitautoren erwähnen Untersuchungen, die sich bereits zwischen 1904 und 1935 mit den volkswirtschaftlichen Kosten des Alkoholkonsums beschäftigt haben (in: R. Fuchs, R. Rainer u.a. 1997).

Für unsere Themenstellung interessieren die Ergebnisse der aktuellen Alkoholforschung in zweierlei Hinsicht: Einerseits wird Alkoholabhängigkeit – teilweise bereits bei Jugendlichen – als eine Folge von sexuellem

Mißbrauch genannt, andererseits gibt es ein breites Spektrum an sowohl öffentlichen, an die Allgemeinbevölkerung gerichteten, als auch innerbetrieblicher Präventionsangeboten. Diese Suchtprävention hat einen festen Platz im Angebot der Gesundheitsförderung, auch wenn nicht davon ausgegangen werden kann, daß sie einschneidende Veränderungen gesellschaftsweit bewirkt, und obwohl gleichzeitig in jeder Form für Alkohol geworben werden darf. Hier besteht eine gewisse Parallele zur Prävention sexuellen Mißbrauchs. Auch diese kann keinen unmittelbaren Erfolg versprechen. Auch diese wird in einem gesellschaftlichen Klima durchgeführt, das die Sexualisierung von Kindern und die Verharmlosung von Gewalt und deren Folgen zuläßt. Der Unterschied besteht darin, daß Prävention sexuellen Mißbrauchs nur sehr gering öffentlich unterstützt wird und kaum für eine allgemeine Öffentlichkeit angeboten wird. Ein weiterer Unterschied liegt darin, daß wenig Forschung stattfindet und über die gesellschaftlichen Folgekosten sexuellen Mißbrauchs im Bereich der gesundheitlichen Versorgung und der Wirtschaft keine Erkenntnisse vorliegen. Aufgrund des Zusammenhangs zwischen (sexualisierter) Gewalt in der Kindheit und dem erhöhten Alkoholkonsum bei Frauen (Miller 1993) ist jedoch davon auszugehen, daß ein nicht unerheblicher Anteil der Folgekosten der Alkoholabhängigkeit bei Jugendlichen und Frauen durch Täter sexuellen Mißbrauchs verursacht werden.

In einer vom Bundesministerium für Gesundheit veröffentlichten Studie kommen die AutorInnen zu dem Schluß, daß die Folgen des Alkoholkonsums und der Alkoholabhängigkeit weit über die bekannten Erkrankungen der Leber und anderer Organe bzw. die Alkoholpsychosen hinausgehen, und benennen eine Vielzahl von z.T. schweren Krankheiten, die mit Alkoholmißbrauch in Zusammenhang stehen (L. Kohlmeier, A. Kroke u.a. 1993, S. 166). Sie ermitteln folgendes Ausmaß an Kosten:

Kosten	(Mill. DM)
Direkte Kosten	
ambulante Behandlung	25
Arzneien, Heilmittel	0
stationäre Behandlung	589
stationäre Kurbehandlung	128
zusammen	***742***

Indirekte Kosten

infolge Mortalität	750
infolge Arbeitsunfähigkeit	949
infolge Invalidität	1 118
zusammen	***2 817***
Gesamtkosten	**3 559**

(Kohlmeier, Kroke u.a. 1993, S. 176)

Der Kommentar zu dieser Gesamtsumme ist interessant, da er den Einschränkungen sehr ähnlich ist, die die kanadischen Forscherinnen zu ihrer Kostenberechnung anfügten: „Aus den hier aufgeführten Kapiteln zu alkoholbedingten Krankheiten ergibt sich eine Gesamtsumme von 3,559 Mrd. DM. Auf Grund der geschilderten Komplexität alkoholbedingter Folgeschäden und der vielfältigen Schwierigkeiten einer eindeutigen Zuordnung von entstandenen Gesundheitsschäden zu deren Ätiologie sind die tatsächlichen Kosten als weitaus höher anzusehen" (Kohlmeier, Kroke u.a. 1993, S. 170).

Ein Kommentar zu einer Schätzung der Folgekosten von sexuellem Mißbrauch würde wahrscheinlich sehr ähnlich lauten.

Martina Rummel und ihre Mitautoren (Fuchs, Rainer u.a. 1997) beziehen sich auf eine Studie von Kleinelanghorst, die die Gesamtausfälle an Arbeitszeit von alkoholkranken Mitarbeitern und die Kosten für Vertretung kalkuliert. Das Ergebnis ist, daß die Aufwendungen von 5 417 700 DM jährlich, die von betrieblicher Seite für Sozialarbeiter, ärztlichen Dienst (anteilsmäßig), Schulungen und Supervision aufgebracht werden, gering sind im Verhältnis zu den 89 943 048 DM, die an Arbeitsausfall durch Alkohol entstehen. Auch dieses ist also ein Bereich, in dem frühzeitige Intervention und Prävention sich in Zahlen als lohnenswert ausdrücken läßt.

Wenn wir davon ausgehen, daß – wie vergleichbar in den Studien zu den Folgekosten von Gewalt gegen Frauen berücksichtigt – die vielfältigen Beeinträchtigungen durch sexualisierte Gewalt in der Kindheit und Jugend zu einem ebenfalls erheblichen Maß an Ausfall am Arbeitsplatz und reduzierter Effektivität am Arbeitsplatz führen, wäre dies vor dem Hintergrund der Kalkulation der alkoholbedingten Kosten ein Argument dafür, daß auch Wirtschaftsbetriebe und Industrie die Prävention sexualisierter Gewalt sponsoren.

Eine Studie, die die gesellschaftlichen Aufwendungen für die Behandlung von Alkoholabhängigen errechnet (W. Feuerlein, 1991), kommt zu dem Ergebnis, daß die Rentenversicherungsträger etwa 563 Millionen DM jährlich für stationäre Entwöhnungsbehandlungen ausgegeben haben (S. 509). Bei der Kostensteigerung im Gesundheitswesen sind heute höhere Summen anzunehmen, da Feuerlein sich auf Zahlen von 1989 bezieht. Die gesellschaftlichen Gesamtaufwendungen liegen tatsächlich höher, da „zwar die meisten, aber bei weitem nicht alle Entwöhnungsbehandlungen von den Rentenversicherungsträgern getragen werden." Diese Zahlen werden als gering bewertet im Vergleich mit den Kosten, die Alkoholismus der Gesellschaft verursacht. In Ermangelung deutscher Zahlen greift Feuerlein auf Untersuchungen aus der Schweiz zurück, die etwa 10 Prozent der Einwohnerzahl der Bundesrepublik Deutschland hat und die für 1972 insgesamt 1,346 Milliarden Franken an alkoholbedingten Folgekosten zu tragen hatte. Hierunter wurden Todesfälle, Krankheit, Unfälle – mit 495,2 Millionen der höchste Posten – Kriminalität, verminderte Erwerbsfähigkeit und Bekämpfung des Alkoholismus – mit 51,2 Millionen der kleinste Posten – eingerechnet (S. 509).

Die Chancen von Behandlung im Sinne von Sekundärprävention werden von ihrer Erfolgsquote her als sehr gut eingeschätzt und erweisen sich durch die Gegenüberstellung der Kosten auch als lohnenswert – dies nicht nur für die staatlichen Kostenträger, sondern auch für den Bereich der Privatwirtschaft: Laut einer US-amerikanischen Untersuchung verursachen alkoholkranke ArbeitnehmerInnen einem Betrieb alkoholbedingte Unkosten, die in Höhe von 25 Prozent ihres Lohnes liegen (S. 509).

Nicht nur zu Alkoholabhängigkeit, sondern auch zum Konsum illegaler Drogen besteht ein enger Zusammenhang mit sexuellen Gewalterfahrungen. Für die Prävention des Konsums illegaler Drogen gilt ähnliches wie für die Prävention von Alkoholismus. Auch sie wird unter Aufwendung nicht unerheblicher Mittel für eine breite Öffentlichkeit durchgeführt. Kampagnen wie „Keine Macht den Drogen" richten sich speziell an die gefährdete Gruppe der Jugendlichen.

Die Angaben über die auf Bundes- oder Landesebene für die Drogenprävention aufgewendeten Mittel sind jedoch vage. „Die vom Staat eingeleiteten zielgruppenbezogenen Präventivmaßnahmen richten sich an alle Bundesbürger mit dem Ziel, die Bevölkerung über die gesundheitlichen

Folgewirkungen des Konsums suchtspezifischer Substanzen aufzuklären und somit jeglichen Umgang mit legalen oder illegalen Drogen einzudämmen. Zur Durchführung dieser Maßnahmen wurden 1990 vom Bund 12,8 Millionen DM bereitgestellt. Die Ermittlung der auf Landesebene hierfür aufgewandten finanziellen Mittel sowie die Bezifferung von aktuellen Ausgaben auf Bundesebene ist gemäß Informationen des Drogenbeauftragten der Bundesregierung vom 10. Januar 1996 nicht möglich. Eine Aufteilung der angefallenen Kosten nach Drogenart liegt ebenfalls nicht vor, so daß keine Angabe zu den Kosten der zielgruppenbezogenen Suchtprävention für den Bereich „harter" Drogen gemacht werden kann" (Welf Reinhold 1996, S. 161).

In der Praxis der Beratungs- und Therapieeinrichtungen für sexuell mißbrauchte Mädchen und Frauen ist die Tatsache, daß ein hoher Anteil der Klientinnen Probleme mit Suchtstoffen hat oder hatte, Teil der alltäglichen Arbeit. In den spezifischen Einrichtungen für drogenabhängige Mädchen und Frauen ist es parallel dazu Teil der Konzeption, mit den vielfältigen Erfahrungen mit sexualisierter Gewalt zu arbeiten, die Teil der Biographie vieler Klientinnen sind.

Diese Verknüpfung von sexuellem Mißbrauch in der Kindheit, extremer Gesundheitsschädigung durch Drogenkonsum und ständiger Wiederholung der sexualisierten Gewalt, da die jungen Frauen von den Dealern abhängig sind und in der Regel das für die Drogen benötigte Geld in der Prostitution verdienen, führt zu Problemen, die nur in langfristiger Therapie bearbeitet werden können und die teilweise weit in die nachfolgende Generation hineinreichen. Frühzeitige Intervention und geschlechtsspezifische Prävention sexuellen Mißbrauchs hätten sicherlich für einige der Mädchen zu einer Lösung führen und das Leid verkürzen können.

Kostenbeispiele aus der Arbeit mit sexuell mißbrauchten Frauen, die drogenabhängig wurden

→ Heimaufenthalt nach Flucht aus der Familie bei einem
 Tagessatz von zirka 210 DM:
 Kosten für zwei Jahre zirka 153 300 DM
→ WG-Aufenthalt im Anschluß an das Heim bei einem
 Tagessatz von zirka 110 DM:
 Kosten für zwei Jahre zirka 80 300 DM

→ Kosten für Haftaufenthalt wegen Drogenverkaufs bei einem
Tagessatz von zirka 165 DM:
Kosten für neun Monate zirka 44 550 DM
→ Kosten der Entgiftung bei zirka 470 DM am Tag:
Kosten für drei Wochen stätionären Aufenthalt zirka 9 870 DM
→ Kosten der stationären Behandlung in einer
Drogentherapieeinrichtung bei einem Tagessatz von 174 DM:
Kosten für ein Jahr zirka 63 510 DM
→ Kosten für eine stätionäre Therapie für drogenabhängige
Frauen mit kleinen Kindern bei einem Tagessatz von 163,50 DM
jeweils für Mutter und Kind:
Kosten für anderthalb Jahre zirka 178 542 DM.

Ergebnisse einer Kosten-Nutzen-Analyse zur Ermittlung der einzel- und gesamtwirtschaftlichen Vorteilhaftigkeit von stationären Drogentherapiekonzepten

In einer noch unveröffentlichten Modellstudie bezogen auf das Beispiel eines stationären Drogentherapiekonzepts in Niedersachsen werden hochinteressante volkswirtschaftliche Ergebnisse und Perspektiven vorgelegt (Reinhold 1996). Im Anschluß an das obige Fallbeispiel sind diese Überlegungen konkret und spannend, wenn auch für Fachfremde und in das volkswirtschaftliche Denken und Rechnen Uneingeweihte teilweise im einzelnen schwer nachzuvollziehen. Um so klarer sind die Ergebnisse, die hier zusammenfassend vorgestellt werden sollen.

Reinhold führt eine Kosten-Nutzen-Analyse durch und stellt deren Ergebnis aus Kostenträgersicht und aus gesamtwirtschaftlicher Sicht dar. Er unterscheidet Folgekosten, die für nicht therapierte Drogenabhängige anfallen, und die Folgekosten, die bei erfolgreich abgeschlossener Therapie summiert werden können. „Aus der Gegenüberstellung der gesamtwirtschaftlichen Kosten und Nutzen der Drogentherapie resultiert trotz der zahlreichen intangiblen Nutzwirkungen ein positiver Nettogegenwartswert von + 344 411,84 DM bei der Therapierung eines Durchschnittspatienten. Dadurch wird verdeutlicht, daß eine einzelwirtschaftliche Betrachtung – unter Vernachlässigung der gesamtwirtschaftlichen Aufwendungen und

Wirkungen – für Drogentherapiekonzepte ungeeignet ist. Aus gesamtwirtschaftlicher Sicht ist es, wie der Nettogegenwartswert zeigt, auch unter reinen Wirtschaftlichkeitsüberlegungen empfehlenswert, in die Therapierung der Drogenabhängigkeit zu investieren, da die daraus erwachsenden Nutzeffekte die Kosten um ein Vielfaches übersteigen"(S. 192).

Auch die Drogenproblematik entzieht sich – ebenso wie Gewalt gegen Frauen oder sexualisierte Gewalt in der Kindheit – einer geradlinigen Berechnung ihrer Folgekosten und somit einer Einschätzung des Nutzens, den frühzeitige Intervention sowie primäre und sekundäre Prävention erbringen können (Kavemann, 1996). Dies wird deutlich an der langen Liste von Nutzeffekten der Drogentherapie, die bislang als intangibel – d.h. als nicht berechenbar – eingestuft werden müssen. Dieser Nutzen besteht vor allem in der Vermeidung von Kosten, die anfallen, wenn nichts unternommen wird, und der künftigen Reduzierung bereits angefallener Kosten. So können durch Intervention und Prävention Erwerbsunfähigkeit verhindert, weitere Entgiftungen und zusätzliche Krankheitskosten vermieden und Kosten im Bereich der Hilfeleistung, der Sicherheitspolitik und Kriminalitätsbekämpfung reduziert werden, ebenfalls die als besonders bedeutsam eingeschätzten Folgekosten, die daraus entstehen, daß die Kinder drogenabhängiger Eltern ihrerseits Schaden erleiden und Hilfe benötigen, wenn ihren Eltern nicht geholfen wird (Reinhold 1996, S. 126).

Reinhold rechnet vor, daß die Drogentherapie aus der Sicht des Rentenversicherungsträgers, der den Löwenanteil der Kosten trägt, monetär gesehen nicht sinnvoll ist, da der Kostenträger zirka 9 700 DM für jeden Durchschnittspatienten aufbringen muß. Er schränkt diese Feststellung aber ein und sagt, daß „wesentliche positive Wirkungen bei der Therapierung Drogenabhängiger mangels vorhandener Durchschnittswerte als intangibel eingestuft werden (mußten) und daher nicht bei der Berechnung berücksichtigt werden (konnten)" (S. 193). Gemeint sind damit die Vermeidung der Auszahlung einer Erwerbsunfähigkeitsrente sowie die Folgekosten der Drogenabhängigkeit in der Generationenfolge. Die Belegung dieser Positionen mit monetären Werten würde das Ergebnis der einzelwirtschaftlichen Kosten-Nutzen-Analyse nach Ansicht des Autors stark beeinflussen und vermutlich selbst bei dieser Rechnungsweise zu einem positiven Nettogegenwartswert führen, was eine positive einzelwirtschaftliche Entscheidungsgrundlage bedeutet.

Für unser Thema der gesellschaftlichen Folgekosten sexuellen Mißbrauchs sind Reinholds Überlegungen und Herangehensweise deshalb sehr interessant, weil die Drogentherapie Elemente der Prävention sexualisierter Gewalt sowohl bezüglich der Opfer als auch im Hinblick auf die Täter umfaßt. Auch für den Bereich der Drogenprävention gibt es trotz großer Öffentlichkeitskampagnen kein politisches Konzept, wie diese Problematik in ihrer Komplexität und in ihrem vollen Umfang – also mit der Gesamtheit ihrer gesellschaftlichen Folgeschäden – gesehen und was bundes- bzw. landesweit dagegen sinnvoll unternommen werden kann. Die wirtschaftliche Analyse empfiehlt eine gesamtwirtschaftliche Sicht und einen ganzheitlichen Arbeitsansatz. Vor allem die Vielzahl der bislang nicht berechenbaren Folgen, die besonders zu dem enormen volkswirtschaftlichen Schaden beitragen, welcher der Gesellschaft jährlich aus der Drogenabhängigkeit erwächst, müssen in den Blick genommen werden, wenn Veränderung angedacht wird.

6. Ein Rahmen für mögliche Berechnungen der Folgekosten des sexuellen Mißbrauchs

Der bisher zusammengestellte Überblick über Forschungsergebnisse und Methoden der Berechnung gesellschaftlicher Folgekosten unterschiedlicher Probleme bietet ausreichend Grundlage, um einen Rahmen zu setzen für zukünftig erforderliche Forschung bezüglich der Folgekosten sexuellen Mißbrauchs an Mädchen und Jungen und hinsichtlich der Rentabilität von Intervention und Prävention in diesem Bereich. Die Vergleichsbeispiele haben alle ähnlich komplexe, multikausale und in ihren ökonomischen Konsequenzen schwer erfaßbare gesellschaftsweite Probleme zum Inhalt. Die Schwierigkeiten, die die AutorInnen der entsprechenden Studien zu überwinden hatten, sollten eher ermutigend als entmutigend wirken, denn sie sind zu respektablen Ergebnissen gekommen, auch wenn sie viele bedeutsame Posten in ihren Berechnungen vorerst unberücksichtigt lassen mußten.

Sexualisierte Gewalt in Kindheit und Jugend kann Kosten in verschiedenen Sparten verursachen (vgl. auch Barbara Fischer 1997 in diesem Band). Eine Gliederung in vier Bereiche (Greaves 1995, Day 1995) ist sinnvoll und soll hier ausgeführt werden, allerdings ohne den Anspruch auf Vollständigkeit erheben zu wollen. Da Reaktionen auf Gewalterfahrungen sehr individuell sind, wird eine Auflistung von Folgeproblemen und Interventionen immer unvollständig sein. Auch die Trennung in staatliche Kosten und persönliche Kosten wird hier aufgegriffen. Diese könnten nach dem Beispiel der Studie aus New South Wales (NSW Women's Co-ordination Unit 1991) noch in direkte und indirekte Kosten unterteilt werden. Eine solche Aufteilung könnte nach dem Beispiel der Drogentherapieuntersuchung (Reinhold 1996) weiter in direkte Kosten und direkten Nutzen bzw. indirekte Kosten und indirekten Nutzen aufgeschlüsselt werden, um den Kosten-Nutzen-Effekt zu erfassen.

Die folgende Auflistung erhebt keinen Anspruch auf Vollständigkeit, da sicherlich im Laufe einer entsprechenden Forschung viele Verbindungen erst erkannt und neue Posten aufgenommen werden müssen.

Staatliche/institutionelle/wirtschaftliche Kosten
→ Gesundheitsbereich
ambulante und stationäre ärztliche Behandlung
Klinikaufenthalte aus Gründen psychosomatischer Erkrankungen
Medikamente
Rehabilitationsmaßnahmen
Psychotherapie
Psychiatrieaufenthalte
Drogenentwöhnungsbehandlung
Kuren
Pflege bei chronischen Erkrankungen

→ Juristischer Bereich
Kosten von Polizeieinsätzen
Kosten der Ermittlungen von Polizei und Staatsanwaltschaft
Gerichtsverhandlungen
Prozeßkostenhilfe
Gutachterhonorare
Gefängnisunterbringung
Bewährungshilfe
Sicherheitsverwahrung
Sozialtherapie in der Haftanstalt

→ **Sozialer Bereich**

Beratungs- und Zufluchtstellen

Drogenprojekte

Angebote für TrebegängerInnen

Angebote für jugendliche Prostituierte

Familienberatung

Jugendhilfe

Hilfe zum Lebensunterhalt für Jugendliche
oder auch für Mütter, die sich trennen

Fremdunterbringung kurz- und langfristig

Rechtsberatung

Täterberatung

Supervision

Fortbildungen

Präventionsmaßnahmen

→ **Arbeitsbereich / wirtschaftlicher Bereich**

Steuerausfälle durch Arbeitsausfälle

Produktions-/Arbeitsausfälle durch Krankheitszeiten, Haftzeiten

Produktions-/Arbeitsausfälle bei Müttern, die sich frei nehmen
oder stark belastet sind

Leistungsreduktion/Produktivitätsminderung durch
psychische Belastungssituationen

Krankengeld

Verlust von Rentenansprüchen

Frührente bei Erwerbsunfähigkeit

Arbeitslosengeld und -hilfe

Sozialhilfe

Umschulungsmaßnahmen

Bewerbungstrainings

**Persönliche Kosten, die die Betroffenen und
ihre Angehörigen oder UnterstützerInnen tragen**

Zusätzlich zu den Kosten, die in diesen Bereichen für Staat und Wirtschaft entstehen, gibt es eine Vielzahl von persönlichen Kosten, die in der

Regel nicht berechnet werden können. Da sind auf der einen Seite private finanzielle Aufwendungen für Psychotherapie, Selbsterfahrungsgruppen oder Selbstverteidigungskurse, Zuzahlungen zu medizinischer Behandlung oder zu Kuren, Kosten für Rechtsberatung oder anwaltliche Vertretung, Kosten für die Einrichtung einer neuen Wohnung nach einer Trennung oder Flucht, Verdienstausfall aufgrund von Krankheit oder Betreuung von Kindern in einer Krisensituation, Aufnahme von betroffenen Kindern aus der Verwandtschaft in die eigene Familie, ehrenamtliche Arbeit im Unterstützungsbereich, Kosten für Supervision und Fortbildung usw.

Auf der anderen Seite stehen erhebliche Posten, die persönlich und unkalkulierbar sind. Dies können u.a. sein:

→ **Verlust von Familie, sozialen Kontakten und Beziehungen** durch Trennungen, Flucht, Fremdunterbringung, Umschulungen, Arbeitsplatz- oder Wohnortwechsel bzw. Obdachlosigkeit

→ **Verlust an Lebensqualität** durch Krankheiten, psychische Probleme, Angst und Schlaflosigkeit, Mißtrauen, Stigmatisierung und Ausgrenzung, neue Gewalterfahrungen, Verzicht auf Kinder bzw. Mutterschaft in sehr jungem Alter, Suizidversuche, sexuelle Probleme

→ **Beeinträchtigung der Lebensplanung und des möglichen Erfolgs** durch Schulabbrüche, Ausbildungsabbrüche, Selbstwertprobleme, Arbeitslosigkeit, verpaßte Aufstiegschancen, geringeren Verdienst

→ **Kollisionen mit Normen und Gesetzen** durch Drogenkonsum, Beschaffungskriminalität, Prostitution, Verletzung oder Mißbrauch eigener und/oder anderer Kinder, andere Gewalttaten oder Straftaten.

Auskunft über einen kleinen Teil der persönlich getragenen Folgekosten gibt eine Studie aus München (Lilli Kurowski 1993). Die Autorin weist nach, daß eine steigende Anzahl von Frauen, die mit ihren Kindern Schutz in Frauenhäusern suchen, länger als notwendig dort leben, weil der Mann nicht aus der Ehewohnung gewiesen wird. Die Kosten für den Aufenthalt im Frauenhaus tragen zirka 30 Prozent der Frauen gänzlich und fünf Prozent teilweise selbst (S. 10).

Eine weitere der gerade genannten Auswirkungen sexuellen Mißbrauchs, die persönliche Kosten für die Betroffenen verursachen, soll hier

Erwähnung finden. Heise, Pitanguy u.a. (1994) beziehen sich auf neuere Forschung in den USA, die der Überlegung nachgeht, daß die Auswirkungen von Gewalt dazu beitragen können, daß die Ausbildungsabschlüsse und die Einkommensstufen niedriger ausfallen (S. 24). Sie stellen die Ergebnisse einer Untersuchung von Batya Hyman aus dem Jahr 1993 vor, die den Effekt von sexuellem Mißbrauch auf das zukünftige Einkommen berechnet hat und zu dem Ergebnis kam, daß Frauen, die als Mädchen sexuell mißbraucht wurden, zwei bis 20 Prozent weniger verdienen als Frauen, die nicht mißbraucht wurden. Dieser Effekt hing von der Art des sexuellen Mißbrauchs und der Anzahl der Täter ab, so die Folgerung, nachdem alle anderen Faktoren, die die Einkommenshöhe beeinflussen können, kontrolliert worden waren. Intrafamilialer sexueller Mißbrauch wirkte sich indirekt auf das Einkommen aus durch seine Auswirkungen auf die Ausbildung und die physische und psychische Verfassung der Frauen. Frauen, die von Fremden sexuell mißbraucht worden waren, mußten zusätzliche Einbußen hinnehmen. Batya Hyman vermutet, daß sie durch den sexuellen Mißbrauch die Botschaft lernten, daß die Außenwelt gefährlich ist, und sich deshalb nur begrenzt in der Welt engagierten.

Für weitere Berechnungen – vor allem für die Argumentationshilfe bei der politischen Durchsetzung von Interventions- und Präventionsangeboten – wäre es sinnvoll, die Berechnungsebenen von Welf Reinhold (1996) aufzugreifen und die Kosten sexuellen Mißbrauchs bei Nicht-Intervention und Nicht-Therapierung von beeinträchtigenden Auswirkungen der Gewalt sowie der Nicht-Therapierung der Gewalttäter im Vergleich zu den Kosten zu berechnen, die bei frühzeitiger, qualifizierter Intervention und professioneller Unterstützung, Beratung und/oder Therapie entstehen.

7. Welche Konsequenzen sind für Prävention sexualisierter Gewalt gegen Mädchen und Jungen zu ziehen?

Die hier vorgestellten Beispiele, die bei weitem kein übertriebenes Bild der Problematik zeichnen, verdeutlichen, wieviel Kosten und welch ein großes Maß an persönlichem Leid sowohl durch frühzeitige, qualifizierte Intervention als auch durch wirksame Prävention gar nicht erst entstanden wären.

Trotzdem fällt es noch schwer, die Verbindung all dieser Forschungsergebnisse und Berechnungen zu der spezifischen Problematik des sexuellen Mißbrauchs im Kindes- und Jugendalter herzustellen. Die Ergebnisse sind noch zu lückenhaft, um heute zu überzeugenden Konsequenzen zu gelangen. Deshalb bleibt die entscheidende Frage vorerst offen.

Um dieses postulierte Ausmaß an volkswirtschaftlicher Belastung durch die Folgen sexualisierter Gewalt belegen zu können, ist eine Forschung notwendig, die zur Zeit noch ungewöhnlich scheint: Die Verbindung von fachlicher Praxisevaluation mit ökonomischer Evaluation. Diese Bündelung an Kompetenz und Forschungsergebnissen kann dazu führen, dem Argument nach Kosteneffektivität anders zu begegnen, als es ausschließlich in die Ecke des unangemessenen Einsparens zu verweisen. Ausgehend von der Tatsache, daß „heute wahrscheinlich kein Gesundheitssystem der Welt in der Lage ist, allen Problemen gerecht zu werden" (Martin Knapp 1997, S. 3), ist es mehr als sinnvoll, den ökonomischen Aspekt ernst zu nehmen in dem Versuch, auf die Verteilung der Mittel unter fachlichen Gesichtspunkten Einfluß zu nehmen.

Fragestellungen, die die Arbeit leiten können, hat Martin Knapp (1997) für die Evaluation der Intervention für Kinder und Jugendliche mit psychischen Problemen zusammengestellt. Es geht ihm darum zu evaluieren, was die Angebote kosten, an wen sie sich richten und wen sie erreichen, zu welchen Ergebnissen sie kurz- und langfristig führen, welche Kombinationen am effektivsten sind, ob durch sie indirekt die Inanspruchnahme anderer Interventionen reduziert werden kann, welche sozialen oder familiären Bedingungen die Ergebnisse beeinflussen, welche langfristigen Auswirkungen entstehen, wenn die Probleme unversorgt bleiben und wie dies nachfolgende Probleme erzeugt.

In Orientierung an diesen Vorschlägen könnten Evaluationsfragestellungen für die zukünftige Präventionsforschung vorläufig so formuliert werden: Wie ist der Bedarf an Prävention? Welche Angebote gibt es, und wie haben sie sich bewährt? Welche Angebote an Prävention soll es zukünftig geben? Wann und wo soll Prävention angeboten werden? Welches sind die Zielgruppen? Wie ist Prävention zu realisieren? Welche Personen und Institutionen sind einzubeziehen? In welchem Verhältnis stehen Kosten und Nutzen kurz- und langfristig zueinander? Es geht darum, welche Angebote sinnvoll sind, also nicht nur darum festzustellen, ob Präventionsstrategien zu Ergebnissen führen, sondern auch, warum sie das tun.

KritikerInnen können jetzt einwenden, daß doch gar nicht erwiesen sei, daß sexualisierte Gewalt sich wirksam verhindern läßt und daß die Kosten deshalb unvermeidlich seien. Diese Vermutung läßt sich nicht in sicherem, forschem Ton zurückweisen. Wie Prävention wirkt und was sie erreichen kann, ist noch nicht ausreichend erprobt und evaluiert. Aber eins steht fest: Wenn gar nichts getan wird, bleiben die Belastungen für einzelne und die Gemeinschaft so, wie sie sind.

Ein Nachdenken über Prävention setzt voraus, daß diejenigen, die überlegen, was vorbeugend gegen sexuellen Mißbrauch getan werden kann, grundsätzlich der Meinung sind, daß diese Gewalt verhinderbar und damit nicht unvermeidlich ist.

Eine Antwort könnte so lauten: Wir wissen laut den Angaben des Statistischen Bundesamtes, daß Autounfälle bedingt durch Alkohol jährlich 1 414 Todesopfer fordern, 15 503 Schwerverletzte und 29 019 Leichtverletzte (Angaben von 1991). Das ist schrecklich, und wir sind uns bewußt, wie gering die Chance ist, Männer und Frauen zu einem umsichtigen, verantwortlichen Verhalten im Straßenverkehr zu bewegen. Zu viele „Werte", die als Freiheit, Freizügigkeit, Genuß und Lebensfreude, Geselligkeit geschätzt werden oder die als Konsequenz von Eile, Streß, Durchsetzungsverhalten unvermeidbar scheinen, stehen dem entgegen. Und trotzdem würde niemand dafür plädieren, eine präventive Arbeit einzustellen. Es gibt Vorschriften und Prüfungen, die für Sicherheit sorgen sollen, Verkehrserziehung für Kinder, die lebensschützend wirken soll, Plakataktionen und Anzeigenkampagnen, von denen sich die Zuständigen aufklärenden Effekt versprechen, und Statistiken, die das Problem dokumentieren sollen. Und das wird nicht in Frage gestellt, obwohl allen bekannt ist, daß diese Maßnahmen kein unmittelbares oder hundertprozentiges Ergebnis haben werden.

In diesem Zusammenhang muß jedoch ein Gedanke aufgegriffen werden (vgl. auch Martina Zsack-Möllmann 1997 in diesem Band): Könnte es sein, daß sexualisierte Gewalt gegen Kinder den Staat nicht nur mit Folgekosten belastet, sondern daß an den Folgen der Gewalt – in Form von Alkohol- und Drogenkonsum, Inanspruchnahme von ärztlicher und therapeutischer Behandlung, Verzicht von Mädchen und Frauen auf Selbstverwirklichung und Lebensfreude – soviel verdient wird, daß sich das Tolerieren der Gewalt lohnt? Könnte es sogar sein, daß an der Gewalt selbst – z.b. in Form von Kinderpornographie oder Kinderprostitution – so viel verdient wird, daß es unwirtschaftlich wäre, entschlossener gegen sie vorzugehen?

Eine Rechnung aus dem Bereich der Suchttherapie, einem Bereich, der schon oben als Vergleichsgröße herangezogen wurde, soll zitiert werden, um diese Überlegung vorläufig aus wirtschaftlicher Sicht zu widerlegen. Das Ludwig-Boltzmann-Institut für Suchtforschung in Wien (A. Springer 1993) stellt eine Rechnung vor, in der den gesellschaftlichen Folgekosten des Alkoholmißbrauchs in Höhe von 162 Milliarden DM, hier social costs genannt, Einnahmen durch Werbung (0,4 Mrd. DM), Gesamtausgaben für Alkohol (42,0 Mrd. DM) und Steuereinnahmen (6,2 Mrd. DM) in der Gesamthöhe von nur 48,6 Milliarden DM gegenüberstehen. Hier entsteht somit ein Defizit von 113,4 Milliarden DM, das von der Gemeinschaft getragen werden muß. Früherkennung und frühzeitige Behandlung werden als das geeignetste Mittel betrachtet, dieser Kostenlawine entgegenzutreten.

Daß sich, wirtschaftlich gesehen, die Kosten der Gewalt gegen Frauen und Kinder, gemessen an den Einnahmen, die aus der Gewalt resultieren, nicht rechnen, ist nach diesem Beispiel anzunehmen. Es bleibt also das Rätsel, warum von staatlicher Seite nicht bereitwillig Maßnahmen und Sanktionen eingeleitet werden, um die Entstehung der immensen Kosten zu verhindern. Hier stellt sich die Frage, ob wirtschaftliche Argumente wirklich ausschlaggebend sind. Könnte es vielmehr sein, daß diese Gesellschaft sich den Erhalt des strukturellen Machtgefälles zwischen den Geschlechtern und Generationen und damit den Erhalt von persönlicher Macht für viele Männer jährlich ein paar Milliarden kosten läßt?

Da der Löwenanteil der Folgekosten von den Betroffenen selbst getragen werden muß – eine deutliche Parallele zur strukturellen Gewalt –, drängt sich die nächste Frage auf: Ist es Absicht? Könnte es sein, daß der Status quo nach Möglichkeit kostengünstig, wenn schon nicht kostenneutral erhalten werden soll? Kürzungen treffen die staatlich finanzierte soziale Arbeit zur Zeit empfindlich, folglich wird es für diejenigen, die unter den Folgen der Gewalt leiden, schwieriger, Unterstützung zu bekommen, für die sie nicht zusätzlich zahlen müssen. Es ist anzunehmen, daß der Leidensdruck zu einer Verschiebung der Nachfrage auf den Bereich privat finanzierter Beratung und Therapie führen wird, was neben der Einsparung im sozialen Bereich noch zusätzliche Steuereinnahmen für die öffentliche Hand bedeutet.

Es ist deutlich, daß es sich hier nur bedingt um wirtschaftliche Fragen handelt, sondern vielmehr um politische Entscheidungen. Die Verknüpfung von beiden aufzuzeigen und konkret die ökonomischen Argumente zu relativieren, mit denen die Unterstützungs- und Präventionsarbeit behindert und beschnitten wird, das könnte ein Ergebnis der Berechnung der Kosten der Gewalt sein.

Sexualisierte Gewalt gegen Mädchen und Jungen ist ein sehr komplexes, multikausales Problem. Forschungsvorhaben, Aktionsprogramme, die sich an die Öffentlichkeit richten, und konkrete Maßnahmen zur Veränderung, wie die Schulung des Personals im Gesundheitswesen oder die LehrerInnenfortbildung, führen dann zu sinnvollen Ergebnissen, wenn sie aufeinander abgestimmt sind und kooperieren. Neben spezifischen Angeboten an Fortbildung und aufklärender Information, die sich auf die Problematik sexuellen Mißbrauchs in Kindheit und Jugend konzentrieren, sollten Initiativen entwickelt werden, die sich die sexualisierte ebenso wie die nicht sexualisierte Gewalt im Geschlechter- und Generationenverhältnis zum Thema setzen und versuchen, ihrer Verflochtenheit gerecht zu werden, so wie sie sich in den Biographien zeigt und gesellschaftlich empirisch widerspiegelt.

„Gewalt gegen das weibliche Geschlecht stellt ein verstecktes Hindernis für wirtschaftliche und soziale Entwicklung dar. Indem die Energie von Frauen untergraben, ihr Selbstvertrauen unterminiert und ihre Gesundheit geschädigt wird, entzieht Gewalt im Geschlechterverhältnis der Gesellschaft die volle Mitwirkung von Frauen" (Heise, Pitanguy u.a. 1994, S. IX). Eine Arbeit, die an dieser weiblichen Realität ansetzt und die komplementäre männliche Realität ebenfalls im Blick behält, wirkt präventiv gegen sexuellen Mißbrauch an Mädchen und Jungen.

Für eine so verstandene Prävention sexuellen Mißbrauchs erwarten wir ausreichende Förderung, ausreichende Zeit und öffentliche politische Unterstützung. Eine Schätzung der gesellschaftlichen Folgekosten dieser Gewalt kann geeignet sein, um die Notwendigkeit von Ausgaben für diesen Bereich als eine Investition in die Zukunft zu begründen.

LITERATUR

Barth, Richard P. und David S. Derezotes
1990: *Preventing Adolescent Abuse.*
Effective Intervention Strategies and Techniques, Lexington

Beitchman, Joseph H.
1992: „A Review of the Long-Term Effects of Child Sexual Abuse",
in: *Child Abuse and Neglect, vol. 16, pp. 101-118*

Briere, J.
1988: „The Long Term Clinical Correlates of Childhood Sexual Victimization",
in: *R.A. Prentky, V.L. Quinsey (Ed.): Human Sexual Aggression:
Current Perspektives, pp. 327-334, The New York Academy of Sciences*

Browne, Angela und David Finkelhor
1986: „Impact of Child Sexual Abuse. A Review of the Research",
in: *Psychological Bulletin 99 (1), pp. 66-77*

Budin, Lee E. und Charles F. Johnson
1989: „Sex Abuse Prevention Programs:
Offenders' Attitudes About Their Efficacy",
in: *Child Abuse & Neglect, vol. 13, pp. 77-87*

Conte, Jon R., Steven Wolf u.a.
1989: „What Sexual Offenders Tell Us About Prevention Strategies",
in: *Child Abuse & Neglect, vol. 13, pp. 293-301*

Day, Tanis
1995, *The Health-Related Costs of Violence Against Women in Canada:
The Tip of the Iceberg*, London, Ontario/Canada

Dokumentation Test The West
1993: *Geschlechterdemokratie und Gewalt.*
Kampagne der Bundesministerin für Frauenangelegenheiten, Wien

Draijer, Nel
1988, *Een lege Plek in mijn Geheugen*, Den Haag
1990: „Die Rolle von sexuellem Mißbrauch und
körperlicher Mißhandlung in der Ätiologie psychischer Störungen
bei Frauen", in: *System Familie 3, S. 59-73*

Faludi, Susan
1993: *Die Männer schlagen zurück.*
*Wie die Siege des Feminismus sich in Niederlagen verwandeln
und was Frauen dagegen tun können*, Reinbek

Fegert, Jörg M.
1997: „Psychische Folgen von sexuellem Mißbrauch und ihre Bedeutung
in familienrechtlichen und vormundschaftsgerichtlichen Verfahren",
in: Wodtke-Werner, Verena (Hg.): *Alles noch mal durchleben:
Das Recht und die (sexuelle) Gewalt gegen Kinder*, Baden-Baden

Fergusson, David M., John L. Horwood u.a.
1996: „Childhood Sexual Abuse and Psychiatric Disorder in Young Adulthood:
II. Psychiatric Outcomes of Childhood Sexual Abuse", in: *Journal of the
American Academy of Child and Adolescent Psychiatry, 34:10, October, pp. 1365-1374*

Feuerlein, W.
1991: „Alkoholismus: Definition, Diagnose, Krankheitsbegriff,
Ablauf, Ergebnisse und Kosten der Behandlung",
in: *Wehrmedizinische Monatsschrift 11, S. 502-509*

Finkelhor, David
1984: *Child Sexual Abuse. New Theory and Research*, New York
1990: „Early and Long-Term Effects of Child Sexual Abuse: An Update",
in: *Professionel Psychology: Research and Practice, 21, pp. 325-330*
1994: „The »Backlash« and the Future of Child Protection Advocacy:
Insights From the Study of Social Issues",
in: Meyers, John E.B.: *The Backlash. Child Protection Under Fire*, London

Finkelhor, David, Nancy Asdigian u.a.
1995 a: „The Effectiveness of Victimization Prevention Instruction:
An Evaluation of Children's Responses to Actual Threats and Assaults",
in: *Child Abuse and Neglect 2, pp.141-153*
1995 b: „What Works for Children in Resisting Assaults?"
in: *Journal of Interpersonal Violence Vol. 10, No. 4, 12/1995, pp. 402-418*

Fuchs, R., R. Rainer, M. Rummel (Hg.)
1997 (i. Dr.): *Führung und Fürsorge. Beiträge zur betrieblichen
Auseinandersetzung mit Alkohol- und Medikamentenproblemen*, Göttingen

Godenzi, Alberto
1993: *Gewalt im sozialen Nahraum*, Basel

Greaves, Lorraine, Olena Hankivsky u.a.
1995: *Selected Estimates of the Costs of Violence Against Women*,
London, Ontario/Canada

Green, Arthur H.
1993: „Child Sexual Abuse: Immediate and Long Term Effects and Intervention",
in: *Journal of the American Academy of Child and Adolescent Psychiatry
32 H.5, pp. 890-902*

Günther, Roswitha, Barbara Kavemann, Dagmar Ohl
    1993: *Modellprojekt Beratungsstelle und Zufluchtswohnung für sexuell*
    mißbrauchte Mädchen von „Wildwasser" – Arbeitsgemeinschaft gegen
    sexuellen Mißbrauch an Mädchen e.V. Berlin;
    Schriftenreihe des BMFJ Band 10, Stuttgart
    1995: *Sexueller Mißbrauch an Mädchen und geeignete Interventionsmöglichkeiten*,
    Dissertation am FB 2 der Technischen Universität

Health and Welfare Canada Violence Against Women Survey
    1993: *Statistics Canada*, Ottawa

Heise, Lori L., Jaqueline Pitanguy u.a.
    1994: „Violence Against Women. The Hidden Health Burden",
    in: *World Bank Discussion Papers 225*, Washington

Herman, Judith Lewis
    1993: *Die Narben der Gewalt*, München

Hilfen für mißhandelte Frauen
    1981: *Schriftenreihe des Bundesministeriums für Jugend, Familie und*
    Gesundheit Bd. 124, Stuttgart

Jennings, A. Grace und Mary W. Armsworth
    1992: „Ego Development in Women with Histories of Sexual Abuse",
    in: *Child Abuse & Neglect, vol. 16, pp. 553-565*

Johnson, Bruce
    1994: „Teacher's Role in the Primary Prevention of Child Abuse.
    Dilemmas and Problems", in: *Child Abuse Review, vol. 3, pp. 259-271*

Kaufman, Keith L., Cynthia Harbeck-Weber u.a.
    1994: „Re-Examining the Efficacy of Child Sexual Abuse
    Prevention Strategies: Victims' and Offenders' Attitudes",
    in: *Child Abuse & Neglect, vol. 18 No. 4, pp. 349-356*

Kavemann, Barbara
    1996: „Möglichkeiten und Grenzen präventiver Arbeit gegen
    sexuellen Mißbrauch an Mädchen und Jungen",
    in: *neue praxis 2, S. 137-149*

Knapp, Martin
    1997: „Economic Evaluations and Interventions for Children and Adolescents
    with Mental Health Problems",
    in: *Journal of Child Psychology and Psychiatry, vol. 18, No. 1, pp. 3-25*

Kohlmeier, L., A. Kroke u.a.
1993: *Ernährungsbedingte Krankheiten und ihre Kosten*, Band 27,
Schriftenreihe des Bundesministeriums für Gesundheit, Baden-Baden

Kurowski, Lilli
1993, *Was kostet uns die Männergewalt*, Gleichstellungsstelle der
Landeshauptstadt München (Hg.), Rathaus Zi. 114, D-80313 München

Leitenberg, Harold, Evan Greenwald u.a.
1992: „A Retrospective Study of Long Term Methods of Coping with
Having Been Sexually Abused During Childhood",
in: *Child Abuse and Neglect, vol. 16, pp. 399-407*

Leopold, Beate und Elfriede Steffan
1997: *EVA-Projekt. Evaluierung unterstützender Maßnahmen beim Ausstieg
aus der Prostitution. Zusammenfassung vorliegender Ergebnisse*, SPI, Berlin

Lohaus, Arnold und Heide Larisch
1997: „Präventionsarbeit mit Kindern zur Verhinderung sexuellen Mißbrauchs:
Ein kritischer Überblick", in: *Kindheit und Entwicklung 6, S. 40-47*

Marquardt-Mau, Brunhilde (Hg.)
1995: *Schulische Prävention gegen sexuelle Kindesmißhandlung*, Weinheim

Merkel, Beate
1991: „Ich lass' mich nach all dem doch nicht als krank abstempeln.
Zum Verhältnis von Selbstwahrnehmung und psychopathologischer Diagnose
nach sexuellem Mißbrauch",
in: *Psychologie und Gesellschaftskritik 3/4 Nr. 59/60, S. 147-162*

Miller, B. A., W. R. Downs u.a.
1993: „The Role of Childhood Sexual Abuse in the Development of
Alcoholism in Women", in: *Violence and Victims 2*

NSW Women's Co-Ordination Unit
1991: *Costs of Domestic Violence*, Haymarket/NSW/Australia

PETZE (Hg.)
1991: *Dokumentation Fachtagung, Wege der Veränderung.
Parteiliche Prävention von sexueller Gewalt gegen Mädchen*, Kiel

Reinhold, Welf
1996: *Kosten-Nutzen-Analyse für das stationäre Drogentherapiekonzept
der therapeutischen Gemeinschaft Wilschenbruch*, unveröffentlichte Diplomarbeit
im Fachbereich Wirtschaft der Fachhochschule Lüneburg

Richter-Appelt, Hertha
1994: „Sexuelle Traumatisierung und körperliche Mißhandlungen.
Eine Befragung von Studentinnen und Studenten",
in: *Rutschky, Katharina und Reinhard Wolff: Handbuch sexueller Mißbrauch,*
S. 116-142, Hamburg

Russel, Diana
1986: *The Secret Trauma. Incest in the Lives of Girls and Women,* New York

Rutschky, Katharina und Reinhard Wolff
1994: *Handbuch sexueller Mißbrauch,* Hamburg

Schenk, Wiltrud
1996: „Prostitution, ein Beruf wie jeder andere oder
Folge von sexuellem Mißbrauch?", in: *Hentschel, Gitti (Hg.):*
Skandal und Alltag. Sexueller Mißbrauch und Gegenstrategien, Berlin

Schmidt, Tanja
1995: *Auf das Opfer darf keiner sich berufen. Opferdiskurse in der*
öffentlichen Diskussion zu sexueller Gewalt gegen Mädchen, Bielefeld

Spatz Widom, Cathy, Timothy Ireland und Patricia J. Glynn
1995: „Alcohol Abuse in Abused and Neglected Children Followed-up:
Are They at Increased Risk?",
in: *Journal of Studies on Alcohol, H:2, pp. 207-217*

Springer, A.
1993: „Alkoholismus am Arbeitsplatz – ökonomische und gesundheitspolitische
Bedeutung der betrieblichen Früherkennung",
in: *Wiener Zeitschrift für Suchtforschung, H.1, S. 5-8*

Tergeist, Gabriele
1996: „Total verrückt oder spinnt sie nur rum?", in: *Dokumentation Netzwerk*
Frauen/Mädchen und Gesundheit Niedersachsen, Niedersächsisches
Frauenministerium (Hg.), Hannover

Trudell, Bonnie und Marianne H. Whatley
1988: „School Sexual Abuse Prevention:
Unintended Consequences and Dilemmas",
in: *Child Abuse & Neglect, vol. 12, pp. 105-113*

Barbara Fischer

IN MARK UND PFENNIG

Zwei Fallbeispiele über die Folgekosten von sexuellem Mißbrauch

Sexuelle Ausbeutung richtet vielfältige Schäden an. Mädchen und Jungen, die sexuell mißbraucht werden, leiden oft Jahre – manchmal ihr Leben lang – an Ängsten, Selbstzweifeln, Schuldgefühlen, psychosomatischen Krankheiten und Süchten. Findet der Mißbrauch im familiären Umfeld statt, hat dies auch für die anderen Familienmitglieder einschneidende Folgen: Trennung der Mutter vom Partner, häufig einhergehend mit finanziellen Notlagen, oder außerhäusliche Unterbringung des mißbrauchten Mädchens, Belastungen für die Geschwister, gesellschaftliche Isolation usw.

Die psychischen und sozialen Folgen für die Opfer sexueller Ausbeutung sind in der Vergangenheit häufig beschrieben worden. Jeder Fall ist in seiner Individualität erschreckend und muß gleichzeitig in einem gesamtgesellschaftlichen Zusammenhang gesehen werden, der sexuelle Ausbeutung von Schwachen durch Stärkere erst in solch einem Ausmaß möglich macht.

Die Leiden der betroffenen Mädchen und Jungen zu verhindern oder wenigstens zu verkürzen und ihnen zu helfen, das Erlebte zu verarbeiten ist Grund genug für eine qualifizierte Präventionsarbeit und die Entwicklung multiprofessioneller Interventionsmodelle.

Aber auch der volkswirtschaftliche Schaden sexueller Gewalt ist immens. Meines Wissens gibt es keine wissenschaftliche Untersuchung über die finanzielle Belastung der Gesellschaft durch Sexualstraftaten. Mit der folgenden Darstellung zweier Fälle aus meiner jahrelangen Praxis bei einem großstädtischen Jugendamt wird nicht der Anspruch einer offiziellen Sozialempirie erhoben. Ich habe aber bewußt zwei typische „Schicksale" ausgewählt, wie ich sie, natürlich mit entsprechenden individuellen Abweichungen, in meiner Arbeit schon mehrfach angetroffen habe. Und ich habe darauf geachtet, daß der Grund für die Einleitung von Jugendhilfe ausschließlich der erlebte und von den Mädchen geschilderte sexuelle Mißbrauch war und nicht, wie in anderen Fällen, ein Zusammenspiel vieler Umstände und Mißstände (z.b. gewalttätiger Vater, überforderte Mutter, schlechte Wohnverhältnisse etc.), die dazu führten, daß das Jugendamt zum Schutz der Kinder Hilfsmaßnahmen einleiten mußte.

Ich habe einen Fall gewählt, in dem das Mädchen sich entschlossen hatte, keine Strafanzeige gegen den Täter zu erstatten, und einen Fall, in dem Auslöser für die Intervention des Jugendamtes die Strafanzeige bei der Kriminalpolizei war.

Die Gesamtkosten von über 200 000 DM sind nach meiner Erfahrung durchschnittlich, d.h. es gibt niedrigere ebenso wie höhere Folgekosten, die fast immer in vollem Umfang von öffentlichen Trägern (Kommune, Länder, Krankenkassen etc.) übernommen werden müssen. In den seltensten Fällen gelingt es, wenigstens einen Teil vom Verursacher zurückzufordern.

Die Personalien der betroffenen Mädchen wurden zu ihrem Schutz selbstverständlich geändert, ebenso wie Daten und Berufsbezeichnungen von Familienangehörigen.

Beide Mädchen haben einer Veröffentlichung ihrer Geschichte mit der geschilderten Anonymisierung zugestimmt.

Christine A.

Christine ist das zweite von drei Kindern. Sie ist mit den beiden Brüdern im Haushalt der verheirateten Eltern aufgewachsen. Der Vater ist von Beruf Angestellter einer Landesbehörde, die Mutter ist nach einigen Jahren als Hausfrau wieder in ihrem Beruf als kaufmännische Angestellte tätig. Die Familie bewohnt ein Reihenhaus zur Miete. Alle Kinder besuchen nach der Grundschule das Gymnasium.

Christine wendet sich als 15jährige an ihre Klassenlehrerin und berichtet ihr von sexuellen Übergriffen des Vaters bis hin zum Geschlechtsverkehr. Sie bittet die Lehrerin um Hilfe, will aber auf keinen Fall eine

Information der Mutter zulassen, von der sie sich als ungeliebt und nicht beachtet erlebt. Dem Vorschlag der Lehrerin, sich Rat beim Kinderschutzbund zu suchen, stimmt Christine zu, nachdem ihr absolute Vertraulichkeit zugesichert wurde. Sie geht, teils mit der Lehrerin, teils alleine, neun Monate lang regelmäßig zu Beratungsgesprächen dorthin und beginnt nach vier Monaten eine vom Kinderschutzbund vermittelte therapeutische Beratung in einer Erziehungsberatungsstelle. Diese beiden Formen der Unterstützung führen dazu, daß sie nach sechs Monaten für sich geklärt hat, daß sie ihre Familie verlassen will. Gemeinsam mit der Vertrauensperson des Kinderschutzbundes nimmt sie Kontakt zum Jugendamt auf und berichtet dort von den Mißbrauchshandlungen des Vaters und ihrer Angst vor der Reaktion der Mutter, wenn diese davon erfährt. Nach mehreren Gesprächen im Jugendamt, in denen ihr verdeutlicht wird, daß sie schwerwiegende Gründe angeben muß, wenn sie als Minderjährige gegen den Willen der Eltern zu Hause ausziehen will, und daß die Aufdeckung des Mißbrauchs spätestens dann notwendig wird, wenn die Eltern ihre Zustimmung zur Heimunterbringung nicht geben, erklärt sich Christine damit einverstanden, daß die Sozialpädagogin des Jugendamtes mit den Eltern spricht. Christine besichtigt zwei Heime und entscheidet sich für eine Mädchenverselbständigungsgruppe in einem Kinderheim. Ihre schulischen Leistungen sind in dieser krisenhaften Zeit stark abgefallen. Zwei Wochen vor dem geplanten Gespräch mit den Eheleuten A. im Jugendamt kommt es wegen der schulischen Probleme zwischen Christine und den Eltern zu einem Streit, in dem Christine sich erstmals verbal gegenüber dem Vater zur Wehr setzt und von diesem geohrfeigt wird. Sie verläßt sofort das Elternhaus und bittet um Aufnahme in der Mädchengruppe.

Beim Gespräch im Jugendamt konfrontiert die Sozialpädagogin die Eheleute A. mit den von Christine geschilderten Taten des Vaters. Dieser weist den Vorwurf des sexuellen Mißbrauchs zurück, wirkt aber wenig betroffen und hält sich im weiteren Verlauf auffällig zurück. Frau A. ist sichtlich geschockt, kann nicht glauben, daß ihre Tochter „so etwas" erzählt hat und versucht andere Gründe für deren „Weglaufen" von zu Hause zu finden (Liebeskummer o.a.). Christines Vater ist sofort bereit, sein Einverständnis zur Heimunterbringung der Tochter zu geben, die Mutter macht dies von einem Gespräch mit der Tochter abhängig, das auch einige Tage später stattfindet. Auch als Christine der Mutter direkt von den Mißbrauchstaten des Vaters erzählt, kann diese es nicht glauben, unterschreibt aber letztendlich die Einverständniserklärung für die Heimunterbringung. Christine wünscht keinerlei Kontakt zum Vater, würde aber gerne mit der Mutter im Gespräch bleiben.

Sie hat in der Mädchengruppe wenig Anpassungsprobleme, da sie – inzwischen 16jährig – sehr vernünftig und selbständig ist. Sie leidet aber stark unter Angstattacken, Schlaf- und Eßstörungen und ist in der Schule kaum leistungsfähig. Als ihre Therapeutin in der Erziehungsberatungsstelle erkrankt und für Monate ausfällt, treten zusätzlich Pseudo-Halluzinationen auf und ein Kinderpsychiater verschreibt ihr Psychopharmaka. Außerdem werden mehrere Kriseninterventionen durch die Betreuerinnen der Mädchengruppe und die Sozialpädagogin des Jugendamtes notwendig. Christine wird der Vorschlag unterbreitet, eine mehrmonatige psychosomatische Kur zu machen. Hierzu kann sie sich aber nach einem Vorstellungsgespräch in einer Klinik nicht entscheiden. Sie sucht verstärkt Kontakt zur Mutter und glaubt, von dieser Signale zu hören, daß sie sich mit ihr auseinandersetzen und ihr helfen will. Unter diesem Eindruck kehrt sie nach sechs Monaten Heimaufenthalt in den elterlichen Haushalt zurück. In einem Abschlußgespräch wird ihr verdeutlicht, daß sie sich jederzeit im Jugendamt melden kann, wenn sie Hilfe braucht.

Christine lebt zehn Monate bei den Eltern, schafft mit Nachhilfe und Entgegenkommen der Schule die zehnte Klasse und entscheidet sich, entgegen ihren eigentlichen Plänen, nicht bis zum Abitur auf dem Gymnasium zu bleiben, sondern mit der Fachoberschulreife abzugehen. Sie absolviert ein einjähriges Praktikum, um Krankenschwester zu werden. In ihrer Freizeit ist sie so gut wie gar nicht mehr zu Hause, sondern hält sich beim Freund auf. Am Schluß kehrt sie wochenlang gar nicht mehr nach Hause zurück. Die Eheleute A. unternehmen nichts dagegen, gewähren ihr allerdings auch in keiner Form Unterhalt, da sie auf dem Standpunkt stehen, Christine könne ja zu Hause leben. Als die Situation für Christine unerträglich wird - sie leidet unter der Ungeklärtheit ihrer weiteren Zukunft und der Abhängigkeit von der Familie des Freundes -, wendet sie sich erneut an ihre Sachbearbeiterin im Jugendamt. Mit ihrem Einverständnis wird für sie die Maßnahme der INSPE (intensive sozialpädagogische Einzelbetreuung) eingerichtet. Sie bezieht eine eigene Wohnung und wird von der INSPE-Mitarbeiterin ambulant betreut.

Nach einem Jahr beendet sie ihr Praktikum, hat aber in seinem Verlauf festgestellt, daß der Beruf der Krankenschwester nicht ihren Neigungen entspricht, und entscheidet sich, auf einem Abendgymnasium das Abitur nachzuholen. Sie beginnt nach dem Prozeß der Klärung ihrer persönlichen Verhältnisse eine Psychotherapie bei einer niedergelassenen Therapeutin. Die Therapie wird nach zwei Jahren erfolgreich abgeschlossen. Zeitgleich damit erreicht sie das Fachabitur am Abendgymnasium. Die Betreuung durch INSPE endet schon einige Monate vorher, da Christine soweit gefestigt und selbständig ist, daß eine lockere Begleitung durch das Jugendamt bis zum Zeitpunkt des Abiturs ausreichend ist.

Mit dem Abitur wird die Jugendhilfe eingestellt. Christine muß in der Folgezeit, bis klar ist, ob sie einen Studienplatz und BAföG erhält, ihren Lebensunterhalt durch Jobs oder Sozialhilfe sicherstellen.

Den Eltern ist es gelungen, unter Ausnutzung aller rechtlichen Möglichkeiten in den Zeiten, als die Tochter vom Jugendamt finanziert wurde, keinen Pfennig Unterhalt zu zahlen. Christines Vater kündigt sein Dienstverhältnis (!) und nimmt anschließend an einer Umschulungsmaßnahme des Arbeitsamtes teil. Christine hat seit drei Jahren keinerlei Kontakt mehr zu ihren Eltern.

Kostenaufstellung Christine A.

Beratung Kinderschutzbund
12/1991 bis 8/1992
2 Std. pro Woche = 72 Std. á DM 65,00
(Sozialpädagogin BAT VI b)   DM   4 680,00

Erziehungsberatung – Therapie
5/1992 bis 12/1992 = 8 Monate á 6 Std.
(3 Std. Beratung, 3 Std. Nachbereitung)
= 48 Std. á DM 80,00
(Psychologin BAT III)   DM   3 840,00

Beratung durch Sozialpädagogin
Jugendamt (A 11)
6/1992 bis 2/1993
4 Std. pro Woche = 144 Std.
3/1993 bis 2/1997
2 Std. pro Woche = 376 Std.
insgesamt 520 Std. á DM 86,00   DM   44 720,00

Heimkosten 8/1992 bis 3/1993
Tagessatz DM 119,54
+ DM 2,34 Bekleidungspauschale
+ DM 94,70 Taschengeld monatlich   DM   24 382,15

Vorstellungsgespräch in Kurklinik
(Fahrkosten f. Christine und
Sozialpädagogin Jugendamt)   DM   312,00

Wiederaufnahme-Beratung
in Erziehungsberatungsstelle
7/1993 bis 7/1994 = 12 Monate á 6 Std.
= 72 Std. á DM 80,00   DM   5 760,00

Psychotherapie bei
niedergelassener Therapeutin
11/1994 bis 1/1997
insgesamt 95 Std. á DM 110,00   DM   10 450,00
Kostenübernahme durch Krankenkasse.
Nicht berücksichtigt sind weitere ärztliche
Behandlungen, die aufgrund des labilen
psychischen Zustandes (Kreislaufstörungen,
Zyklusstörungen, beginnende Eß-Brechsucht)
notwendig werden, da die Beschwerden nicht
eindeutig als Folge der erlebten sexuellen Gewalt
diagnostiziert werden können.

INSPE 1/1994 bis 7/1996
Kosten für ambulante Betreuung
durch Sozialpädagogin
BAT VI b, anfangs 10 Std. pro Woche,
später 5 Std.   DM   58 352,00

Kosten Christine 1/1994 bis 1/1997
Miete, einmalige Einrichtungsbeihilfe,
Lebensunterhalt, Taschengeld = DM 63 181,00
abzüglich Kindergeld und
Wohngeld DM 5 200,00   DM   57 981,00

Gesamtkosten   **DM 210 477,15**

Nathalia B.

Nathalia ist Rußlanddeutsche und entstammt einer geschiedenen Ehe. Sie kam mit der Mutter im Jahre 1988 in die Bundesrepublik Deutschland und besucht hier eine Gesamtschule. Die Mutter ist stundenweise berufstätig und erhält ergänzende Sozialhilfe plus Wohngeld. Seit 1992 lebt sie mit einem heute 50jährigen Partner zusammen, der als Fernfahrer tätig ist. Im Oktober 1994, sie ist 14 Jahre, offenbart Nathalia einer Freundin, daß der Partner der Mutter sie seit über einem Jahr sexuell mißbraucht. Es sei mehrmals pro Monat zu Berührungen, oralen und analen Vergewaltigungen gekommen. Sie äußert Suizidabsichten. Die Freundin berichtet ihrer Mutter darüber, diese informiert unverzüglich Nathalias Mutter. Frau B. stellt die Tochter zur Rede, und als diese den sexuellen Mißbrauch bejaht, gehen die beiden zur Kriminalpolizei. Da nur Nathalia ausreichend deutsch spricht, werden sie für den nächsten Tag zur Vernehmung im Beisein einer Dolmetscherin für die russische Sprache bestellt. Das Jugendamt wird informiert und leistet im Anschluß an die Vernehmung Krisenintervention. Mutter und Tochter äußern Angst vor gewalttätigen Reaktionen des Angeschuldigten, der zu dem Zeitpunkt im Ausland unterwegs ist. Frau B. beschließt, da sie alleinige Mieterin der Wohnung ist, den Partner schriftlich zum sofortigen Auszug aufzufordern. Es kommt dann zu einem Treffen der beiden, bei dem es dem Freund von Frau B. gelingt, sie von seiner Unschuld zu überzeugen. Er zieht auf Anraten seines Rechtsanwaltes aber aus der Wohnung aus, da das Jugendamt beim Vormundschaftsgericht im Wege einer einstweiligen Anordnung ein Umgangsverbot zwischen ihm und Nathalia erwirkt hat. Gegen den Beschluß legt er Beschwerde ein. Die Mutter ist in der Folgezeit hin- und hergerissen zwischen Tochter und Freund. Das Verhältnis zu Nathalia ist geprägt von ständigen Vorwürfen und Streitereien. Das Mädchen wird durch das Jugendamt in Form von Hausbesuchen und Gesprächen betreut. Als sie unter der häuslichen Atmosphäre immer stärker leidet und gehäuft Selbstmordgedanken äußert, zieht sie auf eigenen Wunsch und mit Einverständnis der Mutter zur Großmutter. In den folgenden Monaten kühlt die Beziehung zwischen Frau B. und der Tochter stark ab. Beim Landgericht findet eine Anhörung in der Beschwerdesache bezüglich des Umgangsverbotes statt. Das Gericht beschließt, die psychologische Begutachtung Nathalias abzuwarten, die im Zuge des Strafverfahrens von der Staatsanwaltschaft in Auftrag gegeben wurde. Es dauert Monate, bis die Gutachterin sich bei Nathalia meldet. Während dieser Zeit sind immer wieder Kriseninterventionen durch das Jugendamt notwendig, da das Mädchen sehr unter dem schleppenden Fortgang des Strafverfahrens leidet. Auch die psychologische Begutachtung, die fast einen ganzen Tag dauert, nimmt Nathalia sehr mit, führt aber im Endeffekt zu einer Entlastung, da die Gutachterin ihre Aussage für uneingeschränkt glaubwürdig befindet. 14 Monate nach der Strafanzeige ist das Gutachten schriftlich erstellt und die Staatsanwaltschaft fertigt 20 Monate nach Anzeigenerstattung die Anklageschrift. Frau B. hält ihre Beziehung zu dem Angeschuldigten weiterhin aufrecht, Nathalia lebt bei der Großmutter. Hier kommt es immer wieder zu Konflikten, da die Großmutter aufgrund ihres Alters eine eher konservative Erziehungshaltung gegenüber der Enkeltochter einnimmt. Nathalia bemüht sich, den Anforderungen der Großmutter gerecht zu werden, da sie auf keinen Fall zur Mutter zurück möchte und ihr ansonsten nur der Umzug in ein Heim oder eine Wohngruppe angeboten werden kann. In der Zwischenzeit hat das Landgericht aufgrund des Glaubwürdigkeitsgutachtens im Strafverfahren den Beschluß des Vormundschaftsgerichtes bezüglich des Umgangsverbotes bestätigt.

Im Oktober 1996, genau zwei Jahre nach Anzeigenerstattung, findet der Strafprozeß vor dem Landgericht statt. Am vierten Verhandlungstag erscheint der Angeschuldigte nicht. Das Landgericht erläßt deswegen Haftbefehl. Der Prozeß kann nicht weitergeführt werden, da die Schöffen in der folgenden Woche nicht mehr zur Verfügung stehen. Das Verfahren wird im Dezember 1996 neu aufgerollt. Nach drei Tagen Verhandlung wird der Angeschuldigte wegen sexuellen Mißbrauchs zum Nachteil von Nathalia B. zu einer Freiheitsstrafe von drei Jahren verurteilt. Er bleibt also weiterhin in Haft. Nathalia geht von Januar bis Dezember 1996 auf eigenen Wunsch zu einer Psychotherapeutin. Da die Krankenkasse die Kostenübernahme ablehnt, übernimmt die Jugendhilfe die Therapiekosten. Die Therapeutin ist bereit, zu einem niedrigeren Satz, als sie sonst berechnet, zu arbeiten.

Kostenaufstellung Nathalia B.

10,5 Std. *Vernehmungen der Geschädigten*,
ihrer Mutter und 3 weiterer Zeugen bei
der Kriminalpolizei und
ca. 20 Std. Sachbearbeitung
= 30,5 Std. á DM 86,00
(Kriminalhauptkommissarin A 11)   DM   2 623,00

Dolmetscherin bei der Vernehmung
der Mutter 4 Std. á DM 80,00 DM   DM   320,00

Beratung Jugendamt
10/1994 bis 02/1997
Sozialpädagogin/Beamtin A 11,
Betreuung der Mutter,
Antragstellung bei Gericht und Wahrnehmung
der verschiedenen Gerichtstermine,
Prozeßpflegerin, insgesamt 100 Std.
á DM 86,00   DM   8 600,00

Sozialarbeiterin, *Angestellte BAT VI b,*
Betreuung Nathalias durchschnittlich
2 Std. pro Woche = 232 Std. á DM 65,00   DM   *15 080,00*

Zahlung Pflegegeld *an Großmutter*
3/1995 bis 2/1997 abzügl. Kindergeld,
inkl. 2 x Weihnachtsbeihilfe á DM 61,00   DM   *18 256,60*

Therapiekosten *1/1996 bis 12/1996*
DM 60,00 pro Std.   DM   *2 730,00*

Staatsanwaltschaft *(Besoldung R 1)*
Aktenstudium und Fertigung der
Anklageschrift, 10 Std. á DM 133,00   DM   *1 330,00*

Psychologische Begutachtung   DM   *1 468,65*

Teilnahme der Gutachterin *an*
beiden Prozessen   DM   *2 281,72*

Vorsitzender Richter
und 2 BeisitzerInnen
jeweils 5 Std. Vorbereitung des Prozesses
und 45 Std. Prozeß, 1 Beisitzer außerdem
10 Std. für Nachbereitung und
Abfassung des Urteils,
Vorsitzender (Besoldung R 2)
50 Std. á DM 150,00   DM   *7 500,00*

1. Beisitzer *(Besoldung R 1)*
60 Std. á DM 133,00   DM   *7 980,00*

2. Beisitzerin *(Besoldung R 1)*
50 Std. á DM 133,00   DM   *6 650,00*

2 Jugendschöffen *mit durchschnittlich*
DM 300,00 Entschädigung pro Tag,
6 Tage Gerichtsverhandlung   DM   3 600,00

Verteidiger des Angeklagten   DM   10 570,00

Rechtsanwältin
als Nebenklagevertretung   DM   2 886,50

Protokollführer während des Prozesses
45 Std. + ca. 5 Std. Vor- und Nachbereitung
= 50 Std. á DM 50,00   DM   2 500,00

Dolmetscherin während des Prozesses
5 Std. á DM 80,00   DM   400,00

Zeugenentschädigung   DM   166,40

2 Beschlußfassungen *des*
Vormundschaftsgerichtes (R 1) ohne Anhörungen,
jeweils 2 Stunden á DM 133,00   DM   532,00

Verfahren vor dem Zivilgericht
als Beschwerdekammer,
3 RichterInnen, Aktenstudium
Vorbereitung des Termins je 6 Stunden
(Vorsitzender Richter, R 2, DM 150,00 pro Stunde,
BeisitzerInnen, R 1, DM 133,00 pro Stunde)   DM   1 698,00

Anhörung *1,5 Stunden,*
3 RichterInnen   DM   624,00

Dolmetscherin während der Anhörung
1,5 Stunden á DM 80,00   DM   120,00

Protokollführer während der Anhörung

1,5 Stunden á DM 50,00   DM   75,00

Nachbereitung der Anhörung
und Beschlußschreiben,
1 Richter 3 Std. á DM 133,00   DM   399,00

Die Kosten für einen Tag Haft betragen
zur Zeit durchschnittlich DM 150,00. Wenn davon
ausgegangen wird, daß der Verurteilte nach Verbüßen
von 2/3 der Strafe entlassen wird, betragen die
Kosten für 2 Jahre Haft   DM   109 800,00

Gesamtkosten   **DM   208 190,87**

Bei der Berechnung der Gehälter wurden die Mittelwertkosten für die entsprechenden Gehaltsstufen zugrunde gelegt, geteilt durch einen jährlichen Stundendurchschnitt von 1 567 Stunden (nach KGST).

Die hier aufgeführten Kosten können, wie erfolgt, „in Mark und Pfennig" wiedergegeben werden. Weitere Folgekosten entstehen z.B. durch Verzögerungen bei der Schul- und Ausbildung der betroffenen Mädchen. So hat Christine A. zwei Jahre später als geplant das Abitur gemacht. Sie leidet überdurchschnittlich oft an gesundheitlichen Störungen, die voraussichtlich in Zukunft weitere diverse ärztliche Behandlungen, therapeutische Interventionen oder Kuren notwendig machen werden. Auch dadurch werden für die junge Frau persönlich und die Volkswirtschaft erhebliche Folgekosten entstehen.

Sexueller Mißbrauch ist nicht nur für die Opfer und ihre Angehörigen schädigend und teuer, sondern auch für den Staat und die Gesellschaft, in der sie leben, eine enorme Belastung.

Barbara Fischer, Barbara Kavemann, Angela May,
Marion Mebes, Norbert Remus, Martina Zsack-Möllmann

WIE GEHT ES WEITER?

Unser Ziel war, mit dieser Veröffentlichung die Diskussion über Prävention sexuellen Mißbrauchs, wie sie in der Bundesrepublik geführt wird, in ihrer Vielfalt sichtbar werden zu lassen. Sowohl die Erfolge der Praxis als auch ihre Grenzen, sowohl der bislang bewährte konzeptionell-theoretische Rahmen als auch der weitere Forschungsbedarf sind deutlich geworden.

Beim Fertigstellen des Buches war uns bewußt, daß wir hiermit nicht alle Aspekte der Diskussion abdecken. Im Bundesverein *zur Prävention von sexuellem Mißbrauch an Mädchen und Jungen* wird z.B. auch die Auseinandersetzung über die Situation von Mädchen und Jungen mit Behinderungen oder Mädchen und Jungen aus Migrantenfamilien sowie über die globale Verbreitung von Kinderprostitution und Kinderpornographie fachlich-theoretisch geführt. Bislang wurden jedoch wenig eigens ausgewiesene Praxiskonzepte hierzu entwickelt. Dies sind Themen, denen zukünftig im Bundesverein mehr Aufmerksamkeit gewidmet werden soll.

Weitere offene Fragen in der Präventionsdiskussion stellen für uns eine Herausforderung dar weiterzuarbeiten und weiterzudenken:

→ Die volkswirtschaftliche Belastung durch die Folgekosten der Gewalt ist ein neues und ungewohntes Thema, das in interdisziplinärer Forschung weiter verfolgt werden sollte. Hierfür fehlen Daten und Einsichten in die bundesdeutsche Situation.

→ Auch das bislang beklagenswert geringe Engagement von Männern für Prävention sexualisierter Gewalt zeigt zukünftigen Diskussionsbedarf. Für Männer scheint diese Thematik selten persönliche oder politische Dringlichkeit zu haben. Nach wie vor ist die Frage offen, wie Motivation erzeugt werden kann bzw. ob dies überhaupt möglich ist. In diesem Kontext fehlt bisher die Evaluation von geschlechtsspezifischer Präventionsarbeit mit Jungen. Diese scheitert unter anderem daran, daß die Datenbasis sehr spärlich ist, weil existierende Konzeptionen erst wenig in der Praxis erprobt werden konnten.

→ Der sexuelle Mißbrauch in Institutionen ist seit geraumer Zeit Thema im Bereich von Intervention und Kinderschutz. Die in diesem Buch erstmalig geleistete Analyse der Dynamik, die der Verdacht gegen einen Kollegen innerhalb eines Kollegiums bzw. eines Teams auslöst, wirft die Frage auf, welche präventiven Schritte hier wirkungsvoll sein können. Dies würde den Themenkomplex Prävention um eine weitere Facette ergänzen.

Der Bundesverein zur Prävention von sexuellem Mißbrauch an Mädchen und Jungen wird weiterhin seinen Beitrag zur Entwicklung von Prävention in Theorie und Praxis leisten.

Wenn Sie unsere Arbeit durch eine Spende oder durch aktive Mitarbeit unterstützen möchten, wenden Sie sich bitte an unsere Geschäftsstelle:

Bundesverein zur Prävention
von sexuellem Mißbrauch an Mädchen und Jungen e.V.
Geschäftsführung
Ruhnmark 11
D-24975 Maasbüll

Spendenkonto
Sparkasse Schleswig-Flensburg
BLZ 216 501 10
Konto-Nr. 20 018 801

Prävention

ANHANG

Eine Investition
in die Zukunft

Die Arbeit des Bundesvereins orientiert sich an bestimmten Grundsätzen, die in einem Informationsfaltblatt kurz umrissen und hier wiedergegeben werden. Das Faltblatt kann bei der Geschäftsführung angefordert werden.

© Bundesverein zur Prävention von sexuellem Mißbrauch an Mädchen und Jungen e.V.

Der Verein ist ein Zusammenschluß von lokalen Initiativen und Einzelpersonen, vorwiegend Frauen. Männer, die sich in der Jungenarbeit engagieren, können dem Verein ebenfalls beitreten.

Wir arbeiten und/oder leben mit Mädchen und Jungen bzw. beraten und informieren deren Vertrauens- und Bezugspersonen sowie die Öffentlichkeit zum Thema sexueller Mißbrauch.

Der Verein will gesellschaftliche Verhältnisse aufzeigen, die sexuellen Mißbrauch verschleiern, bagatellisieren und fördern, sowie auf eine Änderung der patriarchalischen Strukturen hinarbeiten.

Prävention von sexuellem Mißbrauch heißt für uns:

geschlechtsspezifisch arbeiten

Mädchen und Jungen haben ungleiche Alltagsrechte und Entfaltungsmöglichkeiten. Sie benötigen unterschiedliche Strategien und Methoden, um Selbstbestimmung und Autonomie zu erreichen. Der allgemeine Begriff „Kinder" verwischt diese Unterschiede.

parteilich arbeiten

In der praktischen Arbeit, in der Sprache und in Forschungsansätzen ergreifen wir Partei für Mädchen, Jungen und Frauen, die durch sexuelle Gewalt bedroht sind oder traumatisiert wurden, und stärken sie.

verändernd arbeiten

Indem wir Partei ergreifen und gemeinsam handeln, wollen wir die sexistische Gewalt beenden.

Sexuelle Ausbeutung ist Ausdruck einer Gesellschaftsstruktur, in der ein Machtungleichgewicht zugunsten von Männern herrscht. Durch dieses Machtgefälle wird Machtmißbrauch – wie er sich in sexueller Gewalt äußert – erst möglich. Sexueller Mißbrauch ist eine geplante und überwiegend von männlichen Personen begangene Gewalttat und liegt in der Verantwortung der Täter. Ihr Handeln ist eingebettet in gesellschaftliche Zusammenhänge, die dieses Verhalten fördern. Ihre Taten werden geduldet, verschleiert, verleugnet und bagatellisiert.

Unter Prävention von sexuellem Mißbrauch an Mädchen wie auch an Jungen kann in einer patriarchalisch strukturierten Gesellschaft nur der Versuch verstanden werden, eine systematische Neuorientierung im Denken und Handeln einzuleiten. Diese muß sich den Interessen, Bedürfnissen und Erfahrungen der von sexuellem Mißbrauch Betroffenen und Gefährdeten verpflichtet fühlen und sich auf ihre Seite stellen.

Heute noch gängige Denk- und Arbeitsweisen bei Erziehenden, in der Sozialarbeit, Pädagogik, Psychologie, Medizin, Justiz und anderen Bereichen tragen zum Versagen bisheriger Prävention von sexuellem Mißbrauch und zum entwürdigenden Umgang mit Betroffenen bei, indem sie

→ Interessen sowie Stärken und Verletzungen von Betroffenen ignorieren

→ die Abhängigkeits- und Unterdrückungsverhältnisse als scheinbar unveränderbare Einzelschicksale interpretieren

→ die Verantwortung für die Gewalttat mit dem Verhalten der Opfer verknüpfen.

Wenn wir uns dafür einsetzen, daß ...

→ die Familie nicht mehr zum alleinigen Schutzraum für Mädchen hochstilisiert wird

→ sexueller Mißbrauch nicht länger als Ausdruck eines „übersteigerten Sexualtriebes" verstanden wird

→ sexuelle Belästigung nicht länger als „Kavaliersdelikt" heruntergespielt wird

→ die Benachteiligung von Mädchen aufgrund ihrer Geschlechtszugehörigkeit nicht mehr hingenommen wird

→ betroffenen Mädchen nicht mehr unterstellt wird, sie hätten den Täter verführt, provoziert oder ihre Einwilligung gegeben

→ die sexualisierte Darstellung von Mädchen nicht mehr hingenommen wird

→ Pornographie mit Mädchen und Mädchenprostitution nicht länger als lukratives Hobby betrachtet wird

→ Mädchenprostitution in anderen Ländern nicht länger als harmlose „Touristenattraktion" gesehen wird

dann tragen wir dazu bei, daß sexueller Mißbrauch an Mädchen aufhört.

Wenn wir gegen die Vorstellung angehen, daß ...

→ es sexuellen Mißbrauch an Jungen nicht gibt

→ Jungen überwiegend von ihren Müttern oder von Schwulen sexuell mißbraucht werden

→ Jungen das Erleben von sexuellen Übergriffen problemlos verkraften

→ die Entscheidung von Jungen, sich zu prostituieren, nicht Ausdruck einer Notlage sei

→ Sexualität zwischen Männern und Jungen eine emanzipatorische Erfahrung für Jungen sein könnte

→ die Familie der alleinige Schutzraum für Jungen sei

dann tragen wir dazu bei, daß sexueller Mißbrauch an Jungen aufhört.

Vereinsorganisation

Vereinsfrauen und -männer organisieren eigenverantwortlich Arbeitsgruppen und Diskussionen, um den Informations- und Erfahrungsaustausch sowie die Vernetzung im Bundesverein zu gewährleisten. Arbeitswochenenden und ein monatlicher Info-Brief bilden die Ausgangsbasis der Vereinsarbeit.

Der Bundesverein wurde 1987 gegründet und ist ein gemeinnütziger Verein. Mitgliedsbeiträge und Spenden sind steuerlich absetzbar.

Spendenkonto:
Sparkasse Schleswig-Flensburg · BLZ 216 501 10
Konto-Nr.: 20 018 801

Möchten Sie Mitglied werden, wenden Sie sich bitte an:

Bundesverein zur Prävention
von sexuellem Mißbrauch
an Mädchen und Jungen e.V.
Ruhnmark 11
D - 24975 Maasbüll

©1993 – Alle Rechte beim Bundesverein zur Prävention von sexuellem Mißbrauch an Mädchen und Jungen e.V.

BUNDESVEREIN ZUR PRÄVENTION
VON SEXUELLEM MISSBRAUCH
AN MÄDCHEN UND JUNGEN e.V.

PARTEILICHE PRÄVENTION VON SEXUELLEM MISSBRAUCH AN MÄDCHEN UND JUNGEN

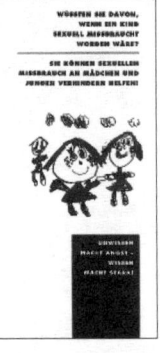

Eines der Arbeitsergebnisse des Bundesvereins ist das Faltblatt „Wüßten Sie davon, wenn ein Kind sexuell mißbraucht worden wäre?" Es enthält grundlegende Informationen über sexuellen Mißbrauch für Erwachsene, Vorschläge für das Gespräch mit Kindern und erste Hinweise, was getan werden kann, wenn jemand von sexuellem Mißbrauch erfährt. Geeignet als Ausgangsmaterial bei Elternabenden und zum Auslegen. (Bezugsquelle für die deutschsprachige Version: DONNA VITA)

CİNSEL TACİZ NEDİR?

Cinsel taciz, bir yetişkinin içinde bulunduğu güçlü pozisyonu veya bir kız çocuğunun bilgisizliğini, güvenini veya bağımlılığını kendi cinsel ihtiyaçlarını karşılamak için kullanmasıdır.

Mesela:

Eğer bir yetişkin kişi kendi cinsel uyarımı için bir çocuğa temas eder yada çocuğun kendisine temas etmesini sağlarsa.

Bir çocuğun kendisini çıplak olarak yada cinsel faaliyet anında izlemesi için zorlar yada bu amaçla kandırırsa.

Çocukları pornografik amaçlar için kullanır ve onlara pornografi gösterirse.

Bir kız çocuğunun cinsel organlarına (vajina, kalça, göğüs) yada bir oğlan çocuğunun cinsel organlarına (kalça, penis) temas eder veya onları oral, anal veya vajinal olarak cinsel ilişkide bulunmaları için zorlar veya bu anlamda kandırır yani tecavüz ederse.

ANNE – BABA, EĞİTMEN VE ÖĞRETMENLER İÇİN GENEL BİLGİLER

Yetişkinler cinsel tacizden söz ederken, bundan çoğunlukla yabancı bir kişinin acımasız ve şiddetli saldırısını anlamaktadırlar. Ancak bu izlenim yanlıştır.

Meydana gelen cinsel taciz olaylarının % 90'ında saldırgan, çocuğun tanıdığı veya güvendiği, hatta, ekseriyetle sevdiği kişidir. (Baba, dede, komşu, teyze, öğretmen, din görevlisi, erkek kardeş gibi.)

Cinsel taciz çoğunlukla yavaş yavaş ve uzun bir zaman kesiti içinde gelişir. Bir defaya mahsus olarak meydana gelen cinsel taciz olayları enderdir. Genellikle bu cinsel saldırılar bir yetişkinin, kız yada oğlan çocuğunun gösterdiği belirtileri anlayıp, çocuğa inanmasına ve onu saldırgandan korumasına kadar sürer. Cinsel tacize maruz kalan çocuklar ve onların sevdikleri için bu, acı bir deneyimdir.

Çocukların anne, baba, öğretmenleri ve eğitmenleri tarafından TV de ve filmlerde "yabancılara" karşı uyarılmaları yanlıştır. Tam da bu kişilerden çocukların doğru ve gerekli bilgiyi alabilmeleri gerekmektedir.

Çocuklarınızla birlikte sürdürdüğünüz yaşamınızda onlara, kendi cinselliklerini tayin etme haklarını nasıl savunabileceklerini gösterebilirsiniz. Böylelikle kendilerini olumsuz dokunmalara karşı korunmayı ve olumlu dokunmalardan da zevk almayı öğrenebilirler.

BİLMEK GÜÇLENDİRİR! ÇOCUKLARINIZLA KONUŞMALISINIZ.

Vücudun sana ait. Sen önemlisin. Senin kendini korumaya hakkın var. Örneğin yalnız yıkanmaya ve yatmaya hakkın var. Sana kimin, nerede ve nasıl dokunabileceğini sen tayin edebilirsin.

Senin duyguların önemlidir, sana özgüdür ve sen duygularına güvenebilirsin. Kendini nasıl hissettiğini göster. Korktuğun, üzgün veya mutlu olduğun yada emin olmadığın zaman bunu dile getir.

Başka insanlara dokunmalar her insan için önem-

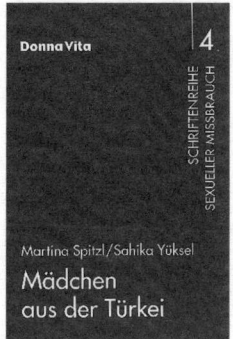

Im Rahmen des Buches *Mädchen aus der Türkei* (Schriftenreihe Sexueller Mißbrauch Band 4) wurde eine Übersetzung ins Türkische angefertigt und dort beigelegt. Für den Gebrauch in Beratungs- und Anlaufstellen oder für Elternabende wird vom Verlag hiermit eine Kopiererlaubnis erteilt. Eine Vervielfältigung darüber hinaus bedarf der gesonderten Genehmigung.

Wüßten Sie davon, wenn ein Kind sexuell mißbraucht worden wäre?
Bir çocuk cinsel tacize uğrasaydı anlayabilirmiydiniz?

Sie können sexuellen Mißbrauch an Kindern verhindern helfen!
Çocuklara uygulanan cinsel tacizin önlenmesinde yardımcı olabilirsiniz!

Bilgisizlik korku, bilgi güç verir!
Unwissenheit macht Angst – Wissen macht stark!

---

lidir. Sevgi dolu, hoş ve şefkatli dokunmalar güzeldir ve zevk verir. Bazı dokunmalar ise tamamen acı verir. Sana acı veren dokunmalar normal değildir. Hiç kimse dövülmek, hırpalanmak, tekmelenmek, itilipkakılmak istemez.

Bazı dokunmalar sana olumsuz ve sana, açıklayamıyacağın sebeplerden dolayı garip gelir. Bazı dokunmalar seni şaşırtır, altüst eder. Mesela: Uzun ve sıkı sarılmalar gibi. Gıdıklanmak başlangıçta komik gelebilir. Ancak seni gıdıklayan kişi isteğinin dışında hala devam ediyorsa bu durum rahatsızlığa yolaçar ve tedirginlik verir. Kimi zaman yetişkinler çocukları istismar ederler. Senin kendini nasıl hissettiğine aldırmaksızın sana dokunmak isterler. Sana istemediğin bir şekilde dokunan kişi yaşlıca bir arkadaş veya bir akraba da olabilir.

Başkalarının elini eteğinin altına sokmalarına, göğüslerini, vajinanı, penisini veya kalçalarını ellemelerine hakkı yoktur. Birisi kendini ellet, tirmek de isteyebilir ve bir çocuğu onu ellemesi için zorlamaya ve kandırmaya çalışabilir. Ve hatta sözler ve kabışlar da garip, rahatsız edici ve yaralayıcı olabilir. Eğer birisi senden kendini ellemesini istiyorsa veya sana senin istemediğin bir şekilde dokunuyorsa, karşı çıkarak kendini korumalısın.

Senin "HAYIR" demeye hakkın var. Ben sana istemediğin bir tarzda dokunmaya çalışan yetişkinlere "HAYIR" demene izin veriyorum. "HAYIR" demek çocuklar için çok önemlidir.

Eğer cinsel tacize uğruyorsan bu senin suçun değildir. Sorumluluk daima senin güvenini kötüye kullanan saldırgan kişiye aittir.

Hoşumuza giden güzel sırlar vardır. Şürprizler gibi mesela. Kötü sırlarda vardır. Sende rahatsız edici duygular ayandıran, belkide sende karın ağrısı yaratan sırlar gibi. Kimseye söylemeyeceğine dair söz vermiş olsan bile, kötü sırları güvendiğin birine anlatabilirsin ve anlatmalısın.

Kendine, seni dinleyen, sana inanan ve yardım edebilecek birini ara. Sana hemen inanılmasa da yılma, aramaya devam et.

Sana inanabilecek insanların kimler olabileceğini düşün.

DUYDUĞUNUZ CİNSEL BİR TACİZ OLAYINDA NE YAPABİLİRSİNİZ?

1. Çocuğa inanınız
Bu sahadaki deneyimler, Çocukların cinsel tacize dair anlattıklarının uydurma (yalan) olmadığını göstermiştir. Çocuğun bu konuda gerçeği anlattığından emin olabilirsiniz.

2. Sakin olmalısınız.
Telaşlanmanız ve aşırı endişelenmeniz çocuğun tedirgin olmasına yol açar ve çocuğun olayı anlatma sını engeller.

3. Kendiniz ve cinsel saldırıya maruz kalan çocuk için bilgi ve yardım istemeniz şarttır. Bu tür olaylarla karşı karşıya kalan tek insan siz değilsiniz.

Size bu konada kimler yardımcı olabilirler?
(Arkadaşlarınız, akrabalarınız, bu sahada çalışan uzman danışmanlar.)

Cinsel tacizle karşı karşıya kalmak bizde de korkular uyandırır ve belkide kendi yaşantımızda tanıdığımız bazı olayları anımsatabilir. Başka insanlarla bu konuda konuşmalısınız. böylelikle çocuğunuzla bu konuyla ilgili konuşmanız kolaylaşır.

Almanca aslından türkçeye çeviren: Memnune Yılmaz

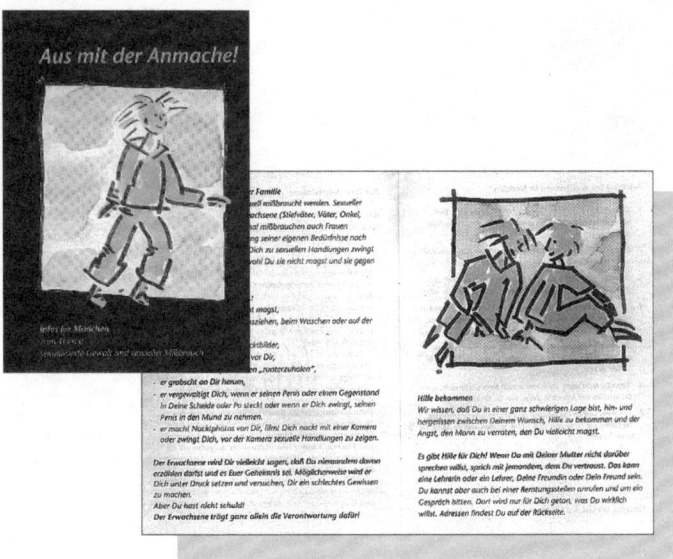

Von PETZE und Notruf, Kiel, (Mitglieder des Bundesvereins) wurden im Rahmen ihrer Präventionsarbeit geschlechtspezifisch orientierte Broschüren zum Thema sexualisierte Gewalt und sexueller Mißbrauch entwickelt und herausgegeben. Diese Heftchen richten sich direkt an Mädchen (*Aus mit der Anmache!*) und Jungen (*Mit mir doch nicht!*) und sind dort zu beziehen:

PETZE · Knooper Weg 32 · D-24103 Kiel
Telefon 04 31 / 9 11 85 · Fax 04 31 / 9 19 25

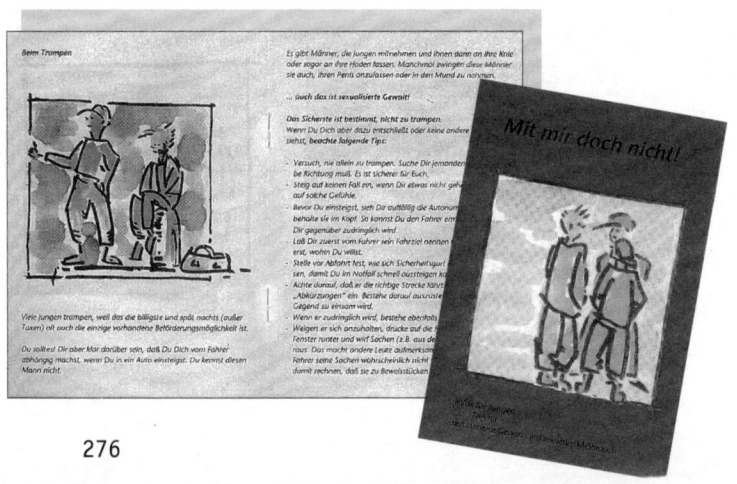

Historisches

In Zusammenarbeit mit dem Jugendamt Bielefeld entstanden ein *Elternbrief* und ein Aufkleber (beides inzwischen vergriffen)

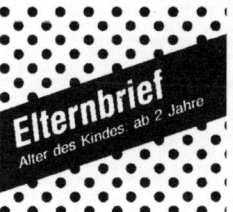

Ein besonders heikles Thema – Sexueller Mißbrauch an Kindern

Angst vor dem Fremden im Park?

"Nimm nie einen Bonbon von einem Fremden", "lauf nicht mit einem Mann mit, den Du nicht kennst". Solche und ähnliche Ermahnungen erteilen wohl fast alle Eltern ihren Kindern, vor allem den Mädchen. Die Angst vor dem Fremden im Park oder auf dem Kinderspielplatz, wo plötzlich hinter dem Busch ein Mann auftaucht und das Mädchen vergewaltigt, ist weit verbreitet.

Tatsächlich lesen wir auch immer wieder von solchen Fällen in der Zeitung, und es ist sicherlich wichtig, daß Sie ihrem Kind sagen, wie es sich gegenüber einem Fremden verhalten soll. Doch die viel häufigere Situation sieht ganz anders aus. Meistens sind es nämlich Bekannte oder sogar Mitglieder der Familie, die sich an Kindern sexuell vergreifen. Eine Betroffene berichtet:

". . .das waren irgendwelche Bekannte von meinen Eltern; ich weiß nicht, was das für eine Beziehung war. Die Frau war unheimlich lieb, die waren beide schon so 70, und ihr Mann, . . . Im Sommer haben mein Bruder und ich immer eine Woche da verbracht. Und es lief die ganze Zeit so mit diesem Mann . . . Der hat mich irgendwie benutzt. Ich kann das gar nicht in Worten ausdrücken . . . Irgendwie bei jeder Gelegenheit . . . der hat so an mir rumgefummelt . . . Und der hat so dabei . . . Es war oft so, daß, wenn wir dasaßen, er sich so an mir gerieben hat. Ich weiß nicht, ich kann das gar nicht richtig sagen . . . Einmal saßen wir alle am Tisch und haben zu Abend gegessen, und die ganze Familie war da, und ich habe neben ihm gesessen, und er hat es auch unter dem Tisch gemacht. Und ich konnte gar nicht glauben, daß keiner es sieht. Ich habe mich einfach nicht getraut, es jemandem zu sagen, weil ich dachte, die werden es mir nicht glauben oder denken, daß ich schlecht bin . . .

Das ging ewig lange so. Zum Schluß war das so, als ich 13 Jahre war, da war ich mit meiner kleinen Schwester da, und ich hab unheimlich Schiß gehabt, daß er es auch mit ihr macht. Und ich hab mich dann so richtig angeboten, damit er es nicht mit ihr macht. Und als sie jetzt Weihnachten hier war, da kamen wir auf diesen Mann zu sprechen, und da wußte ich, daß er es auch mit ihr gemacht hat . . .

(Aus: M. Trappe, P. Steller – Die gewalttätige Familie – 1982).

Erst vor wenigen Jahren hat man begonnen zu erkennen, wie häufig sexueller Mißbrauch von Kindern auch im Bekanntenkreis und in der Familie ist. Experten schätzen, daß in der BRD insgesamt etwa 300.000 Kinder – davon etwa 250.000 Mädchen – von sexuellem Mißbrauch betroffen sind. Nur in seltenen Fällen waren die Täter Fremde, und nur ein winziger Bruchteil wird überhaupt bekannt oder angezeigt.

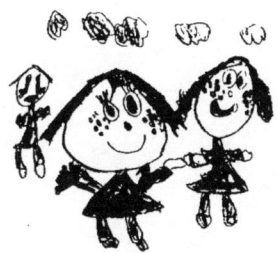

Wie kommt es eigentlich dazu? – Einige Ursachen

Für viele Menschen ist es sehr schwer vorstellbar, was jemanden dazu bringen kann, ein k... oder sogar einen Säugling zu ... noch sind es keine Verrück... meisten Fällen scheinbar ... die "so etwas" machen ... beltskollege würde ihr ... ist hier absichtlich v... en sind nur sehr sel...

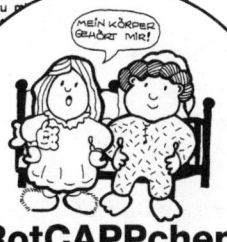

LISTE DER PROJEKTE IM VEREIN
(alphabetisch sortiert nach Orten)

STROHHALM e.V.
Reichenbergerstr. 184
D-10999 Berlin
Telefon 0 30 / 6 14 18 29

Verein zur Prävention von
sexuellem Mißbrauch an
Mädchen und Jungen OWL e.V.
Oberntorwall 11
D-33602 Bielefeld
Telefon 05 21 / 13 37 96

Mädchenhaus Bielefeld e.V.
Bahnhofstr. 4
D-33602 Bielefeld
Telefon 05 21 / 17 88 13

Thamar
Jahnstraße 3
D-71032 Böblingen
Telefon 0 70 31 / 22 20 66

Frauen gegen Gewalt e.V.
Wilhelmstr. 27
D-53111 Bonn
Telefon 02 28 / 63 55 24

Schattenriss e.V.
Waltjenstr. 140
D-28237 Bremen
Telefon 04 21 / 61 71 88

Beratungsstelle Lichtblick
Westfleth 51
D-21614 Buxtehude
Telefon 0 41 61 / 38 13

Zartbitter Coesfeld e.V.
Bernhard-v.-Galen-Str. 10
D-48653 Coesfeld
Telefon 0 25 41 / 8 32 52

Frauenberatungsstelle Düsseldorf e.V.
Ackerstr. 144
D-40233 Düsseldorf
Telefon 02 11 / 68 68 54 oder 68 68 79

Wildwasser Duisburg e.V
Lutherstr. 31
D-47058 Duisburg
Telefon 02 03 / 34 30 16

Wendepunkt e.V.
Königstr. 34
D-25335 Elmshorn
Telefon 0 41 21 / 2 10 51

Verein zur Prävention
Prosperstr. 87
D-45357 Essen
Telefon 02 01 / 62 15 76

WAGEMUT / PRO FAMILIA
Marienstr. 29-31
D-24937 Flensburg
Telefon 04 61 / 1 35 85

Wendepunkt e.V.
Schwarzwaldstr. 24
D-79102 Freiburg
Telefon 07 61 / 7 07 11 91

Wildwasser Gießen e.V.
Beratungsstelle
Liebigstr. 13
D-35390 Gießen
Telefon 06 41 / 7 65 45

Zündfunke e.V.
Beselerstr. 48
D-22607 Hamburg
Telefon 0 40 / 8 90 12 15

Allerleirauh e.v.
Menckesallee 13
D-22089 Hamburg
Telefon 0 40 / 29 83 44 83

Zornrot e.V.
Vierlandenstr. 16
D-21029 Hamburg
Telefon 0 40 / 7 21 73 63

Kaktusblüte Hamm e.V.
Postfach 1826
D-59008 Hamm
Telefon 0 23 81 / 41 70 59

Violetta e.V.
Marienstr. 30
D-30171 Hannover
Telefon 05 11 / 85 55 54

Wildwasser Iserlohn
Wermingser Str. 26
D-58636 Iserlohn
Telefon 0 23 71 / 2 45 90

Wildwasser Beratungsstelle
für Mädchen und Frauen
Scheffelstr. 53
D-76135 Karlsruhe
Telefon 07 21 / 85 91 73

Präventionsbüro PETZE
Knooper Weg 32
D-24103 Kiel
Telefon 04 31 / 9 11 85

Notruf und Beratung
Knooper Weg 32, Hof
D-24103 Kiel
Telefon 04 31 / 9 11 44

Widerspruch
Königsweg 9
D-24103 Kiel
Telefon 04 31 / 67 49 43

Frauenberatungsstelle
Hagenerstr. 17
D-79539 Lörrach
Telefon 0 76 21 / 8 71 05

BIFF
Mühlenbrücke 17
D-23552 Lübeck
Telefon 04 51 / 7 06 02 02

Trotz Allem
Boppstraße 15-19
D-55118 Mainz
Telefon 0 61 31 / 63 23 73

Wildwasser Minden
Simeonstr. 24
D-32423 Minden
Telefon 05 71 / 8 76 77

AMYNA
Westermühlstr. 22
D-80469 München
Telefon 0 89 / 2 01 70 01

Zartbitter Münster e.V.
Grevener Str. 89
D-48159 Münster
Telefon 02 51/29 42 51

Wildwasser Oldenburg e.V.
Kaiserstr. 19
D-26122 Oldenburg
Telefon 04 41/1 66 56

Lilith
Fürstenbergstr. 41
D-33102 Paderborn
Telefon 0 52 51/2 13 11

Lilith e.V.
Salierstraße 24
D-75177 Pforzheim
Telefon 0 72 31/35 34 34

Mädchenprojekt Rostock
SELMA
Ernst-Haeckel-Str. 1
D-18059 Rostock
Telefon 03 81/4 00 04 12

Notruf und Beratung für vergewaltigte
und mißhandelte Frauen e.V.
Nauwieserstr. 19
D-66111 Saarbrücken
Telefon 06 81/3 67 67

Nele
Kronenstr. 1
D-66111 Saarbrücken
Tel. 06 81/3 20 43

Kobra e.V. Beratungsstelle
Hölderlinstr. 20
D-70174 Stuttgart
Telefon 07 11/16 29 70

Kassandra e.V.
Postfach 10 05 21
42505 Velbert

Frauenhaus Wetzlar e.V.
Langgasse 70
D-35576 Wetzlar
Telefon 0 64 41/4 63 64

Schlüsselblume e.V.
Weserstr. 192
D-26382 Wilhelmshaven
Telefon 0 44 21/20 19 10

Wildwasser Würzburg e.V.
Neutorstr. 11
D-97070 Würzburg
Telefon 09 31/1 32 87

Splittertal e.V.
Hesselnberg 23
D-42285 Wuppertal
Telefon 02 02/8 17 81

AUSGEWÄHLTE LITERATUR UND MATERIALIEN

Prävention

Lappe, Konrad, Irmgard Schaffrin, Evelyn Timmermann u.a.
1993: *Prävention von sexuellem Mißbrauch.*
Handbuch für die pädagogische Praxis, Berlin/Ruhnmark

May, Angela
1997: *Nein ist nicht genug! Prävention und Prophylaxe. Inhalte,*
Methoden und Materialien zum Fachgebiet Sexueller Mißbrauch, Ruhnmark

PETZE e.V.
1996: *Nur keine Panik! Schulische Prävention von sexualisierter Gewalt*
gegen Mädchen und Jungen. Beiträge zur LehrerInnenfortbildung, Kiel

Verein zur Prävention von sexuellem Mißbrauch an Mädchen und Jungen OWL e.V.
1994: *Das ist gut, daß es euch gibt! Prävention von sexueller Gewalt in*
der Grundschule. Ein Praxisbericht, Bielefeld
1997: *Ich finde es gut, daß man hier über alles reden kann.*
Chancen und Möglichkeiten von Präventionsarbeit, Bielefeld

Sachbuch – Grundlagen

Bange, Dirk und Günther Deegener
1996: *Sexueller Mißbrauch an Kindern. Ausmaß,*
Hintergründe, Folgen, Weinheim

Bange, Dirk und Ursula Enders
1995: *Auch Indianer kennen Schmerz.*
Sexuelle Gewalt gegen Jungen, Köln

Enders, Ursula
1995: *Zart war ich, bitter war's. Handbuch gegen sexuelle Gewalt an*
Mädchen und Jungen (überarbeitete Nachauflage), Köln

Godenzi, Alberto
1996: *Gewalt im sozialen Nahraum*, Frankfurt a.M.

Hentschel, Gitti (Hg.)
1997: *Skandal und Alltag. Sexueller Mißbrauch und Gegenstrategien*, Berlin

Herman, Judith Lewis
1994: *Die Narben der Gewalt. Traumatische Erfahrungen verstehen und*
überwinden, München

Outsem, Ron van

   1993: *Sexueller Mißbrauch an Jungen. Forschung,*
   Praxis, Perspektiven, Berlin/Ruhnmark

Terr, Lenore

   1995: *Schreckliches Vergessen, heilsames Erinnern.*
   Traumatische Erinnerungen drängen ans Licht, München

Materialien und pädagogische Konzepte

Blattmann, Sonja und Gesine Hansen

   1994: *Ich bin doch keine Zuckermaus. Neinsagegeschichten*
   und Lieder (Buch mit CD), Ruhnmark

Böhmer, Annegret u.a.

   1995: *Fühlen – Wahrnehmen – Handeln. Unterrichtsideen*, Leipzig

Braun, Gisela

   1992: *Ich sag' nein. Arbeitsmaterialien*, Mühlheim a. d. R.

Dörner-Hütter, Barbara und Karin Müller

   1996: *Prinzessin Pfiffigunde – Medienpaket*, Offenbach

Hochheimer, Irmi

   1996: *Hexenzauber. Mutmachmärchen für Mädchen*, Ruhnmark

Manske, Christa und Heike Löffel

   1996: *Ein Dino zeigt Gefühle*, Ruhnmark

May, Angela und Norbert Remus

   1993: *... und dann kommt Licht in das Dunkel des Schweigens.*
   Unterrichtsmaterialien zum Thema Sexueller Mißbrauch
   für Sek I und II, Berlin

Mebes, Marion

   1997: *Stück für Stück. Sicher – stark – selbstbewußt.*
   Ein Spiel für Mädchen und Frauen
   (überarbeitete Neuauflage), Ruhnmark

Neutzling, Rainer und Burkhard Fritsche

   1992: *Ey Mann, bei mir ist es genauso!*
   Cartoons für Jungen, Köln

Pich, Heike

   o.J.: *Hau ab, du blöder Affe! Prävention in der Grundschule.*
   Eine Unterrichtseinheit, Oldenburg

Schaffrin, Irmgard und Dorothee Wolters
    1993: *Auf den Spuren starker Mädchen.*
    Cartoons für Mädchen, Köln

Jugendbücher und neue Medien

Bain, Ouainé und Maureen Sanders
    1992: *Wege aus dem Labyrinth.*
    Fragen von Jugendlichen zu sexuellem Mißbrauch, Ruhnmark

Fastie, Friesa
    1997: *Ich weiß Bescheid. Sexuelle Gewalt:*
    Rechtsratgeber für Mädchen und Frauen, Ruhnmark

Bitte nicht stören
    1996: *CD-ROM für aufgeklärte Kids und alle,*
    die es werden wollen, Ravensburg

Mädchenprojekt Rostock
    1996: *Selma, Ein Computeradventure aus dem richtigen Leben*
    (Interaktive CD-ROM mit Spielszenen in Video), Ruhnmark

Weinstein, Nina
    1993: *Keine Geheimnisse mehr*, Ruhnmark

Die hier vorgestellten Bücher und Materialien stellen einen kleinen Ausschnitt der verfügbaren Literatur zum Themenkomplex sexueller Mißbrauch, Prävention und damit zusammenhängenden Gebieten dar. Der Donna Vita Fachhandel gibt einen ausführlich kommentierten Katalog mit diesem Schwerpunkt heraus, der kostenlos zugeschickt wird.

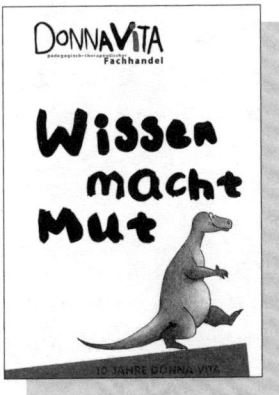

Bitte anfordern bei:

Donna Vita
Pädagogisch-therapeutischer Fachhandel
Postfach 5 - Post Husby
D-24973 Ruhnmark
Telefon 0 46 34 / 17 17
Telefax 0 46 34 / 17 02

AUTORINNENVERZEICHNIS

Irene Böhm
Berlin, ist Sozialarbeiterin und seit 1990 Mitarbeiterin von STROHHALM e.V.

Gisela Braun
Jahrgang 1957, Diplom-Pädagogin, Fachreferentin bei der *Arbeitsgemeinschaft Kinder- und Jugendschutz (AJS), Landesstelle NRW e.V.* Arbeitsschwerpunkt ist der sexuelle Mißbrauch an Mädchen und Jungen. Fortbildnerin, Autorin von Fachpublikationen und Kinderbüchern.

Barbara Ehrentreich
Berlin, ist Dipl.-Pädagogin/Gestalttherapeutin und seit 1993 Mitarbeiterin von STROHHALM e.V. Ihr Schwerpunkt liegt in der präventiven Arbeit mit LehrerInnen, Eltern sowie Mädchen und Jungen und in der Aus- und Fortbildung.

Ulrike Freund
Berlin, ist Dipl.-Pädagogin und Juristin. Sie ist seit 1996 Mitarbeiterin von STROHHALM e.V.

Dr. Sabine Helms
Geboren 1961 in Rostock. Fachärztin für Allgemeinmedizin und Psychotherapeutin (tiefenpsychologisch fundierte Psychotherapie). Mitarbeiterin bei *Selma – Mädchenprojekt Rostock*. Sachverständige zur Glaubhaftigkeit an verschiedenen Gerichten, Lehrbeauftragte an der juristischen Fakultät der *Universität Rostock*.

Barbara Fischer
Jahrgang 1950, Erzieherin und Sozialpädagogin, beim Jugendamt Krefeld tätig im Sachgebiet „Hilfen bei sexuellem Mißbrauch". Vorstandsfrau des *Bundesvereins zur Prävention von sexuellem Mißbrauch an Mädchen und Jungen e.V.*

Dr. Barbara Kavemann

Jahrgang 1949, Diplom-Soziologin, Berlin. Freiberuflich tätig in der Forschungs- und Fortbildungsarbeit, vor allem zu Fragen des gesellschaftlichen Hintergrunds sexualisierter Gewalt, der Prävention und der Problematik von Täterinnen. Mitarbeiterin der *PETZE* in Kiel.

Regina Knop

Geboren 1961 in Hannover. Erzieherin, Diplom-Sozialpädagogin und Psychotherapeutin (HPG), Gestalttherapie. Mitarbeiterin bei *Selma – Mädchenprojekt Rostock*. Sachverständige zur Glaubhaftigkeit an verschiedenen Gerichten, Lehrbeauftragte an der erziehungswissenschaftlichen Fakultät der *Universität Rostock*.

Torsten Kruse

Jahrgang 1964, Grund- und Hauptschullehrer, Mitarbeiter des Präventionsbüros *PETZE* in Kiel. Mitinitiator und Mitarbeiter der Initiative *Widerspruch* (kritisch-solidarische Jungen- und Männerarbeit) und Mitinitiator des Aufbaus einer parteilich arbeitenden Beratungsstelle für sexuell mißbrauchte Jungen. Arbeitsschwerpunkte in der Fort- und Weiterbildung für die Bereiche: sexualisierte Gewalt gegen Jungen, sexualisierte Gewalt von Jungen und Männern, männliche Sozialisation, Prävention sexualisierter Gewalt.

Konrad Lappe

Jahrgang 1949. Grund- und Hauptschullehrer, unterrichtet an einer (ost-)friesischen Grundschule.

Dr. Angela May

Jahrgang 1955, Lehrerin an einer Gesamtschule in Berlin. Arbeitsschwerpunkte: Integration lernbehinderter Kinder in Regelklassen, Suchtprophylaxe und Krisenintervention insbesondere bei sexuellem Mißbrauch an Mädchen. Dozentin an der *Technischen Universität Berlin* und in LehrerInnenfortbildungseinrichtungen verschiedener Bundesländer. In Zusammenarbeit mit Norbert Remus Entwicklung und Erstellung von didaktisch-methodischen Lehr-Lernmaterialien für die Arbeit mit Jugendlichen.

Ulrike Mund

Jahrgang 1962. Diplom-Pädagogin, Zusatzausbildung in klientenzentrierter Gesprächsführung. Seit 1992 Konzeption und Durchführung von Präventionsprojekten für Mädchen und Jungen, Elternabenden und Fortbildungen für ErzieherInnen, SozialpädagogInnen, LehrerInnen beim *Verein zur Prävention von sexueller Gewalt an Mädchen und Jungen Ostwestfalen-Lippe e.V.*

Norbert Remus

Jahrgang 1952, evangelischer Katechet, seit 25 Jahren an einer Berliner Gesamtschule tätig. Arbeitsschwerpunkte: Euthanasie und Faschismus sowie Krisen- und Lebensberatung mit Jugendlichen. Dozent an der *Technischen Universität Berlin* und in LehrerInnenfortbildungseinrichtungen verschiedener Bundesländer. In Zusammenarbeit mit Angela May Entwicklung und Erstellung von didaktisch-methodischen Lehr-Lernmaterialien für die Arbeit mit Jugendlichen.

Dagmar Riedel-Breidenstein

Berlin, ist Dipl.-Soziologin und war 1985 eine der Gründerinnen von STROHHALM e.V. Ihr Schwerpunkt ist die präventive Arbeit in Berliner Schulen (mit Lehrerinnen, Eltern, Jugendlichen, Mädchen und Jungen).

Ursula Schele

Jahrgang 1955, Lehrerin, Projektleiterin der *PETZE – Schulische Prävention von sexuellem Mißbrauch an Mädchen und Jungen* in Kiel. Seit 20 Jahren unbezahlt und seit zehn Jahren angestellt bei *Notruf und Beratung für vergewaltigte Frauen und Mädchen. Frauen gegen Gewalt e.V.*; Arbeitsschwerpunkte: Beratung, Öffentlichkeitsarbeit, Präventions- und Fortbildungsarbeit.

Jürgen Sievers

Jahrgang 1950, Kriminaldirektor, Leiter des Dezernats 100 im *Landeskriminalamt Schleswig-Holstein.* Seit zehn Jahren in der Fortbildung der Sachbearbeiterinnen und Sachbearbeiter von Sexualdelikten tätig, zuständig u.a. für Grundsatzfragen der Kriminalitätsbekämpfung und für die Ausstattung der Kriminalpolizeidienststellen mit speziellen Anhörungszimmern.

STROHHALM E.V.
siehe Irene Böhm, Ulrike Freund, Dagmar Riedel-Breidenstein

Martina Zsack-Möllmann
Jahrgang 1958, Diplom-Pädagogin, feministische Frauenberatung, Mitarbeiterin im autonomen Frauenhaus Solingen, Vorstandsfrau im *Bundesverein zur Prävention von sexuellem Mißbrauch an Mädchen und Jungen e.V.*

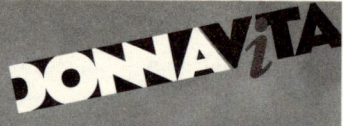
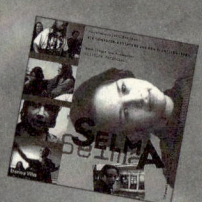
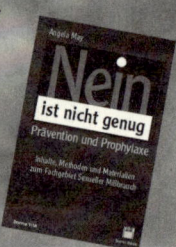
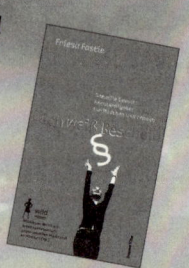
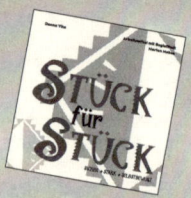